大数据驱动的智慧医疗健康全社会资源管理

罗利 张伟 著

科学出版社

北京

内 容 简 介

本书共分7章：第1章介绍总体研究背景、研究意义、智慧医疗健康的发展现状等；第2章阐述医疗健康大数据和智慧医疗健康的内涵、发展现状及面临的机遇与挑战；第3章介绍从单体医院过渡到全社会医疗健康资源管理的研究内容和方式的探索等；第4章对个性化全程诊疗决策优化的研究现状和案例进行阐述；第5章介绍医疗保险费用概念、研究现状及相关案例；第6章阐述全社会医疗健康资源配置优化的研究问题及相关案例等；第7章介绍智慧医疗健康模式下全社会医疗资源管理价值创新内涵、特点、动力机制和运行机制等。

本书可供高等院校管理类专业师生、医院管理研究者、医疗行业从业人员阅读、参考。

图书在版编目(CIP)数据

大数据驱动的智慧医疗健康全社会资源管理 / 罗利，张伟著. —北京：科学出版社，2019.4

ISBN 978-7-03-060380-7

Ⅰ.①大…　Ⅱ.①罗…　②张…　Ⅲ.①互联网络–应用–医疗卫生服务–研究　Ⅳ.①R199–39

中国版本图书馆 CIP 数据核字 (2019) 第 006088 号

责任编辑：李小锐 / 责任校对：彭　映
责任印制：罗　科 / 封面设计：墨创文化

科 学 出 版 社 出版

北京东黄城根北街16号
邮政编码：100717
http://www.sciencep.com

*成都锦瑞印刷有限责任公司*印刷
科学出版社发行　各地新华书店经销

*

2019 年 4 月第　一　版　　开本：787×1092 1/16
2019 年 4 月第一次印刷　　印张：14 1/4
字数：329 000

定价：118.00 元
（如有印装质量问题，我社负责调换）

前　言

中国庞大的人口基数以及老龄化的加剧带来了持续增长的医疗服务需求。作为世界上最大的发展中国家，中国拥有 13 亿多人口，用世界约 2%的卫生资源解决世界 18%的人口的医疗卫生健康问题，因此医疗健康资源更为稀缺。面对多方压力，在有限医疗资源下，如何优化资源配置和提高资源投入产出效益是我国乃至全球将持续面临的难题与挑战。医疗与健康服务行业有别于其他行业，最显著的是医疗健康服务的公益性，医疗市场除了供需双方外，还有支付方的存在，在资源优化配置决策中需要考虑支付政策对供需双方行为模式的影响；需方、供方和支付方不得不在不断增长的医疗需求下提供传统治疗服务和在有限资源下实现较佳治疗、效益之间做出艰难抉择。因此，必须彻底改变现有以服务供方为中心、按供给医疗服务数量为导向的旧医疗健康系统，转变为以服务需求为中心、按患者治疗效益和成本为导向的个性化医疗健康新体系。

在医疗健康服务资源管理面临诸多难题和挑战的背景下，大数据、云计算技术和移动互联的高速发展促进了智慧医疗健康对传统医疗健康行业的革新。智慧医疗健康模式打破了传统医疗格局，突破了传统医疗健康服务在时空范围内的约束，医疗服务机构的重点逐渐由关注疾病转向关注健康，医疗卫生资源不再局限于单体医疗机构内流动。以电子病历、居民健康档案为基础，融合可穿戴设备、社交网络等新兴数据的医疗健康大数据信息体系的构建，以实现个性化医疗健康服务为目标的智慧医疗服务平台的搭建，以数据挖掘方法为基础的大数据分析方法体系的演进，为大数据驱动下的全社会医疗健康资源管理研究提供了信息平台和技术手段。

目前，在人工智能、大数据等新兴技术的浪潮下，医疗资源的管理问题已经成为国内外学界和业界的热点。相比此前作者团队在科学出版社出版的《医疗服务资源调度优化理论、方法及应用》专著——仅仅关注单体医院内部的医疗服务资源管理，本书是作者在当前大数据浪潮下对智慧医疗健康管理这个新兴领域中存在的主要矛盾问题进行的思考和研究的总结，旨在探讨大数据驱动的智慧医疗模式下的全社会医疗健康资源管理问题。本书以患者为中心，以提供公平普适的医疗卫生服务为目标，通过改善医疗服务流程，统筹调动医院"围墙内外"的多维资源，为医疗服务各参与方(供方、需方、支付方、机构方)提供医疗健康大数据服务，将有限的医疗资源实现更多人的共享。本书所囊括的理论研究成果不仅能够为社会管理与公共服务管理提供科学的理论框架，而且研究案例也兼具鲜明的时代特色，为当代的医疗管理工作者制订科学的决策提供实践依据。本书从全社会角度，考虑医疗健康特点，从需方、供方、支付方和机构方(不同医疗机构之间)的互动关系出发综合临床医学、循证医学和卫生经济学的多学科理论与方法，拓展决策优化、资源配置等经典管理科学方法与理论体系的应用领域，促进管理科学、信息技术、临床医学、流行病学、地理信息学、生物统计学等多学科的交叉融合创新，力求探索出一套大数据驱动的健康与医疗管理的新思路和新方法；并将最新的大数据技术方法应用于医疗资源管理中，通过研究成果的实际应用，创新医疗资源的服务模式，优化配置全社会有限医疗资源，以达到社会效益最大化。

本书共分为7章，力求做到思路清晰，体系完善，重点突出，注重理论与实用相结合，并与国际接轨，提供丰富的案例。本书以数据层为支撑，分别从背景层、运营层、价值层三个层面开展研究。

第1、2章属于背景层。第1章"绪论"。本章对大数据驱动的全社会智慧医疗健康资源管理进行全面的阐述。首先提出了本书的总体研究背景和研究意义；然后分析了国内外的研究现状；最后提出了本书的研究框架和相关章节的安排。第2章"大数据驱动的智慧医疗健康服务业发展"。首先是对医疗健康大数据和智慧医疗健康的内涵和特点进行了阐述；之后总结了智慧医疗健康服务业的发展现状，医疗健康大数据如何促进智慧医疗健康的发展以及未来可能面临的机遇与挑战。

第3～6章均是大数据驱动的智慧医疗健康资源具体运营管理，属于运营层。第3章"全社会医疗健康资源管理"。本章具有承上启下的作用，主要从需求方的角度出发，首先从总体上介绍了医疗健康资源及医疗健康资源管理；紧接着梳理了单体医院的医疗健康资源管理，并给出四川大学华西医院手术资源调度优化的案例；最后介绍了全社会医疗健康资源管理的研究背景及意义、研究内容和方式的探索。第4章"大数据驱动的个性化医疗健康服务全程决策优化"。本章从供方的角度出发，从需求、政策、技术三个层面来介绍个性化全程诊疗决策优化的发展背景，对其内涵和研究现状进行了梳理，并从大数据驱动的角度提出了全程诊疗决策优化的两个研究问题：大数据驱动的个性化全程医疗健康需求分析和基于全程疗效/成本的个性化医疗健康服务全程决策优化研究。最后介绍大数据驱动的慢性病个性化医疗健康决策研究案例，以便读者更好地把握个性化全程医疗决策的发展势态。第5章"大数据驱动的医疗保险费用管理"。本章从支付方的角度出发，首先对医疗保险费用相关概念以及国内外典型的医疗保险支付方式进行介绍；然后综述性地回顾了国内外医疗保险费用管理的研究现状，并由此提出大数据在医疗保险费用中的作用和意义；最后通过两个案例分析来对大数据驱动下的医疗保险费用管理进行说明，期望可以为医保政策制定提供参考依据。第6章"大数据驱动的全社会医疗健康资源配置优化"。本章从机构方的角度出发，着重从全社会医疗健康资源配置优化的内涵、研究现状、研究问题及相关案例四个方面来阐述大数据驱动的全社会医疗健康资源配置优化。

第7章属于价值层。第7章"大数据驱动的智慧医疗健康模式下全社会资源管理价值创新"。本章首先分析智慧医疗健康模式下全社会医疗资源管理价值创新内涵与特点以及动力机制和运行机制；然后分别从需方、供方、支付方和机构方四方研究了如何进行价值创新；最后探讨了如何从四方维度构建指标体系以全面评价全社会医疗资源管理价值创新效益增量程度。

本书是在作者多年从事服务运作管理、医院管理研究基础上，结合目前智慧医疗健康和大数据分析等研究的成果。在本书的研究和写作过程中，非常有幸地得到美国哥伦比亚大学工业工程与运筹学系、美国工程院院士David D. Yao(姚大卫)教授、香港城市大学商学院管理科学系系主任Frank Chen(陈友华)教授、香港理工大学商学院叶恒青教授、美国西密歇根大学医学信息学 Bernard Han 教授和美国密歇根大学生物统计学李颐教授等专家的指导，这使得本书的研究工作能够与国际前沿接轨。在此，谨向他们致以最诚挚的感谢！同时，本书作者之一——四川大学华西医院党委书记、华西生物医学大数据研究中心主任张伟教授，凭借敏锐的洞察力和多年的医院管理经验，在本书写作过程中提出了很多很好的智慧医疗健康管理实践问题，这使得本书的研究更加贴合医院的实际。

本研究得到了国家自然科学基金重点项目"大数据驱动的环境与智慧医疗健康全社会资源管理研究"(71532007)和"医疗服务中的资源调度与优化研究"(71131006)的资助。在此，非常感谢国家自然科学基金委员会对本研究的资助！感谢四川大学商学院徐玖平院长和邓富民常务副院长对本研究工作的大力支持！感谢四川大学商学院特聘外籍教授冯有翼教授和四川大学商学院长江学者徐泽水教授给予本研究的指导和帮助！感谢四川大学商学院贺昌政教授、肖进教授、廖虎昌研究员、郭钊侠教授、张欣莉副教授，四川大学电气信息学院雷勇教授，四川大学建筑与环境学院苏仕军教授、孙维义副教授、程元军博士、干志伟博士，四川大学华西医院付平教授、李秋教授，华西生物医学大数据研究中心常务副主任曾筱茜副教授、李春漾博士、辜永红老师，华西医保办公室孙麟主任、冯海欢老师等对课题研究的贡献！他们对研究工作的执着和热情深深感染着我们研究团队的每一位成员，也正是他们的参与，使得本书的研究思路不断清晰和得以推进。本研究还得到四川大学华西医院各位领导、医生和护士等的大力帮助，正是有了他们的支持，我们的调研访谈、数据收集等工作得以顺利进行，对此表示由衷的感谢！

此外，本书在编写过程中，得到了四川大学商学院研究生们的大力支持，在此感谢博士研究生李佳玲、雍知琳、张峰祎、朱婷、罗永、孔瑞晓、甘俊伟、谭敏、陈龑、肖茜、石宇强、曾思瑜和硕士研究生任静、刘航江、练书豪、侯晓隆、冯成蓉、王家瑞、廖成成、张诚、徐雪茹、陈柏旭、于欣竺、明艳等。

限于时间和作者水平，书中难免有疏漏之处，敬请读者批评指正！

目 录

第1章 绪 论

智慧医疗(smart healthcare)源于 IBM 公司提出的智慧地球(smart planet)战略[1]，主要是指利用物联网、云计算、数据融合等相关信息技术，将患者与医务人员、医疗设备、医疗机构紧密联系，以患者为中心，构建全生命周期的医疗服务体系，改善医疗服务流程，实现有限的医疗健康资源被更多人共享，为医疗服务各参与方提供医疗健康大数据服务，真正实现服务最优化[2]。当前世界各国都面临着慢性病患者不断增加、人口老龄化、医疗卫生服务供需不匹配等一系列问题，智慧医疗利用先进的信息化技术，为公平普适的医疗卫生服务供给提供了一个全新的视角，也给全社会医疗健康资源管理带来了机遇与挑战。本书站在全社会角度，从需方、供方、支付方和机构方四方互动关系出发，综合管理学、医学、经济学、计算机科学、数理科学、社会学等多学科理论和方法，将大数据技术应用于医疗健康资源管理中，并结合研究成果的实际应用，探讨智慧医疗健康下的全社会医疗健康资源管理问题。

1.1 研究背景及意义

1.1.1 研究背景

近年来，随着人口老龄化严重、亚健康增多、疾病谱改变、环境恶化等问题的不断涌现，人们的医疗保健意识不断增强，对医疗健康产品和服务的需求也随之增加，这使得医疗负担加重。如图 1-1 所示，全球主要国家的人均医疗费用支出从 2011～2015 年呈现显著的上升趋势。2016 年，美国医疗支出增速虽下降至 4.3%，但总开支却达到 3.3 万亿美元，人均高达 10 348 美元，澳大利亚、法国、德国等紧随其后。如图 1-2 所示，美国的医疗费用支出占 GDP 比重长期保持在 15%以上。2016 年达到了 17.8%，其他发达国家的医疗费用支出占 GDP 比重也多在 7%以上[3]。然而，高昂的医疗费用并不代表着优秀的卫生服务绩效。《2000 年世界卫生报告——卫生系统：改进绩效》[4]指出，美国卫生系统绩效排名为 191 个成员国中的第 37 位，法国人均年度医疗费用支出仅相当于美国的一半，却排在第一位。哈佛大学公共卫生学院、哈佛大学全球卫生研究所和伦敦经济学院近期联合进行的研究显示，美国的医疗费用支出几乎是其他 10 个高收入国家的两倍，但是其人均寿命期望却最低，仅为 78.8 岁，新生儿死亡率也最高，国民参加医疗保险的比例为 90%，而其他国家的覆盖率为 99%～100%[3]。

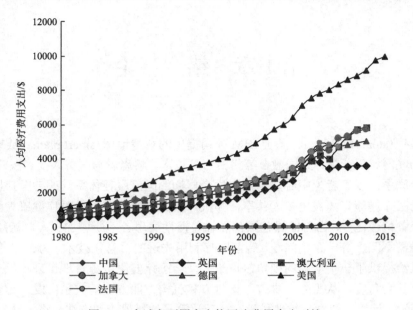

图 1-1　全球主要国家人均医疗费用支出对比

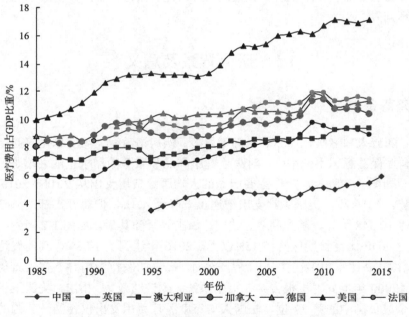

图 1-2　全球主要国家医疗费用支出占 GDP 比重对比

中国是目前世界上最大的发展中国家，相比欧美发达国家，医疗卫生资源总量不足、质量不高、投入有限等问题突出，公共卫生资源仅占世界总公共卫生资源的 2%，却用以满足我国 13 亿多人口(约占世界总人口 18%)的医疗卫生服务需求。《2017 年我国卫生和计划生育事业发展统计公报》[5]数据显示，我国的医疗需求规模逐年攀升：2017 年全国就诊人次为 81.8 亿人次，相比 2013 年，增长了 11.9%(图 1-3)；2017 年住院人数为 2.4436 亿人，相比 2013 年，增长了 27.2%(图 1-4)；每千人口医疗卫生机构床位数仅 5.72 张，每千人口执业(助理)医师 2.44 人，每千人口注册护士 2.74 人，而每万人口全科医生仅 1.82 人。近年来，国家卫生投入实现跨越式增长，初步估计，2017 年全国财政医疗卫生支出 1.55 万亿元，相比 2016 年增长 11.6%，但占 GDP 比重仅为 6.2%，人均卫生总费用约 500 美元，相比欧美等发达国家存在很大差距，医疗健康资源供给严重不足。同时，我国医疗健康资源配置严重失衡，这主要表现在医疗健康资源区域间配置失衡和区域内配置失衡上。医疗健康资源，特别是优质医疗健康资源集中在经济发达地区，尤其是大城市，绝大部分高水平医生又集中在三级医院，经济欠发达地区和农村地区医疗健康资源明显不足，社区门诊机构严重缺乏受到居民认可的医生，致使大量常见病、多发病门诊和住院集中在三级医院，大医院人满为患，"看病难""看病贵"，社区门诊机构却门可罗雀，这已成为全国普遍现象。为此，卫生行政部门提出"建立分级诊疗体系"以应对解决"看病难"和"看病贵"的问题。然而，由于我国现行行政垄断的医疗体系以及与之配套的行政等级

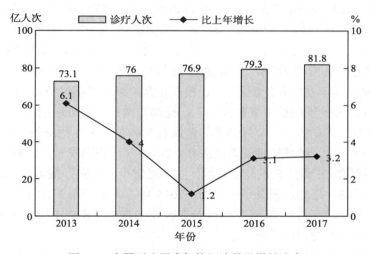

图 1-3　全国医疗卫生机构门诊量及增长速度

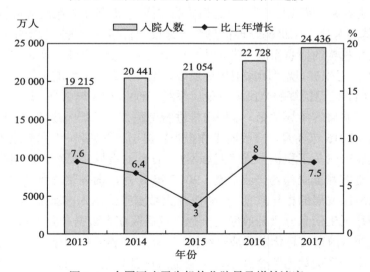

图 1-4　全国医疗卫生机构住院量及增长速度

制医疗体制，导致分级诊疗体系难以形成，因此发展新型医疗服务模式，特别是依托信息技术产生的新型医疗服务模式为中国医疗卫生服务模式的改革与发展提供了一个全新的视角[6]，"智慧医疗"应运而生。

智慧医疗是依靠物联网、大数据、云计算、移动互联网等核心技术，通过远程医疗、移动医疗、分级诊疗、精准医学、人工智能等方式，从而增加有效供给、优化资源配置、提升医疗效率和降低医疗成本。国外智慧医疗起步较早，从 20 世纪 90 年代初，美国就开始了第 1 代的区域卫生信息化建设，并于 1991 年首次提出了物联网概念；到了 90 年代中期，整合型的医疗卫生服务网已经遍布美国每一个城市；2000 年开始了第 2 轮的区域卫生信息化建设；2004 年，美国逐步出台国家政策，成立了专门的国家医疗信息技术协调办公室(the Office of the National Coordinator for Health Information Technology，ONCHIT)负责全国的区域卫生信息化统筹工作，成功地实现医疗健康数据共享。2004 年 2 月，美国食品药品监督管理局(Food and Drug Administration，FDA)采取大量实际行动促进无线射频识别(Radio Frequency Identification，RFID)的实施与推广，加强 RFID 技术在药物运输、销售、防伪、追踪等应用；同年，日本信息通信产业提出 IT 发展 "u-Japan" 战略；2005 年，新加坡提出 "I-Hub" 计划，欧盟确定 "I2010" 规划；2006 年韩国确立 "u-Korea"战略，提出建立无所不在的智能型社会，让民众在医疗领域能随时随地享有智慧服务。2008年底，IBM 提出进一步建设 "智慧医疗"，把物联网技术充分应用到医疗领域中，实现医疗的信息互联、共享协作、临床创新、诊断科学和公共卫生预防等。2009 年，美国、欧盟、日本、中东地区等开始涉及智慧医疗。2014 年，美国发布《Medicare 远程医疗评价法案》，将远程医疗服务扩展到都市区，对家庭健康服务实行报销；《远程医疗增加法案》扩大医疗补助计划对远程医疗的报销；2015 年，美国颁布 MACRA 法律，构建以质量服务为导向的医疗支付系统；"互联网+"医疗已基本覆盖美国医疗服务各个环节，并已开展针对特定病种的远程诊断服务[7]。

作为发展智慧城市和实践 "健康中国"的重要组成部分，党中央国务院以及有关部门发布了一系列主题为"智慧医疗"或与之相关的文件，在政策上多维度支持智慧医疗发展[8]：2011 年，《基层医疗卫生机构管理信息系统建设项目指导意见》就提出逐步建成覆盖城乡基层医疗卫生机构的信息系统，建立动态更新的电子健康档案，实现与电子病历的互联互通；2012 年，卫生部(现 "国家卫生健康委员会")发布 《"健康中国 2020"战略研究报告》，推出 611 亿元预算的全民电子健康系统工程；2014 年 8 月，国家发改委发布《促进智慧城市健康发展的指导意见》，提出推进智慧医疗、远程医疗建设，普及应用电子病历和健康档案；2015 年 3 月，《政府工作报告》提出"互联网+"和健康中国战略；同年7 月，国务院发布《关于积极推进 "互联网+" 行动的指导意见》，提出推广在线医疗卫生新模式，促进智慧健康养老产业发展；2016 年 6 月，国务院发布《关于促进和规范健康医疗大数据应用发展的指导意见》，将医疗大数据正式纳入国家发展，指出到 2020 年，要建立国家医疗卫生信息分级开放应用平台，健康医疗大数据产业体系初步形成；7 月，中央办公厅发布《国家信息化发展战略纲要》，指出完善人口健康信息体系，推进全国电子健康档案和电子病历数据整合共享，实施健康医疗信息惠民行动；10 月，国务院发布《"健康中国 2030" 规划纲要》，指出要建立信息共享、互联互通机制，整合推进区域医疗健康资源共享；12 月，国务院发布《关于印发"十三五"深化医药卫生体制改革规划的通知》，指出要促进云计算、大数据、物联网、移动互联网等信息技术与健康服务深度融合；2017 年 1 月，国家卫生计生委(简称卫计委)发布《"十三五"全国人口健康信息化发展规划的通知》，提出实施智慧医疗便民惠民工程，在全国选取医院进行试点示范建设；2018 年 4 月，国务院办公厅发布《关于促进"互联网+医疗健康"发展的意见》，提出要健全"互联网+医疗健康"服务体系，完善"互联网+医疗健康"支撑体系，加强行业监管和安全保障，积极发展"互联网+医疗健康"，提高医疗健康服务的可及性[9]。

在国家政策推行支持下，我国第一家云医院"宁波云医院"于 2015 年正式上线，建立了首个收集、分析健康数据，进行健康教育、疾病预防，将在线诊治、康复及养老看护合为一体的医疗服务平台[10]；2016 年 6 月 25 日，中国互联网医疗健康产业联盟在浙江乌镇成立，截至 2016 年底，全国已有 36 家互联网医院宣布成立[11]，以宜昌为代表的部分地区通过建立区域统一平台，实现了区域内信息互联互通，优化了区域内的医疗卫生资源配置[12]；河南省人民医院与河南省 108 家县级医院共同合作，在"互联智慧分级诊疗医学协作体系"中与其他医疗机构实现双向转诊，鼓励医生在休息时间远程会诊，在一定程度上实现了优质医疗健康资源下沉；贵州省建立远程医疗服务体系，县级以上公立医院全部接入了远程医疗专网；常州市与以色列最大的民营健康养老服务企业纳塔力(Natali)签订远程心电监测服务，依托武进人民医院建立 Natali-常州远程心电中心，这也是我国首个 B2C 远程医疗项目[13]；可选择的移动医疗 APP 应用数量已经超过 2000 款，上海瑞金医院、河南省人民医院等引入"博医帮"，借助其对不在院内的糖尿病患者进行随诊；其他一些主流移动医疗 APP 如"春雨掌上医生""好大夫在线""寻医问药"等也帮助患者不再"一点小病就要去医院"，同时打破了地域限制，有效弥补了我国优质医疗健康资源分布不均衡的问题[14]。阿里巴巴、腾讯、百度、中国平安、小米、京东、华为等各大企业也纷纷开始整合医疗健康资源，进行医疗产业战略性布局[12]。国内外部分机构和企业对智慧医疗行业的发展进行趋势测算。据美国密歇根州立大学分析预测，2020 年全球智慧医疗发展规模将达 2200 亿美元，占智慧城市市场总规模的 14.6%；而据中商情报网分析预测，到 2020 年，我国智慧医疗投资总规模或将达到 1049 亿元人民币[8]，以医疗物联网和大数据为基础的智慧医疗将在成本控制、效率提高、分级诊疗、精准医疗、健康管理、公共卫生以及医药流通等方面发挥越来越重要的作用，"大数据医疗革命"近在眼前[15]。

2008 年是大数据拉开帷幕的一年。*Nature* 与 *Science* 相继出版专刊，从互联网技术、互联网经济学、超级计算、环境科学、生物医药等多个方面讨论大数据处理和应用专题[16,17]。而自 2012 年起，医疗健康大数据被多国和地区上升到重要战略资源层面，美国国立卫生研究院(National Institutes of Health，NIH)于 2012 年成立了大数据转化知识联盟(big data to knowledge，BD2K)[18]，并建立了向研究者开放的医疗健康大数据库，如美国 PHYSIONET 生物医学数据研究资源网站[19]、重症监护室医疗信息数据集 MIMIC-III[20]，英国临床实践研究数据链[21]、中国台湾健康保险研究数据库[22]等，这些开放数据资源极大地推动了医疗健康大数据的研究进展。医疗健康大数据文献数量呈现出高速增长态势，其应用研究主要围绕电子病历数据[23]、医疗保险数据[24]、医学研究大数据和互联网医疗健康大数据[25]展开，分析挖掘结果多应用于疾病归因、个性化临床决策支持、疾病预测和医疗服务改进等方面[26,27]。据麦肯锡全球研究院最近的一项研究预测，医疗健康大数据的有效利用，每年可为美国医疗体系创造大于 3000 亿美元的潜在价值，并贡献 0.7%的年度生产力增长；可为加拿大医疗健康体系节省 100 亿美元的卫生费用，相当于加拿大 2012 年卫生总费用的 5%；在欧洲，政府使用大数据管理改进运作效率，可以节省的资金超过 1000 亿欧元[28]。

为建设适应卫生改革与发展需求的信息化体系，提高医疗卫生服务与管理水平，我国国家医疗数据中心于 2015 年 5 月 26 日在北京大学医学部建立。该中心通过规范、指导医院基础数据，逐步将临床数据和基础标本资源库有效衔接，最终实现精准医疗；将数据分析结果与基层数据提供单位实现数据共享；借助有效数据信息，改变政府行政模式，使管理更科学、更有效。北京邮电大学与空军总医院联合建立百万人群队列平台，研发了基于健康数据的分析预测模型，主要应用于慢性病的辅助决策诊疗系统；并设计了"生命信息保险箱"，用户可自主上传自己的健康数据，采用 OCR 技术识别体检报告，形成属于居民个体的电子健康数据。我国首家"肿瘤精准医学大数据中心"也于 2016 年 1 月 15 日在天津落成，该中心将致力于开发覆盖全国的精准医疗大数据平台，最终建立包含生物样本库、组学数据、临床数据、随访数据、知识库、文献库在内的"肿瘤精准医疗联盟"，通过精准化诊治，最大限度地提高肿瘤治疗的疗效[14]。

目前国内外面向管理和决策的大数据研究与应用正在逐步兴起[29]。从美国亚利桑那州立大学 Smith-Daniels 等[30]、Jack 和 Powers[31]对医疗健康资源优化配置研究的综述，以及近期 Shi 等[32]对既往文献的分析来看，医疗健康资源优化配置研究大多数利用管理理论聚焦于各个单体医疗机构内的局部性问题，远远没有达到系统层面的管理优化设计，这样的管理方式已经不能应对智慧医疗健康下的全社会医疗健康资源管理问题。早在 2005 年，美国学者 Simpson 等[33]利用美国卫生保健库的医疗费用调查数据和全国住院患者样本数据，分析了来自美国不同收入层级家庭和种族的儿童在保险覆盖面、医疗利用、医疗支出以及医疗质量四方面的差异，发现低收入家庭和黑人儿童需要给予更多的关注，这也是第一篇真正意义上关于医疗健康大数据分析的研究[27]；Kauhl 等[34]利用德国 AOK 保险公司的用户参保数据，分析出 2 型糖尿病的空间分布及其社会人口统计学风险因素；Gotz 等[35]利用风险评估分析方法处理电子健康档案里的相关数据，确定出在患有同种疾病的患者中哪些可能占用较多的医疗健康资源，从而提高患者的治疗效果以及控制成本；美国通过大数据分析，建立预测模型评估再住院风险，部分医院依靠此模型预测准确性可以达到79%，减少了 30%的再住院，帮助实现医疗健康资源的最大化利用[36]；汤炀和申广浩[37]设计和开发了基于大数据思想的医院财务管理与决策系统，提高了医院整体运营工作效率和绩效管理；武汉协和医院与市区八家社区卫生服务中心建立远程遥控联系，通过实时处理管理系统产生的数据并结合历史数据，利用大数据技术分析就诊资源的使用情况，实现机构科学管理，提高医疗卫生服务水平和效率，引导医疗卫生资源科学规划和配置。可以看到，在智慧医疗时代，以大数据为中心、以计算为手段的决策分析与管理新范式正在取代原有范式，为医院管理决策、医疗成本降低、医疗服务运行效率提升和全社会医疗健康资源优化配置带来深远影响。

然而，在大数据背景下，如何解决智慧医疗健康下的全社会医疗健康资源管理问题，相比传统的资源管理问题面临着更多挑战与困难。首先，医疗健康大数据除具有所有大数据的"4V(Volume、Variety、Value、Velocity)"特征外，还包括不完整性、长期保存性、时间性等医疗领域特有的特征[38]，需要依赖先进的现代数据处理手段与方法，才能帮助发现疾病的演变以及治疗相关的机理与规律，帮助健康与医疗服务提供者更好地为需方提供个性化服务，帮助医疗健康资源在全社会有效配置。其次，智慧医疗健康行业需要考虑医疗健康服务的公益性，医疗市场由供方(医疗健康服务系统，区别于医疗系统)、需方(用户与患者)、支付方(政府医疗保险与社会医疗保险)和机构方(政府部门、医联体等)四方组成，在资源优化配置决策中需要考虑机构方和支付政策对供需双方行为模式的影响。因此，需要管理学、临床医学、卫生经济学、计算机科学、数理科学、社会学等多学科多角度的综合交叉，探索出一套数据驱动的健康与医疗健康资源管理的新思路和新方法，以达到全社会的医疗健康资源优化配置，并探索理论创新。

综上所述，智慧医疗健康模式打破了传统医疗格局，突破了传统医疗健康服务在时空范围内的约束，医疗服务机构的重点逐渐由关注疾病转向关注健康，医疗卫生资源不再局限于单体医疗机构内流动。大数据驱动的智慧医疗模式下的全社会医疗健康资源管理研究，以患者为中心，改善医疗服务流程，统筹调动医院"围墙内外"的多维资源，将有限的医疗健康资源为更多人共享，为医疗服务各参与方(供方、需方、支付方、机构方)提供医疗健康大数据服务，以提供公平普适的医疗卫生服务为目标。智慧医疗健康模式蕴含着巨大的商业价值、科学研究价值、社会管理与公共服务价值以及支撑科学决策的价值，不仅具有突出的科学前沿性和重大的战略意义，而且具有巨大的实践价值和鲜明的时代特色。

1.1.2　研究意义

在大数据的浪潮下，本书从全社会角度，从需方、供方、支付方和机构方的四方互动关系出发，探讨智慧医疗健康模式下的全社会医疗健康资源管理问题。综合临床医学、循证医学和卫生经济学的多学科理论与方法，拓展决策优化和资源配置等经典管理科学方法与理论体系的应用领域，促进管理科学、信息技术、临床医学、流行病学、地理信息学、生物统计学等多科学的交叉融合创新，力求探索出一套数据驱动的医疗健康服务管理的新思路和新方法。将最新的大数据技术方法应用于医疗健康资源管理中，通过研究成果的实际应用，创新医疗健康资源的服务模式，优化全社会有限医疗健康资源的配置策略，以达到社会效益最大化。因此，本书探讨的大数据驱动下的全社会医疗健康资源管理研究对于丰富医院管理相关理论以及解决当前现有医疗服务管理中的现实问题均具有重要意义。

1.有利于拓展医疗健康资源优化管理理论创新

在资源管理理论应用领域，医疗健康服务业作为一个重要而特殊的行业，其资源的优化配置应结合该行业的自身特点。本书针对医疗健康服务需方、供方、支付方和机构方四方联动的特点以及智慧医疗对健康服务各方的动态影响，综合已有的各种资源管理理论，结合收益管理、不确定决策理论、协同学理论、卫生经济学、医学信息学等多学科理论与方法，探索基于智慧医疗健康下的全社会医疗卫生资源优化管理理论，如能取得突破，将进一步拓宽医疗健康资源管理理论的研究范围。

2.有利于推进智慧医疗与健康大数据分析方法的融合创新

智慧医疗通过打造基于电子健康档案的区域医疗卫生信息平台，针对医疗与健康服务过程中产生的电子病历、居民健康档案和医保费用等数据自身特点，利用最先进的互联网技术，实现患者与医务人员、医疗机构、医疗设备之间的互动。本书则是基于智慧医疗背景，从合理挖掘医疗与健康数据价值为决策提供客观有力依据的目标出发，结合卫生经济学、循证医学、临床医学和医学信息学等多学科理论，试图合理运用大数据挖掘方法技术，促进智慧医疗与健康数据库整合对全社会医疗健康资源进行优化和管理。

3.有利于形成个性化诊疗模式并为临床诊疗提供决策优化支持

每个人都要有动态的全人全程个人电子健康档案，从孕产妇保健、新生婴儿报告、儿童保健、青少年保健到成人保健再到老年保健，人生中的几个生命节点都有个性化的健康信息记录到个人健康档案。目前供方诊疗决策体系更多停留在基于医护人员临床经验判断和临床循证等方面。本书将立足于大数据分析，结合临床医学、循证医学理论与方法体系，从深入挖掘医疗健康服务机构中的电子病历入手，探索包含诊断、治疗、康复等全程诊疗过程的决策优化问题，进而形成包括院前预防、院中治疗、院后保健三方面的以病人为中心的全程个性化诊疗模式。为提高医疗健康服务提供方诊疗决策质量与效率，及医疗健康资源投入产出效益提供理论和实践依据，并指导国家和医疗卫生机构提供多维度的个性化医疗健康服务。

4.有利于疾病的监控与预警

根据用户的个人身体健康状况，给出日常饮食、锻炼和用药建议的慢性病用户生理指标情况，一旦用户的生理信号检测异常，智慧医疗催生出的医疗平台将自动发出预警信息，通知用户前往医院就医，同时将信息通知其家人和监护医生。通过消息服务引擎设计不同的消息协议，这些医疗平台能够自适应地将大量的异构生理信号数据进行快速分析处理，用户使用生理信号设备采集的原始生理信号，通过有线或无线方式将数据上传至平台，平台利用深度挖掘技术分析数据，评估用户的身体健康状况，将检测结果和建议及时准确地传递给医疗平台储存，让用户变被动的疾病治疗为主动的身体状况监控管理，从而长期有效地促进个人健康。

5.有利于规范医疗保险费用管理

针对当前医疗保险按服务单元支付导致医疗保险费用过度增长的问题，基于丰富的医保数据库，将大数据精细化分析应用于科学合理的评估、预测和管控医疗费用中。在医疗健康大数据背景下，基于医疗保险费用数据挖掘，运用收益管理理论方法，协同临床医学、卫生经济学等对医疗费用进行预测，筛选出关键的预测指标并构建准确的预测模型，从而为医保费用管理提供科学的管理工具并提高医保资源利用效率，为政府和医保办等政策制定者提供科学的建议。

6.有利于推动智慧医疗在国内医改背景下的生根落地

对于目前中国医院智慧信息化建设与发展现状来说，用大数据(如电子病例)引领的智慧信息化建设还并不完善。目前，很多医院智慧信息化还处在各自为政阶段，同时拥有多个信息系统以及多个独立运营的数据信息中心，形成"信息孤岛"。在这样的情景下，大数据医疗智慧信息化的建设自然需要时间来检验。对以电子病例、医疗保险为核心的大数据深度分析挖掘在医疗智慧信息化建设方面有了新的突破，但这并不能立即改变中国医疗智慧信息化程度落后的现状。我国要实现医院电子病历、个人健康档案、医院财务等数据的信息化联网管理，依然存在很大困难。医疗健康大数据是医疗行业的机遇，但在机遇面前，还需要国家政策的进一步落实以及各方的共同努力，才能真正实现数据智慧转型。

1.2 研究框架与章节安排

1.2.1 研究框架

本书基于"全社会医疗健康资源管理"这个独特视角下的个性化智慧医疗健康服务管理研究理念，以数据挖掘和机器学习最新的大数据技术为研究工具，紧扣医疗健康服务领域的发展前沿。因此，本书将在医疗健康大数据的深度挖掘基础上，以需方价值最大化的个性化全程医疗健康服务体系构建为目标，从全社会角度研究需方、供方、支付方和机构方之间联动关系，通过分析单体医院资源管理所存在的问题，进而过渡到全社会资源管理问题，系统研究个性化全程决策、医疗保险费用策略以及全社会资源配置优化，最终形成大数据驱动下的全社会医疗健康资源管理前沿理论。

1.2.2 章节安排

本书以全社会资源管理为主线，以医疗健康大数据挖掘为驱动，站位于医疗健康服务体系中需方、供方、支付方和机构方多角度，以个性化医疗健康服务模式构建为目的，综合开展智慧医疗健康体系中的全社会资源管理研究。本书以数据层为支撑，分别从背景层、运营层、价值层三个层面开展研究(如图 1-5 所示)。数据层主要包含了电子病历数据库、电子健康档案数据库、HIS(hospital information system)数据库和其他新兴健康数据库等数据资源。背景层(第 1、2 章)主要介绍研究背景及医疗健康大数据和智慧医疗健康的内涵、特点及发展现状等内容；运营层(第 3～6 章)分别从需方、供方、支付方和机构方探讨大数据驱动下的智慧医疗健康全社会资源的具体运营管理问题；价值层(第 7 章)关注全社会医疗健康资源价值创新，从价值层面对本书内容进行总结和提升。

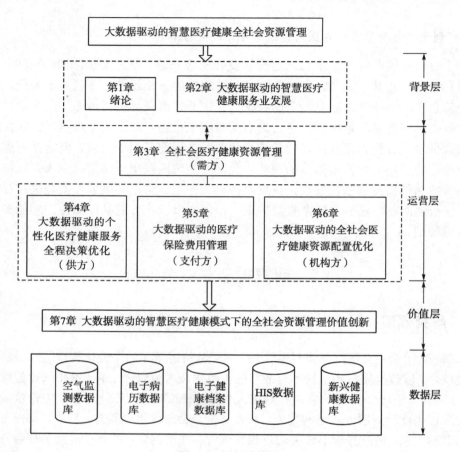

图 1-5   框架结构图

本书研究内容共分为 7 章，各章内容安排如下。

第 1 章和第 2 章均为背景介绍，同属于背景层。第 1 章 "绪论"。本章首先对大数据驱动的智慧医疗健康资源管理的研究背景和研究意义进行简要说明，进而概述本书的研究框架和章节安排。第 2 章 "大数据驱动的智慧医疗健康服务业发展"。本章将分别详细阐述医疗健康大数据和智慧医疗健康的内涵、特点及发展现状，并分析医疗健康大数据如何促进智慧医疗健康的发展以及未来可能面临的机遇与挑战。

第 3～6 章均为大数据驱动下的智慧医疗健康资源运营管理问题，属于运营层。第 3 章 "全社会医疗健康资源管理"。本章节从单体医院的医疗健康资源管理入手，简述单体医院医疗健康资源管理现状，分析单体医院医疗健康资源管理存在的问题，进而引申出对全社会医疗健康资源管理的研究意义、内容和方式的探索。第 4 章 "大数据驱动的个性化医疗健康服务全程决策优化"。本章基于需求分析，从供方的角度出发，分别介绍大数据驱动的个性化医疗健康服务全程诊疗决策优化的发展背景、内涵和研究现状，并重点介绍了大数据驱动的个性化医疗健康服务全程决策优化研究问题。第 5 章 "大数据驱动的医疗保险费用管理"。本章从支付方的角度出发，介绍了医疗保险费用相关概念，分析了国内外医疗保险费用管理的研究现状及其存在的问题，引申出大数据驱动下的医疗费用影响因素及医疗费用预测研究方法，并通过两个具体研究问题进行解读。第 6 章"大数据驱动的全社会医疗健康资源配置优化"。本章从机构方的角度出发，在分析大数据驱动下的全社会医疗健康资源配置优化内涵和研究现状的基础上，重点介绍两个重要方面的研究内容，即大数据驱动的医疗健康资源需求预测研究和大数据驱动的慢性病医疗保险资源配置优化研究。

第 7 章"大数据驱动的智慧医疗健康模式下的全社会资源管理价值创新"，属于价值层。本章站在"大卫生、大健康"的角度，首先介绍了企业价值创新的一般理论以及智慧医疗健康模式下的全社会资源管理价值创新的内涵与特点，然后提出了智慧医疗健康资源管理价值创新的动力机制和运行机制，进而分析了"四方"的价值创新路径，最后探讨了智慧医疗健康模式下的全社会医疗健康资源管理价值创新的评价方法。

第2章 大数据驱动的智慧医疗健康服务业发展

在过去近十年的时间里，新兴的信息技术渗透各个领域，从科研教学到生产服务，从民生到军事研究等，拓展了人类创造和利用信息的范围和形式。基于信息和网络的知识发现和应用创新正将人类社会带进"第三次工业革命"时代[39]。有关"大数据驱动"的探讨与研究深受学术界、产业界的关注。各行各业也在思考如何通过数据实现完美转型，即如何从各种行为决策中提取数据，使行为数据化（决策数据化）向数据行为化（数据决策化）转变，用数据指导人们的行为，以便实践者制订更贴近行为规律的科学决策。医疗健康服务业是最贴近民生的重要行业之一，其系统中所产生的"医疗健康大数据"包含了居民生命健康信息、医疗健康资源信息、生活与经济信息等丰富而又极其庞大的内容。在如今稀缺的医疗健康资源与极大的服务需求严重不平衡的情况下，如何利用医疗健康大数据从管理上使医疗健康服务业实现完美转型，是医疗健康服务管理者思考和寻找的"新思路"。从医疗健康服务全生命周期的角度来看，如何在"病前保健与预防—病时诊断治疗—愈后康复"的全过程中满足人们对医疗健康服务需求是现在以及未来医疗健康服务发展的必经之路。智慧医疗健康服务业凭借着物联网技术、高速兼大容量的云计算与云平台技术、高频兼小体积的集成技术得以覆盖到与医疗健康服务相关的大多数行业。在享受智慧医疗健康带来福利的同时，每一个居民的医疗健康行为都将被对应的服务系统所记录。在"巨大用户体量、全生命周期的服务时长和多样化的用户行为"的共同影响下，如何通过现代技术与设备对其进行存储、挖掘和开发是产业界和学术界共同关注的一个大问题，也是未来的巨大挑战。

本章定位为基础性章节，结合当前国内外专家学者对智慧医疗健康服务业的相关研究观点与本书作者团队的研究成果向读者朋友阐释：何谓医疗健康大数据和智慧医疗健康，目前智慧医疗健康服务业的发展现状如何，医疗健康大数据如何促进智慧医疗健康的发展以及未来可能面临的机遇与挑战。

2.1 医疗健康大数据概述

如井喷般的新兴信息技术和应用让全世界的数据规模呈现爆发性的增长态势[40]。国际数据公司（IDC）的数据宇宙研究报告显示[41]：全球被创建和被复制的数据总量增长趋势遵循新摩尔定律（全球数据量大约每两年翻一番），并预计2020年将达到35ZB。医疗健康大数据区别于医疗大数据。医疗健康大数据不仅是医疗系统内部所产生的数据，更容纳了与居民生命健康相关的所有系统内所产生的数据。本小节将介绍在大数据背景下，医疗健康大数据是如何产生，又有什么特别之处。大数据蕴含着惊人的信息，但是在探索的过程中也存在巨大的挑战。我们应该通过哪些方法来挖掘隐藏于海量数据背后的信息；我们又该如何利用医疗健康大数据和先进的科学手段对待在传统医疗健康体系改革发展过程中所浮现出来的一系列问题。本小节将从医疗健康大数据的来源与内涵、特点与分类、分析方法以及发展现状四个方面向读者介绍：何谓医疗健康大数据，如何挖掘医疗健康大数据以及医疗健康大数据在未来医疗健康服务的发展中所蕴含的贡献。

2.1.1　医疗健康大数据的内涵

对于"大数据"的定义，无论是学术界还是业界至今无法达成共识。例如，权威 IT 研究与顾问咨询公司 Gartner 将大数据定义为"在一个或多个维度上超出传统信息技术的处理能力的极端信息管理和处理问题"[42]；美国国家科学基金会(NSF)将大数据定义为"由科学仪器、传感设备、互联网交易、电子邮件、音频视频软件、网络点击流等多种数据源生成的大规模、多元化、复杂、长期的分布式数据集"[43]。对于医疗健康领域内的"医疗健康大数据"的界定和阐述更是少之又少。360 百科将"健康大数据"定义为"无法在可承受的时间范围内用常规软件工具进行捕捉、管理和处理的健康数据的集合，是需要新处理模式才能具有更强的决策力、洞察发现力和流程优化能力的海量、高增长率和多样化的信息资产"[44]。Yan 等[45]在关于医疗健康大数据的理解中也谈到，医疗数据是医疗人员对病人诊疗过程中产生的数据，包括病人的基本情况、行为数据、诊疗数据、管理数据、检查数据、电子病历等。尽管不同领域的专家和学者对"医疗健康大数据"都有其独特而深刻的见解，但是对于"医疗健康大数据"的观点与"大数据"的概念是一脉相承的。关于"医疗健康大数据"的主流认识同样是在医疗健康的情境下围绕着"4V"特性展开，即数据的规模性(Volume)、数据流的高速性(Velocity)、数据源与结构的多样性(Variety)以及数据本身的价值性(Value)。在当前先进技术的支撑下，医疗健康大数据除了具有大数据所共同拥有的属性以外，还具有医疗健康领域所特有的性质。在过去，关于医疗健康人们想到的只有患者在接受医疗服务系统内部的行为和服务，但是现在人们更关注的是就医之前到诊疗之后的综合服务模式——医疗健康全流程服务，即除了在医院的诊断治疗服务外，人们也越来越关心健康促进、疾病预防及慢性疾病管理、诊断治疗、院外康复等环节[46]。

从医疗健康服务全生命周期中各环节的角度来认识医疗健康大数据。首先，在疾病预防时，可穿戴设备、移动健康 APP、社交网络等"互联网+"时代的新兴产品，能让我们很好地掌握用户的大量信息，比如生命体征、行为习惯，甚至生存环境数据等。存储和利用这些数据，并通过医护人员的远程监护和干预服务，医疗机构能够及时发现人们的身体健康状态和疾病症状，以实现疾病预防管理。其次，在医疗机构进行诊断治疗时也会产生与患者相关的大量医疗信息，比如各种门诊记录、住院记录、体检记录、诊断记录、手术记录、随访记录、医疗保险记录等。此外，医疗保险机构也掌握了大量病种以及医疗消费项目对应的费用情况。最后，当患者治愈结束在家恢复期间，医疗机构也能通过便携式医疗健康设备、移动医疗健康 APP 以及医院随访等途径采集、存储和分析患者的健康状态和疾病信息，使得院外患者能够与医护团队保持紧密的联系，帮助医护人员更好地监护、指导患者，帮助患者的恢复。

从医疗健康服务的利益相关者的角度来认识医疗健康大数据。供方、需方、支付方、机构方也都会产生大量的医疗健康大数据。医疗健康服务的提供方——医疗健康服务系统，包括医疗健康资源的直接提供者与健康服务资源的提供者。该系统掌握着人们大量的医疗信息，比如各种生命体征信息、行为习惯记录、门诊记录、住院记录、体检记录、诊断记录、手术记录、随访记录、医疗保险记录等。需方——用户与患者，他们是医疗健康行为的主体发生者，同时也是医疗健康服务资源的接受者。医疗服务行业支付方——医疗保险，包括政府医疗保险和社会医疗保险，掌握着大量病种以及医疗消费项目对应的费用结构与区域费用情况。而机构方——政府部门与医联体，特别是主要职责为制定合适的医疗政策并监管医疗行业的卫生部门，掌握着全国各地流行病的情况以及全社会的医疗健康资源分配、利用情况。此外，在市场化的医疗服务行业中部分药物或者医疗器械公司还掌握着部分生物基因数据和药物测试数据、大众的行为习惯、生命体征数据、疾病状态数据等。

由此，本书得出：医疗健康大数据就是刻画包括医疗健康服务四方主体在内的医疗健康系统状态信息和记录医疗健康行为主体在医疗服务系统与非医疗服务系统内所产生的行为和决策信息的载体。这样的载体为传统信息的收集、挖掘与开发带来了技术难题。

对于医疗健康服务方来说，大数据驱动下个性化全程诊疗决策的出现直接关系医院资源配置、医疗保险改革等问题，包括大数据驱动下的医疗健康打包支付定价体系研究，智慧医疗健康服务模式下的社会资源配置优化、用药问题，都是未来医院更好实现健康收益最大化以及医院可持续运作的基本需求。

而对于机构方，大数据等信息化技术的快速发展，为优化医疗卫生业务流程、提高服务效率提供了条件，必将推动医疗卫生服务模式和管理模式深刻转变。

大数据从需求侧出发，通过有针对性地配置医疗健康资源满足医疗健康资源需求；从供给侧出发，提前对医疗健康资源进行配置，有效减少潜在的医疗健康资源需求从而实现需求和供给的匹配，进而实现全社会资源配置优化。

2.1.2 医疗健康大数据的特点与分类

1.医疗健康大数据的特点

医疗健康大数据是大数据(big data)在医疗健康情境下的一个分支。其特点不仅仅包括大数据的共性，还具有与人的健康、疾病和生命相关的复杂特性。国际数据公司(international data corporation，IDC)的数字宇宙报告中显示：在大数据时代下，数据的复杂性急剧增长，数据的多样性(多源异构、多模态、语义不连贯等)、低价值密度(信息相关性不高、信息质量良莠不齐)、实时性(数据的实时生成、存储、处理和分析)等复杂特征日益显著。根据 2016 年国务院办公厅发布的《关于促进和规范健康医疗大数据应用发展的指导意见》[47]总结出，医疗健康大数据是在"卫生计生、中医药与教育、科技、工业和信息化、公安、民政、人力资源社会保障、环保、农业、商务、安全监管、检验检疫、食品药品监管、体育、统计、旅游、气象、保险监管、残联等跨部门密切配合、统一归口的健康医疗数据共享机制"之上诞生的多源融合大数据。这一陈述揭示了医疗健康大数据不仅属于大数据的范畴，而且丰富了医疗健康大数据设计的内容，扩展了其外延[48]。而 Perez 等[49]在"4V"的基础之上扩展了真实性（Veracity）与变异性（Variability）。此外，与其他行业的数据相比，医疗健康大数据不仅与人的健康、疾病和生命息息相关，而且还复杂多样，其独特属性也显而易见[50]。陈功等[51]指出，医学数据的特殊性包括多态性、不完整性、实践性、冗余性、私密性等特点。见表 2-1，本书也将从内容结构、关联和时间角度描述医疗健康大数据的特性。在内容结构上，医疗健康大数据具有互补性和隐私性；在关联关系上，医疗健康大数据具有因果性；在时间上，医疗健康大数据具有时序性和周期性。另外，相关研究发现医疗健康数据的收集和处理过程经常相互脱节，所以医疗数据库不可能对任何疾病信息都能全面反映。由于人工记录的原因，很多数据也有偏差和残缺[52]。

表 2-1　医疗健康大数据的特点

特征分类	特征	特征释意
"6V"属性	规模性	数据规模大。医疗健康大数据的规模性不仅体现在数据的"纵深"方面，还体现在涉及时间和空间范畴的"横宽"方面。在数据纵深方面，一个 CT 图像大小约 150M，而一个基因组序列文件大小约为 750M，一个标准的病理图则接近 5GB。同时，医疗健康大数据不仅在范围上覆盖了医疗领域，还涉及环境、制造、经济、教育等。并且随着时间的推移，不同范围的数据也在以不同的速率增长
	高速性	数据增长快。服务过程中涉及大量在线、实时数据处理，特别是随着技术的发展，越来越多的医疗信息被数字化
	多样性	数据源与结构多样。医疗健康数据根据其不同的产生主体和收集对象会有不同的结构形式。医疗健康大数据不仅有患者或者对象从诊疗到愈后的文字诊断记录，例如，各种结构化数据表、非结构化或半结构化文本记录；还有详细的病理检查图片，甚至针对特定疾病还有语音、视频等模态的信息
	价值性	医疗健康大数据中的高价值密度部分数据与每个人的生活息息相关，对其有效利用更关系到国家乃至全球疾病防控、新药研发和顽疾攻克的能力
	真实性	真实性对于大数据非常重要。医疗健康数据的来源将直接影响到医疗健康大数据的真实性以及研究的科学性
	变异性	医疗健康大数据的变异性主要体现在健康、疾病等的表现上。例如季节性健康影响和疾病演化等以及不确定的疾病健康模式
医疗健康领域部分特性	互补性	医疗健康大数据的互补性体现在患者或者对象在整个接受医疗健康服务过程中的每一项行为决策所带来的数据或者记录都是对其状态的解释和说明。每一项数据都并不能完整描述患者或者对象在享受医疗健康服务过程中的状态，但是状态的一部分并对其他部分的信息起到补充说明甚至佐证的作用
	隐私性	在医疗健康实践过程中，难免会涉及患者或者医疗健康需求群体的隐私信息。医疗健康数据相比一般的大数据具有高的隐私性，泄漏信息会造成不良后果等
	因果性	因果性是医疗健康大数据重要的特性之一。因果性是在医疗健康大数据中体现个体特有或者群体之间的医疗健康行为或者状态发生改变的因果关系
	时序性	医疗健康大数据的时序性主要是从个体或者要素的角度出发，观察到的同一对象的行为决策变化。例如，患者的就诊、疾病的发病过程在时间上的进度
	周期性	医疗健康大数据的周期性非常明显。周期性是从数据整体出发，从宏观时间层面观察整个对象群体疾病状态的演化周期

2.医疗健康大数据的分类

国内外众多专家学者在对医疗健康大数据开展研究的同时,也根据不同的分类依据讨论了医疗健康大数据的类别。但由于医疗相关制度的不同,国内外对于医疗健康大数据的解读也会有一定的差异。在国内,根据不同的来源、属性和结构等,医疗健康大数据可以被分为诸多类别。例如,俞国培等[50]根据不同来源,将医疗健康大数据分为医院医疗大数据、区域卫生服务平台医疗健康大数据、疾病监测大数据、自我量化大数据、网络大数据和生物大数据 6 类;金兴和王咏红[53]根据不同的属性,将健康医疗大数据分为 7 类,即医疗机构诊疗数据、医疗费用数据、公共卫生与疾病监测数据、自我健康管理数据、网络数据、生物信息数据以及相关行业数据。

而 Hossain 和 Muhammad[54]在提出的医疗健康大数据框架(healthcare big data framework)中根据主要来源的不同将医疗健康大数据分为生理数据(Physiological data)、电子健康病历(EHRs/EMRs)、病理影像资料(Medical images)、传感数据(Sensed data)、临床记录(Clinical notes)、基因数据(Gene data)和社交媒体数据(Social media data)7 个类别。另外,根据所属信息和价值的不同,医疗健康大数据也被划分为医疗健康信息(Medical and Health Informatics)、转化生物信息(Translational Informatics)、传感信息(Sensor Informatics)和影像信息(Imaging Informatics)[49]。Viceconti 等[55]和 Luo 等[56]也分别对医疗健康领域内的大数据进行了综述和讨论。

结合以上国内外专家学者关于医疗健康大数据的论述,本书从系统与要素的角度出发,根据医疗健康服务系统内的医疗健康大数据产生的主体要素对医疗健康大数据进行分类,见表 2-2。医疗健康大数据根据其产生系统的不同可以分为医疗服务系统数据和医疗服务并联系统数据。医疗服务系统数据主要来源于医疗服务的供方,如单体医院、医联体、国家医保与社会保险以及公共卫生部门内产生的患者生命体征数据、疾病诊疗数据、所享

表 2-2　医疗健康大数据的分类

数据产生的系统	系统主体	主体要素	内容
医疗服务系统	医疗健康资源需求方	以患者为主	.生命体征检测/监测数据 .社交媒体数据 .电子健康病历等
	医疗服务提供方	单体医院与医联体数据	.疾病检查/诊断图像与记录 .临床试验数据 .医疗健康资源使用数据等
	机构方	地区公共卫生(部门)数据	.地区公共卫生政策 .地区基础卫生资源数据等
	支付方	国家医保与社会保险数据	.患者医疗花费与结构数据 .区域医疗成本与结构数据 .医疗保险报销数据 .医疗保险报销政策等
非医疗服务系统	居民生活系统数据(生活/饮食习惯、居住/工作环境数据等),区域卫生经济(卫生经济结构、卫生经济发展数据、地区产业结构等),健康教育(个体健康教育程度、区域卫生教育水平等),卫生政策(宏观公共卫生政策、区域卫生政策等)		

受的医疗健康资源数据、地区公共卫生建设数据等都属于医疗服务系统数据。另外，医疗服务关联系统数据是直接或间接影响居民生命健康以及影响居民接受医疗健康服务的系统因素，主要涵盖人们在患病就医前后的生活因素(生活习惯数据、饮食数据、工作与居住环境数据等)，区域卫生经济(卫生经济结构、卫生经济发展数据、地区产业结构等)，健康教育(个体健康教育程度、区域卫生教育水平等)，政策因素(国家公共卫生政策信息、地区卫生政策信息等)等。

(1)医院医疗健康大数据产生于医院临床诊治、科研和管理过程，包括各种门/急诊记录、住院记录、影像记录、实验室记录、用药记录、手术记录、随访记录和医疗保险数据等。早期，大部分医疗相关档案是以纸张化的形式记录和保存，而非数字化，例如医生的处方、用药记录、收费单、病历记录等。随着强大的数据存储、计算平台及移动互联网的发展，医院信息系统 HIS(hospital information system)、影像系统 PACS(picture archiving and communication systems)、检验信息系统 LIS(laboratory information management system)、放射信息系统 RIS(radiology information system)已经有效地建立起来，转化为以电子病历为中心的医疗健康信息系统。

(2)公共卫生健康大数据的互联网应用迅猛发展，电子商务、社交网络的广泛应用，产生了与人群社会化活动有关的大量非结构化公共卫生信息。这些海量的、低价值的、动态的非结构化公共卫生信息构成公共卫生大数据。大数据在公共卫生领域的应用集中体现在传染病的实时监测上，根据历史疫情大数据，建立敏感特异、科学实用、适用基层的传染病暴发、流行的预警体系。利用公共卫生健康大数据可以提高传染病疫情监测的预警能力，并能够在传染病暴发、流行的早期及时发现并采取快速应对措施，大大减少传染病对人们健康和社会经济发展造成的影响。

(3)移动互联健康大数据。各种新型的可穿戴健康设备使血压、心率、血糖、心电图等实时监测变为现实和可能，同时这些信息的获取与分析的速度也发展到了按秒计算的程度。基于移动互联的健康大数据有利于人们随时随地了解自身的健康状况，并且这些大数据经过一定时期的累积，在医学上会变得非常有用，既有助于识别疾病病因或防控疾病，也有助于个性化临床诊疗，从而形成一种全新的医疗或健康管理模式。

大数据与医疗健康的结合促进了健康和医疗行为的变革，利于优化医疗流程和医疗健康资源配置，促进医疗健康资源的整合，将在提高医疗质量、降低医疗风险和成本等方面发挥巨大的作用。医疗健康大数据已经成为很多国家的战略性产业并上升为国家层面战略。在美国政府的主导下，美国食品药品监督管理局的公共数据开放项目 Open FDA(包括 2004～2013 年提交至 FDA 数以亿计的药物不良反应和药疗差错报告)正式上线，向民众提供海量的数据资源，来激励公共及私人部门创新、学术研究、民众教育，以促进公众健康。英国等欧洲国家政府也建立了医学数据研究中心，致力于用新兴信息技术改善医疗卫生与药物研发现状，促进医疗数据分析方向发展，帮助科学家更好地理解人类疾病及其治疗方法。在中国，国务院"互联网+"行动指导意见出台，为医疗健康大数据的发展创造了更为广阔的成长空间。在国务院深化医药卫生体制改革领导小组办公室对建设医疗信息化的规划下以及在卫计委大力推进分级诊疗和远程诊疗的进程中，打通医疗健康大数据已具备政策支持的基础。国内地方政府也在积极推进本地健康云建设，搜集居民健康数据，为居民提供区域化的健康咨询、引导与服务。国内多家移动互联网公司参与智慧医疗的项目，致力于以医疗健康，特别是个性化医疗健康为中心应用，建设汇集医院、医药、区域医疗信息以及个人健康数据的医疗健康大数据平台，让优质医疗健康资源通过信息化手段得到合理的分配和高效的利用。

在医疗健康管理领域，医疗健康服务和数据相对于其他的大数据相关领域有着很多不同的地方。通常，大数据通过清洗、挖掘和分析真实世界行为与状态的记录，甚至包含那些被视为"无用的数据"，进而发掘潜在规律与信息，以达到辅助支持决策以及预测未来的目的。相比之下，在医疗健康领域，许多专家会担心这些由数据得到的分析结论或决策支持系统带来的风险与可靠性问题。因此，纯粹依赖数据驱动的医疗健康管理与决策支持具有很大的局限性。换言之，大数据分析技术在医疗健康大数据的管理、挖掘上更有意义。而数据驱动的技术与成果可以辅助医疗资源管理者进行管理决策，并不能取代其角色。庞大的医疗健康大数据通过精细的粒度刻画了复杂的医疗健康状态与变化，其类型、格式和属性随着参与主体的变化而不尽相同。甚至，在医疗数据中，数据的类型和格式还取决于不同机构和临床专家的标准。因此，这些局限为大数据分析技术也带来了巨大的挑战，同时也为医疗健康管理带来机遇。

2.1.3　医疗健康大数据的分析方法

随着大数据的蓬勃发展，大数据的分析方法得到了大量应用和推广，但是在不同的数据情境下，大数据分析方法又会有不同的适用性和局限性。

一般地，从数据分析流程上讲，数据的分析包括了七个步骤：数据筛查，数据清洗与整理，数据描述，变量筛选，理论模型假设，模型诊断与修正以及模型评价。这样的分析思路可以作为简单数据分析时的通用思路。但是在实际问题中，我们更多地会倾向于面向问题的数据分析思路，并在分析的各个阶段选择针对阶段性问题的具体方法。

因此，出于不同的数据分析目的，国内外众多专家学者[54-56]从数据主体与大数据分析方法等多个角度出发，提出了非常多的分析方法。根据上述文献中提到的诸多方法，本书结合执笔团队的相关研究将大数据分析方法进行分类，见表2-3。

在大数据的分析过程中，需要结合多种方法及手段进行处理。当前大数据分析方法正不断从统计转向挖掘，并发展为预测。江信旻从统计、挖掘、发现、预测和集成5个层次包含17种大数据分析方法进行了总结[57]。

除此之外，还有大量的专家学者研究了大数据分析方法，而这些大数据分析方法对医疗领域的医疗健康大数据以及医疗健康全生命周期其他环节所涉及的医疗健康大数据也都适用。

表 2-3 面向不同层次的医疗健康大数据相关分析方法

层次	说明	作用	相关方法(含技术)
面向统计	对某一主体或现象的数据或信息进行搜集、整理、计算和分析等	对整体的概括理解、找出历史活动规律等	海量数据的基本统计方法(含简单或多维尺度统计、N体问题、图论算法、线性代数计算等)、高维数据降维分析(含主成分分析、因子分析等)等
面向挖掘	从数据或信息中提取、揭示或归纳出有价值的、潜在的内容	提取有用内容、构建及验证关联性、找出并表示其规律性等	数据可用处理及分析方法(含数据与实体描述、联机分析、聚类、关联规则等)、时空数据分析(含傅里叶变换、自相关匹配等)、数据挖掘(含分类、聚类、关联规则、机器学习等)、图模型分析与挖掘、文本挖掘(含NLP、分类、聚类、关联分析、可视化等)、观点挖掘(含 NLP、分类、基于情感或特征分析、比较关系抽取等)等
面向发现	从数据、信息或已有知识中侦查出新颖的、潜在的、有意义的、可理解的知识	鉴别新知识、发现关联及相关性、表示及推理知识等	翻译生物信息学分析(含数据或文本挖掘、SNPs、语义理解、知识推理等)、知识发现(含统计模式识别、机器学习、神经网络、粗糙集理论等)等
面向预测	基于历史数据、信息或知识建立对未来发展的各种假设、模式或概率	现有决策行动的评估、事件预警与监控、推荐最佳方案等	时间序列分析、多元统计分析(含回归、分类、多因子分析、仿真模型等)、话题演化分析(含基于统计模型、LDA 模型、联合推理模型等)等
面向集成	联系不同属性的数据、方法、软件或系统,使其形成一个有机整体	不同属性要素之间的互联、改进或移植、异构资源融合等	学习分析方法(含内容分析、话语分析、社会网络分析、统计分析等)、多源数据融合方法(含科学数据集成与映射、基于物化、ETL、中间件、数据流等)、商务智能分析(含数据分析、文本分析、网站分析等)、基于 Map Reduce 或 Hadoop 的衍生分析方法(含 Map-Based Graph Analysis、Large Scale Neural Networks 等)等

2.1.4 医疗健康大数据的发展现状

1.医疗健康大数据发展历程

20 世纪末是大数据的萌芽期,处于数据挖掘技术阶段。随着数据挖掘理论和数据库技术的成熟,一些商业智能工具和知识管理技术开始被应用。此时大数据方面的研究主要是算法、模型、模式、识别等。

到了 2003 年,社交网络的流行产生了大量的非结构化数据,人们开始从系统、网络、演化等角度思考数据处理系统及数据库框架,这个阶段一直持续到 2006 年,大家都没有达成一个很好的共识。

2006~2009 年,形成了并行运算与分布式系统,这个阶段是大数据发展的成熟期。在此阶段,大数据研究热点关键词主要是:Performance、Cloud-Computing、MapReduce、Hadoop。

2010 年,智能手机的大量普及,使得数据的碎片化、分布式、流媒体等特征越来越明显,移动数据也呈现爆发式增长。大数据技术为很多领域带来变革性的影响。

2013 年,麦肯锡全球研究院发布了一份研究报告:《颠覆性技术:将改变人类生活、商业和全球经济的前沿技术》,报告中预测 12 种新兴技术将在未来产生巨大的经济效益,而大数据则是许多技术的基石。2013 年美国确定了大数据研究和发展计划,美国政府想通过对大数据的应用,为生物医药、环境保护、科研教学、工程技术、国土安全各个领域创造福利。同年，英国投资 1.89 亿英镑建造英国国民医疗服务系统，此系统拥有非常庞大且齐全的英国医疗数据，得到英国政府的大力支持[58]。还有很多国家在大数据的研究上取得了一定的成果。我国在 2015 年第十二届全国人民代表大会上，提出了"互联网+"行动计划，推动了我国大数据的进步。2015 年 3 月国家卫生和计划生育委员会网络安全和信息化工作组全体会议提出了推进医疗健康大数据应用，制定促进医疗健康大数据应用的相关方案，推动医疗健康大数据有序发展。

大量的研究通过医疗健康大数据来建立新的方法和技术，或者开发新的工具来分析数据并提供决策支持。其中较为典型的有：Hill 等[59]设计的交互界面，利用临床数据来评估各种疾病的风险比，从而选择更合适的治疗方案；文献[60]、[61]利用大量数字化的乳房X 光检查图像数据来分析得出最优的乳腺癌诊疗方案；Stephen 等[62]开发了一个算法，根据临床数据库的亚型变量对患有呼吸困难的儿童患者进行分类；临床数据库包含有大量的放射治疗临床试验数据、基因突变数据、癌症患者数据、肾脏疾病患者数据和胃肠道手术患者数据[63]。此外，很多研究也在关注个性化大数据，公众医疗卫生和成规医疗卫生，药物订单和一般性决策支持和信息管理与检索。大量研究人员不断涌入医疗健康大数据分析与诊疗领域，预示着会有越来越多与医疗健康大数据相关的研究成果应用于临床诊疗当中。

医疗健康大数据分析方法的不断发展，为医疗服务质量的提升做出了巨大贡献。比如，一个用于风险预测评估的平台能够利用风险评估分析方法处理电子健康档案里的相关数据，从而确定出在患有同种疾病的患者中哪些患者可能占用较多的医疗健康资源，从而提高患者的治疗效果以及控制成本[35]。又如，关注实时分析的聚合数据的潜在价值，为患者提供定点照护[64]。Wharam 和 Weiner[65]综述了预测分析方法的应用，实现对疾病更好地管理及病人护理方法的创新，同时对异常情况发出警报。

利用临床信息学数据的分析结构，提高基于规则运行的非复杂系统的运行效率。比如，利用电子医疗记录(EHRs)用于集成的综合临床决策支持系统(CDS)。结果表明，这样不仅能减少出错概率，还能提高治疗效果。对于医疗健康信息的分析，还能用于新型的医疗健康应用，比如，可穿戴设备。可穿戴设备具有低成本、无创连续健康监测、灵活、移动性高等特点，能提供连续的生理数据，能反映出用户的整体健康状况。另一个医疗健康数据分析的应用就是财政——除了能减少患者的医疗费用之外，还能识别出一定的计费异常情况。大多数医疗机构发现账单异常通常是由基于规则组合的方法和人工审核，这种方法不仅耗时多，而且容易出错。而先进的医疗健康数据分析方法能够发现计费记录中最有可能遗漏或者出错的模式。

除此之外，医疗卫生组织还能利用医疗健康大数据分析方法来更好地配置资源以及满足整个组织的需求。比如，医院可以分析影响病人住院时长的因素；以及确定每个患者每天占用了多少资源，特别是在报销费用固定不变，不随着住院时长而相应改变时。此外，医疗卫生组织或机构的运营效率会对患者的诊疗效果产生巨大的影响。相关机构或组织基于医疗健康大数据与相关分析方法优化运作方式、提高运营效率将有效改善患者诊疗效果和就医体验。

2. 医疗健康大数据的主要应用

临床诊疗服务以及决策支持：通过效果比较研究方法，分析患者的体征、费用及疗效等数据记录，可以实现为医生确定更优治疗方法提供辅助支持的作用。建立临床决策支持系统，能够有效地避免医生完全靠经验进行诊疗，提高工作效率和诊疗质量。集成分析诊疗操作及绩效评价，从而识别医疗过程中的不恰当操作，以优化工作流程。

支持药物研发：通过研究临床试验数据及患者档案，以及对应的药物使用情况，从而更合理地使用药物以降低耐药性、药物相互作用等不良影响甚至是研发新型药物。分析疾病发病情况，预测市场需求、费用及效果，能够为新药研发投资决策及资源配置提供合理建议。

支持公共卫生监测：利用大数据，可以实现全样本数据分析，使得管理者能够更准确、更及时地判断疾病传播形式。2009 年，谷歌公司用几十亿条检索信息，处理分析了几亿个有差别的数字模型，研发出了谷歌流感趋势系统，在美国爆发甲型 H1N1 流感时，及时判断出了流感传播的源头，比传统的疾控中心数据更加有效和及时。

支持公共健康管理：随着可穿戴设备的迅猛发展，医生能够更好掌握患者的健康状况，并及时采取干预措施及诊疗。能够针对个体实现疾病的早发现、早治疗、个性化治疗等。斯坦福大学医学院院长 Lloyd Minor 开发的医疗系统，能够自动分析患者输入的信息，提供给医生和患者一个明确的疾病诊断结果和个性化的治疗方案，节省了患者和医生的时间。

支持医疗卫生政策：全面分析医疗供需双方信息、医疗健康服务运营及效益状况、人体健康状况及影响因素，预测供需发展趋势，探索疾病影响因素，以实现高效医疗健康资源配置、制定合理的医疗保障制度等。

3. 医疗健康大数据驱动的医疗健康服务问题

在大数据发展如火如荼的今天，我们希望运用医疗健康大数据，更好地解决我国当前医疗行业中的各种问题。主要包括：个性化医疗服务、医疗保险费用控制、全社会医疗健康资源管理、管理决策范式创新。

个性化医疗服务：个性化医疗于 20 世纪 70 年代提出，旨在为病人提供符合个体特殊情况的最佳治疗方案，这对提高人们健康水平有着重大的意义。个性化医疗受到政府及民众越来越多的关注，特别是在当今大数据的冲击之下，个性化诊疗将会是未来的一个重要发展方向。但是，在个性化诊疗的发展过程中也充满着挑战。在技术方面，个性化诊疗的关键因素就是基因治疗，而目前全世界能够通过基因治疗的遗传疾病不足百种。分子机理及与疾病相关的分子标记技术将成为个性化医疗的重大阻碍。

医疗保险费用控制：以多源的医疗健康大数据为基础，数据挖掘技术和云计算为手段，管理科学理论为决策依据的新型管理模式将改革医疗保险支付行业的费用管理模式。据报道，Predilytics 公司利用大数据来分析医疗保险领域公正、透明和业务驱动的结果，其研究的异常预测模型的分析深度比传统的模型高出了 1～3 倍。在目前我国的医疗保险体制之下，要探索出一条适合中国国情，科学合理的医疗保险费用管控模式还很困难。除此之外，国内医疗机构之间的信息共享平台并不完善，甚至没有信息共享的平台。没有统一信息标准的大数据将会成为数据分析以及决策制定的一大技术障碍。

全社会医疗健康资源管理：在我国"人多医少"的国情下，最大限度地满足医疗健康资源需求是医疗健康服务提供者和资源管理者迫切需要解决的问题。医院大数据的爆发式增长，为医院管理者获取更丰富的数据，更深入和更准确地洞察医疗管理、医疗决策与医疗市场行为提供了大量机会。但是，目前医院信息化系统中的数据多数都是业务相关的数字化资料，很难为管理者提供决策信息和帮助。其中主要因为：医院信息系统提供的报表和数据沿袭了手工操作方式，无法体现系统间的内在关系；数据分析方法和手段落后，不能提供完整的系统数据分析和决策提示。

管理决策范式创新：当今社会是人类社会—计算机—物理世界三元融合，这种趋势使得我们必须建立新的管理决策范式。

伴随着大数据的迅猛发展，也产生了许多新型的不同以往的技术挑战。面对多源的非结构化数据，如何实现有效存储将是首先需要解决的问题。另外，新技术的开发以满足数据动态分析等要求也是大数据发展的很大阻碍。

2.2 智慧医疗健康服务业发展概况

"智慧医疗健康"是当代医疗健康服务领域内热门的话题。众多医院内部或者外部的医疗健康服务终端如雨后春笋般涌现，如四川大学华西医院院内服务的"华医通"，市场中"O2O"模式的"春雨医生""乐乐医"等APP服务平台。但是，究竟怎样的医疗健康服务才能被称为"智慧医疗健康"呢？"智慧医疗健康"与"传统医疗服务"的区别又在哪里？本小节将从智慧医疗健康的来源与内涵、主题与特点、应用技术以及发展现状四个方面向读者阐释：何谓智慧医疗健康，智慧医疗健康服务业的发展状况如何。

2.2.1 智慧医疗健康的来源与内涵

在如今稀缺的医疗健康资源与极大的服务需求严重不平衡的情况下，如何利用医疗健康大数据从管理上使医疗健康服务业实现完美转型，是医疗健康服务管理者思考和寻找的"新思路"。传统的医疗健康服务把"焦点"聚集在病人诊疗的院中。无论是在医药需求方面，还是家庭和医院的场景下，提高健康服务的质量与效率越来越得到病人以及社会的重视。在日益增加的医疗健康资源需求与高水平的医疗健康服务标准的要求下，这一传统模式的局限性更加凸显。同时，随着健康监测的生物传感系统的设计与发展，智慧医疗健康也越来越引起学术界和业界的关注与重视[67-69]。

从智慧的角度上说，"智慧"是指由现代通信与信息技术、计算机网络技术、行业技术、智能控制技术等汇集而成的针对某一个方面应用的智能集合。随着信息技术的不断发展，其技术含量及复杂程度也越来越高。"智慧"意味着具有感知能力、记忆和思维能力、学习能力和行为决策能力等。即若一个系统能够感知外部世界、获取外部信息，能够存储感知到的外部信息及由思维产生的知识，同时能够利用已有的知识对信息进行分析、计算、比较、判断、联想、决策，还能够通过与环境的相互作用，不断学习积累知识，使自己能够适应环境变化，对外界的刺激也能做出反应，形成决策并传达相应的信息，那么则称它为一个智慧的系统。

对于"医疗健康"，它不仅包括一般理解下的患者诊疗，还包括了疾病预防、药物使用、康复工程、医疗服务等内容，它涵盖着对医疗健康资源提出需求的群体的全生命周期过程，对每一个个体都有着极为重要的意义。"智慧医疗健康"是一个新型服务环境，更是一门融合了生命科学与信息技术的交叉学科。对于这一概念，从不同角度理解会有不尽相同的看法。

智慧医疗健康的来源：在近年大数据与互联网的发展浪潮下，智慧医疗健康才逐步出现在公众的视野当中。同世界先进医疗健康服务相比，国内的智慧医疗健康起步较晚。在国内，随着《物联网"十二五"发展规划》与各省市"智慧城市"的落实，智慧医疗才逐渐被助推。在国家政策的支持下，"健康中国"战略成为国家"十三五"规划的重要发展方向之一。在国家新医改方案的统一指导下，通过发展与完善智慧医疗健康服务实现优质卫生健康服务的普及。而在国外，智慧医疗则是源于 IBM 的智慧地球战略[70]。2009 年 1 月 28 日，在美国工商业领袖圆桌会议上，"智慧地球"的概念首次被提出来。同年 2 月，IBM 有针对性地抛出了"智慧地球"的六大推广领域，即智慧城市、智慧医疗、智慧交通、智慧电力、智慧供应链和智慧银行。因此，从源头上来说，"智慧医疗"脱胎于"智慧地球"。

智慧医疗健康的内涵：在现有的研究中，不少专家学者也对"智慧医疗"提出诸多见解。有学者认为，移动健康和智慧医疗是一个新兴的多学科交叉的研究范畴，是"互联网+"下健康医疗跨界融合的产业发展趋势的体现，反映的是现代科技进步带来的技术创新与临床医学和健康护理知识与实践的结合[46]。也有学者认为，"智慧医疗"是以医疗信息为基础，核心是借助物联网和传感技术，通过传感设备进行患者身份管理，形成医院信息系统中的患者索引，进行信息交换和通信，以实现智能化识别、定位、跟踪、监控和管理。但是也有专家提出，"智慧医疗"是以医疗云数据中心为核心，以电子病历、电子健康档案和医疗物联网为基础，综合应用物联网、数据融合传输交换，移动计算和云平台等技术，跨越原有医疗系统的时空限制，构建医疗卫生服务和管理最优化的医疗体系[71]。

智慧医疗健康覆盖了对医疗健康资源提出需求的群体的全生命周期，它由医疗健康大数据驱动，以移动智能技术、集成技术和信息互通的物联网技术为支撑以及高速运算与共享的云服务为平台。智慧医疗健康区别于传统医疗健康服务的要点在于后者主要是医院院内的服务，着重于"点对点"的服务；而前者则扩大了医疗健康服务供需双方的范围，突破了传统医疗健康服务在时空范围内的约束，使得医疗健康服务的供需双方可以更加方便快捷地实现服务与被服务的过程。目前，国内对于"智慧医疗健康"的见解大部分局限于医患之间或者医院内部，并没有着眼于全生命周期的过程中涉及的全体利益相关方。

总之，智慧医疗健康是一个全局概念，不是仅仅依附于"医-患"关系的一个媒介，而是一个时代的概念。当智慧医疗健康面向需求群体时，它便是在"病前保健—病时门诊/急诊—病中诊疗—愈后康复"的全过程中方便快捷地满足人们对医疗健康资源需求的服务；当面向医疗健康资源供方时，它便是一个针对信息化的管理平台；当面向支付方时，它便是为医疗健康资源相关利益各方开展高质量服务的同时保证合理收费的标准规范体系和管理保障系统；当面向机构方时，它便是一个为区域医疗健康资源机构的资源配置和调度提供决策支持系统。

智慧医疗健康是基于医疗健康大数据的融合，通过云平台整合的一个实现物理世界与社会融合的系统。它将构建更高效的信息支撑体系、更规范的信息标准体系、更常态的信息安全体系、更科学的政府监管体系、更专业的业务应用体系、更便捷的医疗服务体系、更人性化的健康管理体系，使整个医疗生态圈的每一个群体均可从中受益。

2.2.2　智慧医疗健康的系统构成

智慧医疗健康是一个面向多个主体，包括医疗健康资源需方、医疗健康资源提供方、支付方和机构方，并为他们提供实时服务的动态复杂系统。在跨越时空约束的信息流和技术流的支持下，面向医疗健康资源需方的智慧家庭健康系统，面向医疗健康资源供方的智慧医院系统，面向支付方的智能信息监控与决策系统和面向机构方的智慧区域卫生监控与决策系统相互影响，共同构建出了智慧医疗健康系统。

1.智慧医疗健康的主体

(1)面向医疗健康资源需方的智慧家庭健康系统：面向医疗健康资源需方的智慧家庭健康系统是以"人"为核心的医疗健康服务平台，每一个医疗健康资源需求者都是智慧家庭健康系统的受体[72-75]。"看病难、看病贵"一直都是困扰着全社会重要医疗服务问题。传统的医疗健康服务以线下"点对点"的形式为医疗健康资源需求者提供服务，这样的服务形式带来的是高额的费用和复杂的流程。而面向医疗健康资源需方的智慧家庭健康系统则突破了传统医疗健康资源服务所产生的时空约束，真正使医疗健康服务变得即时与便捷。智慧家庭健康系统是最贴近社会群众的健康保障，包括对行动不便的患者进行救治的视讯医疗，对慢性病患者以及老幼病患远程的监测与照护，对特殊人群的生命体征监测，甚至还包括针对难以自理的患者的智能家庭用药服务等。智慧医疗健康是致力于提供实时医疗健康服务的系统，也可以说是个性化的医疗健康服务系统。

(2)面向医疗健康资源供方的智慧医疗服务管理与健康信息系统：个体医院或者医联体(由多个医疗机构合作构成的医疗机构联盟)，作为智慧医疗健康系统的表现载体与完成形式，也是智慧医疗健康系统的重要组成部分。

当智慧医疗服务管理与健康信息系统面向医疗健康资源供方时，系统便是一个智慧医疗服务管理系统，为科学管理提供决策支持。医院中所有的医疗健康资源，从医院行政人员、医生、护士，到病人、医疗设备乃至食品、药品等物流环节都会有一个自己的电子标签；有了标签之后，不但可以从流程上来进行追踪、定位，提高管理效率，而且还可以通过贯彻始终的身份验证环节来最大程度减少人为的操作失误，提高医疗服务水平；同时，遍布于医院各个角落的各种智能感应器，也在动态地采集着各自的数据；而被采集的各种数据，最终将纳入医院的信息网络中，并被各种医学知识库和工作流引擎所处理，不断产生各种规则和管理指令，进而形成一个有序的数据链条。

当智慧医疗服务管理与健康信息系统面向医疗健康资源需方时，系统便是一个智慧医疗服务与健康信息系统，为需求者提供信息化数字化的医疗健康资源服务和信息。在"病前保健—病时门诊/急诊—病中诊疗—愈后康复"的全生命过程中方便快捷地满足人们对医疗健康服务和信息的需求。医疗健康资源需方的健康信息档案，更是以医疗健康资源需求个体信息为基础建立的，构成了个性化服务的医疗健康物联网并为个性化诊疗与临床诊疗决策提供数据支持，是智慧医疗服务管理与健康信息系统中必不可少的部分。

(3)面向支付方的智能信息监控与决策系统：面向支付方的智能信息监控与决策系统主要是针对医疗健康资源服务过程中利益相关方所产生的花费行为的监控系统，同时也是对监控数据进行处理和分析的决策支持系统。面向支付方的智能信息监控与决策系统是为医疗健康资源相关利益各方开展高质量服务的同时保证合理收费的标准规范体系和管理保障系统。在医疗健康服务领域，智能信息监控与决策系统的构建、完善日益紧迫。"看病贵"是国内患者老大难的一个问题，而这一问题的原因在一定程度上是缺乏对资金信息的监管造成的。除了"以药养医"在药品价格上的叠加外，从药品整个供应链的角度上看，过盛的供应链节点所产生的成本叠加更是有机会把药品价格哄抬成"天价"。所以，智能信息监控与决策系统的构建必然会有利于规范医疗服务领域的费用体系，同时也可以在一定程度上缓解医疗健康资源利益相关各方之间的矛盾。

(4)面向机构方的智慧区域卫生监控与决策系统：面向机构方的智慧区域卫生监控与决策系统是一个站在区域行政乃至国家政府角度的宏观概念。智慧区域卫生监控与决策系统包括了对区域卫生情况的监控预防和区域医疗健康资源的配置优化与调度。从微观上说，智慧区域卫生监控与决策系统是一个服务于社区医疗服务与监控的平台，为常见疾病提供一般的基本治疗，为慢性病管理提供社区护理，还有大病向上转诊、接收恢复转诊等服务；从宏观上说，智慧区域卫生监控与决策系统是一个区域公共卫生管理系统，除了对区域日常公共卫生情况的监测以外，还要对区域医疗健康资源机构的资源配置和调度提供决策支持。

2.智慧医疗健康的特点

(1)全面互联。智慧医疗健康的发展使医疗健康服务不再简单局限于治疗疾病，而是促进健康与防治疾病的结合，是通过采取一系列健康管理的措施对全社会人群(包括健康人群、亚健康人群、疾病人群)进行全面监测、分析、评估和预防的全过程健康管理。建立在居民健康档案之上的智慧医疗健康是以每一个人作为个体，沿着成长轨迹记录整个生命周期中和医疗密切相关的终身健康档案库。通过无线传感、物联网等技术，居民可通过智能可穿戴式健康监测设备等随时监测个人生命体征和健康数据，这些设备中的传感器通过无线网络将监测到的数据存储到健康档案中，进一步形成完整、动态的健康档案[78,89]。

健康档案不仅可以帮助跨地区、跨机构的医生快速掌握病人的医疗记录与身体状况，提供有针对性的健康指导、临床治疗等；同时可以让公众熟悉自己的健康资料、参与自我健康管理。更为重要的是，居民健康档案集合形成的云数据平台，可以反映、总结出不同地区、时间内某一部分居民的健康情况规律，能够主动、及时地实现疾病预防与疾病干预，减少慢性疾病、传染病的患病率，有效控制现有疾病发展，促进疾病康复，大幅度提升医疗效率、降低医疗成本。

（2）突破时空约束。在智慧医疗健康出现前，病人在医院就诊需要完成这样一个流程：首先排队挂号，再排队就诊，就诊后拿医生的单子去交费处缴费，再拿缴费过后的单子去相关科室做检查或拿药。若是检查则需要再排一次队，检查完还要拿着结果再回来找医生看诊，这样的流程无疑是麻烦而复杂的；若是选择了大医院或是专家医师，再碰上节假日，光是排队就会浪费掉病人大量的时间。因此，"看病难"这个问题仍然困扰着公众。而智慧医疗健康的出现，能让任何人在任何时间、地点方便快捷地获得相应医疗服务。智慧医疗健康将打破传统的思维方式，复杂流程、地域限制的时间和空间上的约束，为患者提供真正规范、简化的就医环境[76]。

（3）医疗协同、科学管理。智慧医疗健康搭建的云数据医疗平台，实现数据的传输交换，使患者的就诊信息在各个医疗机构间共享、联通。医生需要时可以随时调出患者以往的就诊资料、病史、检查情况等，避免患者自述产生误差，更避免了信息的丢失导致重复检查而增加医疗成本，同时大大提高了就诊效率[71]。智慧医疗健康不仅共享了患者的数据，也规范了医院的临床诊断系统。这使得治疗疾病时，对检查检验的项目、需要的用药等进行标准化、统一化处理，这不仅能够给患者提供经过数据分析计算出的最优化的治疗方案，而且保证了治疗精细化、程序化，合理用药，规范医疗行为，避免随意或过度医疗、多用或用贵药等现象，降低了就诊和药品费用。

"大医院"人满为患，而基层"小医院"则门可罗雀，这是传统医疗健康资源分配严重不合理导致的现象。而智慧医疗健康通过远程医疗、手术示教等形式，实现各级医院及医院与社区之间的优质资源共享与合理分配，建立分级医疗服务体系，引导患者就医，改善就医格局，为患者节约了时间和金钱，同时也方便医生能够搜索、分析和引用大量科学依据来支持诊断。

对于监管机构来说，只有通过建立智慧大数据分析系统，对海量的医疗数据进行深入地挖掘与分析，才能为医疗健康资源规划与配置、医疗费用的变化分布情况、疾病发生与流行趋势等提供量化的决策分析支持，促进提高卫生行政管理部门决策的科学化水平，提高对医疗健康资源规划、建设和管理的科学性，并在提高医疗健康资源利用率、缓解医患矛盾等方面产生巨大的社会效益[77]。

2.2.3 智慧医疗健康服务业的发展现状

1.智慧医疗健康国内外发展历程

就智慧医疗健康的发展历程而言，国内的智慧医疗健康的建设相较国外而言起步较晚。1991 年，物联网概念由美国麻省理工学院 Kevin Ash-ton 教授首次提出。1999 年，美国麻省理工学院的自动识别(Auto-ID)实验室提出基于互联网和 FRID 的 EPC(Electronic Product Code)技术,奠定了物联网的内涵[78]。基于 RFID 技术的物联网概念的提出为智慧医疗健康的建设奠定了基础。2009 年,美国工商业领袖圆桌会议中 IBM 进一步提出了"智慧地球(Smart Planet)"构思,智慧医疗作为子计划被纳入方案。而在此之前,世界各国就已开始涉及智慧医疗相关业务,如瑞典医疗中心、德国汉诺威医学院、美国匹兹堡大学医疗中心通过计算机技术创新,使医疗运作效率大幅度提高。加拿大圣·贾斯汀医院研究中心、美国 IBM 阿尔特弥斯项目、美国盖辛格医疗保健系统公司等机构通过创新临床信息管理模式,医疗质量与效果显著提高。中东的迪拜美国医院、美国西北卡罗来纳州健康网络等机构高效整合内部医疗健康资源,为信息导航和疾病预防打下坚实的基础。

就国内智慧医疗健康发展状况而言,2006 年,卫生领域制定通过物联网技术带动医疗信息化模式创新的战略规划,主要应用于医疗服务、医药产品管理、远程医疗与远程教育等方面。2008 年,国家提出加快推进医疗 IC 卡和 RFID 标签的应用和发展,同年启动《卫生监督信息基础数据集标准》和《具名健康档案基本数据集标准》,加大医疗信息标准化投入。中国移动还致力于推动医院诊疗服务向数字化、信息化发展[70,71]。在医院信息系统与通信系统融合的基础上,中国移动通过语音、短信、互联网、视频等多种技术,为患者提供了呼叫中心、视频探视、移动诊室等多种功能,实现了医院、医生、患者三方的有效互动沟通。

2012 年,《"十二五"期间深化医药卫生体制改革规划暨实施方案》提出依靠信息技术提升医疗管理及服务。随着《物联网"十二五"发展规划》的出台与各省市智慧城市的规划或落实,智慧医疗也被物联网和智慧城市建设的牵引力拉着高歌猛进。2012 年 11 月 22 日,国家住房和城乡建设部正式发布了《关于开展国家智慧城市试点工作的通知》,印发了《国家智慧城市试点暂行管理办法》和《国家智慧城市(区、镇)试点指标体系》两个文件,并于 2013 年 8 月 1 日公布了首批 90 个智慧城市试点名单,这为智慧医疗这一抽象的概念提供了实践的机会,推动了智慧医疗这一信息体系在我国医疗行业的应用和发展[79]。

2015 年 3 月,李克强总理在政府工作报告中首次提出"互联网+"行动计划和健康中国概念,提出在"十三五"期间将健康管理、自诊、导诊、诊断、治疗等九个相关环节融合互联网进行深刻变革。同年 8 月,《促进智慧城市健康发展的指导意见》提出推进智慧医院、远程医疗建设,普及电子健康档案和电子病历的应用。同年 9 月,国务院颁布指导意见就分级诊疗提出明确的目标与标准。卫计委全面启动《健康中国建设规划(2016—2020 年)》编制工作。国家卫生计生委规划与信息司指出,目前我国信息化基础建设已基本完成,建设包括医院信息系统、影像存储与传输系统、检验信息系统、电子病历系统、远程医疗等信息平台,促进智慧医疗应用的快速发展。

2.智慧医疗健康的应用现状

(1)全生命周期的就诊服务。随着应用系统和终端产品的逐渐成熟完善,智慧医疗工程的应用范围也将逐渐拓宽,逐渐覆盖用户全生命周期,形成完整、动态的健康档案,对健康人群、亚健康人群、疾病人群进行全面监测、分析、评估和预防的全过程健康管理。

从新生儿出生、儿童健康检查、预防接种、健康体检到高血压患者、糖尿病患者、重症精神疾病患者随访，再到老年人健康管理、健康教育等一系列服务。2011年美国IDC公司数据显示，大约14%的美国成年人使用智慧医疗工程的移动医疗程序管理健康和慢性病问题。

(2)跨时空约束的"一站式"健康服务。无论是可穿戴的健康终端，还是智慧医院的服务APP，都使得医疗健康服务不再如传统就诊服务那般冗杂。不管是国内各大医院兴起的智能分诊、手机挂号、门诊叫号查询、科室导航、取报告单、化验单解读，还是院外移动医疗健康APP热推的在线医生咨询、医院周边商户查询、医院地理位置导航、疾病查询、药物使用指导、急救流程指导、健康资讯播报、慢病管理等都基本实现了跨时空约束的"一站式"健康服务。

(3)智慧医疗信息互联互通的普及。随着区域智慧医疗服务平台的部署搭建，未来的智慧医疗工程将真正实现医疗信息的互联互通。而且，预计智慧医疗工程将成为一个多层面的数据处理平台，完成多个信息源的数据进行关联、估计和组合，实现各系统及物联网多元数据相关信息的全面加工和协同利用，最终实现智慧医疗信息的融合(图2-1)[77]。

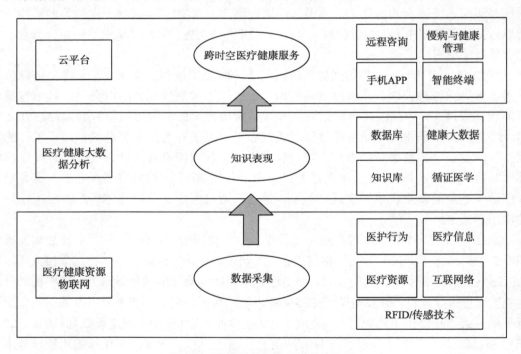

图2-1 智慧医疗信息的融合结构图

美国MEREK公司运用先进的移动技术来构建GBS医疗解决方案，以帮助医院减少高昂的住院开支；西班牙电信采取了进军电子医疗业务领域的做法；德国制药厂商使用超高频标签追踪药品；英国医院广泛采用资产跟踪系统。在国内，卫生信息三级网络平台建设也卓有成效。在区域卫生信息化建设方面，国家对国家级、省级、区域三级卫生信息平台建设大力推进，卫生信息化建设框架已显现。如上海、浙江、云南等省市进行了区域卫生信息化试点工作，部分地区已经实现省级卫生信息化管理平台，如云南省与 IBM 公司共同打造的医疗信息化资源整合系统，包含了公共卫生服务、医疗服务、药品供应保障、行政管理和医疗保障五大体系信息系统。江苏、浙江、上海等地已经实现电子病历共享，北京、重庆等地建立可共享的电子健康信息档案库。

2.2.4　智慧医疗健康的应用案例：杭州"互联网+智慧医疗"

1.案例背景

在人口众多、医疗服务需求量大、医疗健康事业迫切需要改变的今天，传统医疗卫生行业面临着许多困难亟待解决。例如医疗健康资源分配不均衡，大医院人满为患，社区医院无人问津，城乡医疗服务水平悬殊；缺乏统筹规划和项目设计，信息孤岛现象严重；居民"看病难、看病贵、三长一短"等问题严重，医疗事故频发，医患矛盾突出，患者的诊疗费用负担重等。

展望医疗卫生事业的发展前景，信息化、智能化已经成为大势所趋。在国内，医疗卫生事业的信息化建设已经成为新一轮医疗体制改革的重要方面，并且对促进经济转型发挥了积极作用。智慧医疗，将有限的医疗健康资源让更多人共享，特别是在疾病预防和个性化医疗两个方面，智慧医疗将扮演日益重要的角色。

而物联网、移动互联网、大数据、云计算等新一代信息技术的快速发展正是为智慧医疗提供了强大的技术支撑。利用物联网技术可对医疗信息、设备信息、药品信息等进行采集、处理、存储、传输、共享，使医疗物资管理实现可视化，更加高效安全。移动通信技术可广泛应用于医疗机构管理、临床诊疗方面，它将大幅提高服务效率，优化服务流程和服务模式。大数据技术将充分挖掘和利用信息数据的价值，在此基础上进行应用、评价、决策，服务于医院的管理与决策。云计算则为各类医疗数据的存储提供了新模式，"医疗云"的建立将打破"信息孤岛"，彻底实现信息资源共享、系统互联互通。

2.案例描述

杭州"互联网+智慧医疗"从 2012 年 7 月开始推行"分时段预约诊疗"、市民卡"诊间结算"，持续推进已超过 4 年。通过借助大数据、物联网技术，以及微信、APP、挂号网等载体，形成医疗智慧化建设，打破"信息孤岛"，助推实现医疗信息、资源共享。

(1)建立医疗大数据平台。实现分级诊疗的一个重要条件是患者信息共享。目前，杭州市开放和打通一定的政务数据已打造出区域卫生信息平台，这一平台为智慧医疗业务的开展提供了支撑，相当于把各家医院部分资源和相关的诊疗数据都收集过来，再提供相应的服务。这些信息不仅可让患者在网上查询检查结果、调阅健康档案，而且可以有效整合医疗机构数据，监管医疗业务指标，为绩效考核和决策分析提供依据，帮助提升医疗卫生管理能力。

(2)构建分级诊疗体系。建立分级诊疗制度是促进医疗健康资源共享、优化配置医疗健康资源、推动基本医疗卫生服务均等化的重要之举。为实现"小病在社区、大病在医院"，杭州市首先建设会诊平台，利用信息化手段推动优质资源共享和双下沉，一是让主城区市级综合性医院与主城区社区卫生服务中心对接，开展多种会诊和联合门诊；二是以县域当地医疗中心辐射下面乡镇卫生服务中心，同步推开了县域五大医疗共享中心建设，使标本、资料可互相转运。实施优质资源下沉以来，全市影像中心开展会诊 49 498 例，心电会诊 41 140 例，临检中心标本送检量 472 695 万例，病理标本集中诊断 47 000 例，大大提升了基层医疗机构能力。其次，杭州市建设签约转诊平台，病人在社区首诊后，基层医生预先做出筛选判断，帮助病人挑选合适的医院和专家，不仅方便了老百姓就医，还有利于分级诊疗的落实。数据显示，2016 年，杭州市 64.67%的签约病人选择了在社区就诊，11.84%的签约病人在社区就诊后由签约医生转诊到省市医院就诊，精准预约转诊 3.8 万余例。最后，杭州市还基于医养护(医疗、养老、护理)一体化的趋势要求，通过线上线下的方式，以手机 APP 为主，接入家政公司、体检中心等资源，打造医养护一体化平台。

(3)实现诊间结算"一卡通"。杭州市从 2012 年下半年开始推行"诊间结算"，即把门诊费用结算端口接入医生的电脑。在医生诊间一次刷卡就能同时完成医保和自费部分的付费，病人可以直接去做检查或药房拿药。这一功能是医生诊间功能多面化的重要体现，也是缓解看病"三长一短"问题、优化就诊流程的重要途径。既延长了医生和病人交流的时间，也节省了病人排队结算的时间，一举两得。自开通应用至 2016 年底，杭州智慧医疗累计为 3560 万人次的门急诊就医者提供了诊间结算服务，按每一人次至少节约 1 小时计算，全杭州仅降低就医时间成本就超过了 3560 万小时。

3.案例评述

(1)杭州市智慧医疗覆盖了全市所有市属医院、在杭省级医院、县级医院、社区卫生服务机构，面向所有在杭州就医的人群，将自助门诊、住院、结算等流程全面覆盖医院内所有需要支付和结算的环节。杭州市智慧医疗取得的成效已体现在缓解信息不对称、减轻患者负担、建立良性医患关系、提高医疗健康资源利用效率等方面，其社会效益和经济效益十分明显。

杭州市智慧医疗的建设立足"以人为本"，从患者的角度考虑就医过程中挂号预约、候诊、就诊、住院、结算等一系列流程中的障碍和医疗健康资源供需不平衡问题，采用多种方式进行缓解：通过 APP、微信等方式分流预约人群，降低挂号难度；利用诊间结算以及床边结算等方式节省排队结算时间；"分级诊疗"体系促进医疗健康资源合理配置；市民卡、医信付等简化付费流程，站在患者角度思考和解决问题，大大减轻了患者负担，最终也受到广大市民的认可和欢迎，证明其可行性和科学性。

杭州市通过信息化手段建立大数据平台，把所有医疗机构中各个人的电子病历、就诊信息、医疗影像结果等，以个人身份证作为唯一标识汇集在人口健康信息平台上。它打通了各省、市、县(区)的医疗健康资源，有利于建立"分级诊疗"体系信息平台，甚至还可以通过远程问诊的方式邀请全国各地专家对疑难杂症进行会诊，从而促进了稀缺医疗健康资源共享和优化配置。

同时通过建立大数据平台，对医院数据进行充分挖掘与深度分析，指导上级医院优质资源的下沉，帮扶社区卫生服务中心，提高其业务能力，把部分患者留在基层，充分利用医疗健康资源。

（2）目前来看，主管部门理念变革，积极推动，使杭州的"智慧医疗"获得不少医生、医院的支持配合。但仍在很多方面存在着问题与挑战，尚有不少工作需要进一步推动。

①法律保障问题：智慧医疗中的个人健康信息涉及个人隐私，同时也涉及医师的职责。在移动通信发达的今天，个人信息泄露影响了居民的生活。杭州市施行市民卡，保证广大市民在最大程度上享受医疗健康服务，同时又可以尽可能保证自身的隐私安全，这是需要政府通过制定相应的法律和制度，以及监督管理体系的完善才能解决的问题。②居民习惯改变问题：在杭州市智慧医疗系统中，有许多就诊流程与传统医院不一致，以诊间结算为例，部分老年人仍喜欢传统就医习惯，部分医生也觉得不习惯甚至排斥。推进新流程的过程既是一个新技术新项目的推进过程，是就医的新习惯的养成过程，也是卫生系统自我革命的过程。在改变就医习惯方面，政府部门仍需加强项目的顶层设计，发挥统筹协调的成效，促进政策举措联动，从而实现医疗机构的合力，实现规模效应。同时还需转变观念，建立"用户思维"，通过进一步完善细节，让医患双方都感受到智慧医疗带来的好处，最终完成卫生系统的革命。③大医院的积极性问题：在智慧医疗的数据共享和资源下沉实施过程中，大医院可能会有自己的小算盘，也权衡过要花那么多的精力跟医务人员、患者去沟通是否值得，甚至有可能不屑于去做这方面的工作，认为不管服务是否改善，病人还是会来就诊，因为医院的技术水平摆在那里。就杭州市而言，拉动大医院，乃至省级医院的参与，都需要大医院医生、专家转变理念，并予以认可，提高主动推行的积极性，如此才能形成建设的合力，推动智慧医疗良性运转。

2.3　大数据驱动的智慧医疗健康服务的应用及挑战

2016 年 11 月，中国工程院院士郭重庆教授在第二届大数据产学研高峰论坛上指出，中国正处于新一轮科技革命，产业变革和经济转型的历史交汇点上。大数据时代开启了管理科学研究的新范式和新工具，是管理科学发展史上最接近现代科学技术的一次"相遇"。抓住了，管理科学研究会涅槃重生；抓不住，将会继续被边缘化。医疗卫生领域与其他相关领域产生的医疗健康大数据具备大数据特征，它不仅涉及服务结算数据和行政管理数据，还涉及大量复杂的医疗数据，包括临床数据、医学知识库、实验室检查数据、医学影像数据，乃至基因学数据以及公共卫生数据[80]。如何让医疗健康大数据与管理决策相互碰撞，产生科学的"火花"是医疗健康领域现在以及未来必将面临的挑战和追求。

医疗健康大数据将驱动医疗行业的变革。随着大数据时代的到来，海量医疗数据为临床诊疗和医疗服务提供了更加智能的辅助支持和全面的数据信息，为医疗管理决策带来巨大机遇。与此同时，大数据由于其自身特点又带来诸多问题。对其进行剖析并提出决策建议将为医院，乃至全社会医疗健康资源的科学、创新、高效管理提供新的探索和参考，同时对医院管理者在大数据时代下如何做出管理决策具有"革命性"和时代性的意义。本小节将从大数据驱动的智慧医疗健康的应用和未来将面临的挑战两方面，为读者阐述医疗健康大数据如何与智慧医疗健康相结合，以及在未来可能面临的发展"瓶颈"。

2.3.1　大数据驱动的智慧医疗健康服务的应用

1.大数据驱动的个性化医疗服务

个性化医疗概念最早于 20 世纪 70 年代提出，又被称为精准医疗，是以个人基因组信息为基础，结合蛋白质组、代谢组等相关内环境信息，为病人量身设计出最佳治疗方案的诊疗模式。个性化诊疗需要综合分析每位患者的各方面信息。因此，必然导致信息数据量庞大，同时要求有处理这种大数据的方法及能力。世界首个批准用于基因治疗的病例是 1990 年 9 月，美国成功将正常人的 ADA 基因植入 ADA 缺乏症病人的淋巴结内，完成了首例基因治疗。个性化医疗是临床应用的重大趋势，一直受到世界上各个国家的关注。同时，个性化医疗也正努力朝着最佳的治疗效果、最小的副作用及最低的医疗费用的方向发展和迈进。随着人们对个性化医疗服务需求的"拉动"益发凸显，同时政府对个性化医疗及精准医疗等在政策上的"导向"作用，个性化医疗服务的发展与研究愈加受到人民群众和管理者的关注。在大数据时代下，基于多元异构的大数据驱动的个性化医疗服务亦开展得如火如荼。

当前，个性化医疗服务的核心是以分子诊断为技术核心，基因检测为基础，大数据与云计算为平台，为患者"因人诊病，量体裁药"的一套诊疗模式。如图 2-2 所示，个性化医疗的范围主要包括：①对无临床病症的病人进行筛查；②对具有患某种疾病的病人进行筛查；③对有临床症状、诊断为患病的病人进行优化治疗。从个性化医疗的过程来看，可以简单分为个性化诊断和个性化治疗两个部分。个性化诊断过程主要涉及分子诊断技术、大数据及云计算的应用，通过对单个患者相关样本的采集检测，并与数据库中相关疾病的资料进行比对，可以得出相关诊断结果。在个性化治疗阶段则可以根据诊断的结果实现"量体裁药"。

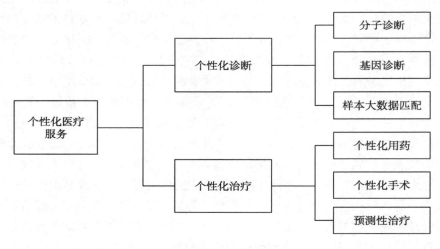

图 2-2　个性化医疗服务的实现

　　医疗健康大数据将使传统的诊疗模式"改头换面"。大量的医疗数据不仅可以从科学的角度提高疾病诊断和临床用药的准确度,而且远程医疗、个性化诊疗、精准医疗、可穿戴设备的实时生命体征监护、疾病预测等建立在互联网技术和智能云计算技术之上的新型智能诊疗模式将颠覆传统的经验式临床诊疗模式。

　　医疗健康大数据提升传统经验式诊疗质量:据统计,美国医院的重症监护室平均每年有近 40 000 人由于误诊而死亡。这是因为在很多时候医疗诊断凭借的是经验而不是科学。大数据可以使医疗决策变为科学而不是经验,对医疗健康大数据进行有效的存储、处理、查询和分析,可以辅助临床医生做出更为准确和科学的诊断和用药决策。在医疗健康大数据时代下,足够多的数据能够对病理学诊断进行补充,从而起到减小组织病理学主观和欠准确的局限性的影响。

　　医疗健康大数据催生新型智能诊疗模式:医疗健康大数据催生了远程医疗、个性化诊疗、实时精准医疗、疾病预测等新型的诊疗模式。传统模式下的远程会诊采用点对点的方式开展,需要较高的技术支撑和设备基础,投入大但是利用率低而且不够灵活[81]。而在医疗健康大数据时代,物联网、云计算等技术可以打破点对点的医疗束缚,形成基于移动通信技术以及物联网技术的远程医疗服务体系。这样新型的服务模式可以充分发挥个体在远程医疗中的作用,灵活性强、数据全面、决策迅速、关联性强。

　　目前,现代医学常规收集的患者信息量已经非常巨大而且分析信息的能力也有极大提升。这些都使得个体化医疗这一理念成为可能。除大量的基因和基因组学数据以外,收集到的蛋白质组学、脂类组学、表观遗传学、代谢组学、转录组学等信息形成了一个综合的巨大的数据库,详细记录了患者的各项检查信息以及诊断信息,以便于个体化治疗策略的制定从而得到较好的疗效。

　　虽然个性化医疗服务是对世界人民医疗民生问题有着美好的发展前景,但是发展过程中仍然面临以下阻碍:其一,科学技术的挑战主要体现在分子诊断的医学领域之中。到目前为止,能够通过基因治疗的遗传疾病还不足百种,包括腺苷脱氨酶和嘌呤核苷磷酸化酶缺乏症、珠蛋白生成障碍性贫血和血红蛋白病、血友病和其他血浆蛋白缺乏症、苯丙酮尿症和其他先天性代谢缺陷病等一些隐性遗传的单基因遗传病。个性化医疗在临床的实际应用领域涉及肿瘤、糖尿病、高血压、白血病、妇幼健康、部分传染病等。不了解分子机理或缺乏某些疾病有关的分子标记将成为疾病个性化诊断进程的一堵"高墙"。其二,经济成本的挑战。众所周知,基因检测的高额成本以及定制化的医疗方案的高额成本使得目前的个性化诊疗无法从根本上面向全民提供服务。

　　2.大数据驱动的医疗保险费用控制

　　世界各国的医疗保险支付方式主要是在预付制模式下细分为四类:按服务单元付费(flat rate)、按人头付费(caption)、总额预付(global budget)、按病种付费(DRG 和按单病种付费)。当前,国内医疗机构主要采取按服务项目收费的支付模式。基于此医疗保险支付模式下,我国医疗卫生费用总体上呈上升趋势。2006 年,我国医疗卫生费用为 9843.34 亿元,到 2014 年达到了 35 312.4 亿元。因此,针对国内大多数地区使用的服务项目付费模式如何控制费用问题也成为医院管理者关注的一个焦点。2016 年 8 月,国家发改委印发《关于贯彻落实推进医疗服务价格改革意见的通知》(发改办价格〔2016〕1864号,下文简称《通知》),要求各地价格主管部门高度重视医疗服务价格改革工作,积极稳妥推进改革,将各项改革任务落到实处。《通知》中强调,落实取消药品加成政策,逐步降低大型医用设备检查治疗和检验价格,规范诊疗行为,降低药品、耗材等费用,理顺医疗服务比价关系。

在当前医疗大数据的前提下,传统的经验式管理已经不能迅速和高效地起到费用管控的作用。以多源的医疗大数据为基础,数据挖掘技术和云计算为手段,管理科学理论为决策依据的新型管理模式将改革医疗保险支付行业的费用管理模式。虽然,基于医疗大数据的医疗保险费用管控模式有着科学的管理依据和有效的管理成果,但是国内目前还没有真正将大数据及其分析手段运用到医疗保险费用管控问题上的成果。就医疗保险领域而言,现有的医疗健康资源用户产生的数据可用于很多方面,包括了保障设计及精算定价、理赔运营、运作管理以及跨领域的决策支持等。这些都是目前该领域内正在解决,或是亟须解决的问题。

尽管随着国家医疗保障体系的健全、商业医疗保险的发展,大数据驱动的医疗保险决策模式无疑将成为整个医疗保险行业管理发展的方向,但是要构建这样一个完备的管理决策模式还将面临如下挑战:在医疗保险体制方面,任何医疗保险费用支付方式和费用管控策略都基于国家整个医疗保险体制之上。以大数据挖掘来指导的决策制定需要适合国家总体指导方针。而在短期内,国内的医疗保险体制不会有大的变化。要探索出一条适合中国国情的科学合理的医疗保险费用管控模式还需要走很长一段道路。在信息标准方面,中国的医疗保险政策是由国家统一指导,并由地方政府根据地区具体情况具体实施。因此,在不同的地区之间、不同的医疗机构之间的医疗大数据是分散的、异构的。换言之,国内医疗机构之间的信息共享平台并不完善,甚至没有信息共享的平台。没有统一信息标准的大数据将会成为数据分析以及决策制订的一大技术障碍。

3.大数据驱动的全社会医疗健康资源管理

中国的医疗问题是最受人民群众关注的民生问题之一。而在中国"人多医少",医疗服务需求严重超过医疗健康资源供给的国情下,如何在稀缺的医疗健康资源的前提下,最大限度地满足医疗健康资源需求是医疗健康服务提供者和资源管理者迫切需要解决的问题。医院大数据的爆发式增长体现在大容量、多样性和高增速三方面,不但全面考验着医院的数据处理和分析能力,也为医院管理者获取更丰富、更深入和更准确的医疗管理、医疗决策和医疗市场行为的信息提供机会。因此,基于医疗健康大数据智慧医疗健康模式下的全社会资源配置优化将成为解决这一矛盾的"新思路"。例如,通过医院全面的数据分析及临床智能支持提高医疗诊断的准确性和精确性;通过医疗机构间的数据共享提高诊疗的透明度与规范性;通过互联网海量数据获取和数据处理提高疾病预防、感染控制等医疗应急管理的实时反应能力。因此,大数据时代的思维必将为医疗管理特别是管理决策带来巨大机遇。

医疗健康资源包括人、设备、资金、技术和医疗信息。从资源管理的角度说,全社会的医疗健康资源管理问题包括:医疗健康资源配置和医疗健康资源调度两大类问题。而对医疗健康资源的管理问题则来源于如何有效合理地对医疗健康资源分配和调度的思考。从对象上来说，单体医院内部资源的配置和调度是基础，而从医疗机构的网络体系来说，整个医疗服务网络的医疗健康资源如何进行配置和转移使得整体健康效益最大是医疗健康资源管理的最终目标。基于医疗健康大数据下，医疗健康资源需求的预测更容易，也更准确。从供应链的角度上来说，医疗需求作为下游向上游提供的"订单需求"，而医疗服务机构则实时地提供服务资源。当"订单需求"能够准确地预测情况下，相应的"上游"则更容易、更准确地分配资源。物联网、智能云计算等先进技术既改变了医疗健康资源供方的服务方式，也改变了医疗健康资源需方的来源。

传统的医疗健康资源管理模式很难克服"时空约束"所带来的矛盾。而基于物联网和云计算的智慧医疗健康模式下的全社会资源配置模式可以很好地解决这一矛盾。从本质上说，智慧医疗健康模式下的全社会资源配置优化是基于移动终端、云计算、云存储，通过协调医疗机构内部、医疗机构之间以及医疗机构与其他部门之间稀缺资源（资金、人力资源、空间等），来实现医疗健康资源需求和供给在时间和空间上动态配置。它不仅包括供给侧的医疗健康服务资源配置，还有需求侧的公共卫生干预优化。例如远程会诊、协同医疗服务、家庭医生、双向转诊等都可以避免"时空约束"这一问题。这使得因时而异，因地制宜的医疗健康资源管理成为可能。

虽然相比传统的，以管理者个人意志为主导的决策模式，医疗健康大数据为管理决策提供更为精准的决策支持，但是由此引发的问题也不容忽视。由于医疗数据的爆发式增长，个人无法全面掌握医院状况，往往造成决策上的失误。随着科技的发展，医院信息化建设和管理水平有了显著提升，但绝大部分停留在业务的数字化上，不能够为管理者提供决策信息和帮助。其中存在两个主要问题：一是目前医院信息系统提供的报表和数据沿袭了手工操作方式，无法体现系统间的内在关系。二是数据来源单一，分析方法和手段落后，综合性信息系统和决策支持管理功能较弱，不能提供完整的系统数据分析和决策提示。而通过大数据分析技术，可以全面掌握医院医疗质量不足的环节和医疗健康资源分配不合理的地方，帮助管理者做出更准确的决策。且大数据分析的跨界关联性与医疗服务的因果性相结合，使得分析结果更具有客观性和价值。因此，利用数据挖掘、数据可视化、数据处理和人工智能等处理技术，医疗决策者也可以从中挖掘出更多支持决策的价值信息。

4.大数据驱动的管理决策范式创新

在大数据时代下的管理决策比以往任何时候都依赖数据驱动。未来将是一个由人统筹，由机器决策的时代。今天的管理必须面对这样一个现实：人类社会—计算机—物理世界三元融合。信息系统与物理系统的融合使信息服务进入普惠计算时代。数据驱动下的挑战将"迫使"人们构建起新的管理决策范式（表 2-4）。

表 2-4　医疗健康大数据驱动的管理决策范式

医疗健康大数据驱动的管理决策范式	医疗健康大数据环境下的行为规律与复杂系统建模	基于医疗健康大数据的主体行为机理建模、识别 复杂信息环境下异质参与者个体决策行为规律 复杂社会网络中的行为传播与预测等
	管理决策范式转变机理与规律	高频实时决策范式、理论与模型 多主体共创与协调框架 管理决策模式转变案例、方法与风险分析
	全景式管理决策范式与理论	基于医疗健康大数据的微观行为计算与综合模型 医疗健康数据驱动的微观、宏观整体管理决策理论 "全景"范式支撑系统
医疗健康大数据资源治理机制与管理	医疗健康大数据标准化与质量测度	医疗健康大数据来源的有效性分析 医疗健康大数据标准与标准化方法 医疗健康大数据质量测度理论与标准
	医疗健康大数据应用的权属伦理问题	医疗健康大数据隐私保护机制及模型 医疗健康大数据责任归属 医疗健康大数据产权界定理论及体系
	医疗健康大数据共享机制与共享平台	医疗健康大数据共享质量标准体系 医疗健康大数据资源的共享机制 医疗健康大数据共享平台体系结构
医疗健康大数据分析方法与支撑技术范式	面向领域管理决策大数据的建模与预测方法	管理决策驱动的大数据关联分析与建模 面向大数据的管理决策知识学习与统计推断 管理决策驱动的大数据全局视图与预测方法
	面向领域管理决策的多源异构大数据分析与融合方法	多源异构管理决策知识的表达与获取方法 多源异构管理决策大数据综合分析与计算方法 多源异构管理决策大数据融合方法与实时分析
	面向医疗健康领域管理决策的非结构化大数据分析与挖掘	非结构化医疗健康管理决策大数据的知识发现 非结构化医疗健康管理决策大数据处理平台构建与关键技术 非结构化医疗健康管理决策大数据的挖掘算法与模式分析

2.3.2　大数据驱动的智慧医疗健康服务面临的技术挑战

　　医疗健康大数据面临着存储技术瓶颈和应用需求对垒问题。未来的大数据应用必然涉及多源数据、非结构化数据的存储，海量数据的实时再处理等问题。显然，当前主流的静态存储方案无法满足数据动态带来的挑战。

　　相较之下，虽然我国医疗机构管理信息化水平同世界发达国家同类机构相比还处于低水平阶段，但是随着医疗机构管理信息化在我国的普及，医疗数据产生的源头不断增加，不同类型和结构的医疗数据将呈爆发式增长。因此，数据的存储问题也将成为医疗结构信息化管理中第一个基础性的问题。另外，随着对大数据认识程度的加深，医疗健康大数据中隐藏的价值成为亟待发掘的宝藏，然而，现有系统的数据完整性不够，而且数据处理速度缓慢，明显无法满足用户对数据处理效率的需求。

　　1. 数据存储的挑战

　　大容量问题：医疗信息化的迅速发展导致了医疗数据的指数型增长。随着各种非结构化数据不断涌现，医疗健康大数据给医院现有的信息系统带来了巨大压力。现有的医疗信息系统在存储空间、存储速度、存储结构上达不到大数据的要求，而不得不放弃了很多数据，造成大量有价值的医疗数据丢失[80,81]。据摩根士坦利报告指出，在 2013 年，医疗行业的数据增长速度在所有行业排名第一。医疗机构产生的"大容量"数据可以达到 PB 级，因此对于数据的存储能力和扩展能力也要达到相应的等级。

非结构化问题：从数据库的角度上说，医疗行业产生的大数据属于非结构化大数据。传统的医疗系统都是采用关系型数据库，这样的数据库已经不能满足新型医疗健康大数据存储的要求（如图 2-3 所示）。以临床数据的存储为例，临床数据产生于患者收治、诊断、治疗和预后随访的全过程，包含了电子病历、CT 记录、心电数据、检查报告、基因测序数据等不同类型数据在内的大数据，具有多源异构、格式多样、数据总量巨大等特点。如果以关系型数据库来存储临床数据，会有大量文档很难转换成关系数据库的形式，而且关系数据难以进行横向扩展，进而无法满足大数据存储的需求[81]。因此，开发和建立新型医疗健康大数据存储的数据库成为亟须解决的问题之一。

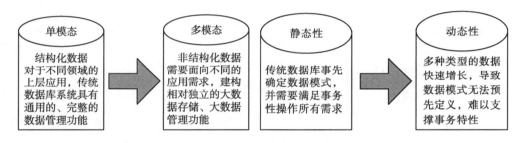

图 2-3　非结构化数据特性

2.信息孤岛的挑战

从医疗行业管理者的角度来说，医疗数据的交互和共享可以起到相互补充的效果，从而为管理者做出科学合理的决策提供数据和信息支持。然而，国内从各地区省市级三甲医院到乡镇级基础的医疗机构，大部分的医疗数据都存储在各个"信息池"之中，相互孤立。一是，各个"信息孤岛"内部结构相互存在差异；二是，"信息孤岛"之间不便于数据共享，不利于整个医疗数据网络的建立。

3.决策孤岛的挑战

未来医疗健康资源管理的重要对象之一就是"多源异类"且有限的医疗健康资源。在信息孤岛的挑战下，信息的"不流通""不更新"必然会进一步导致决策的"孤岛化"和优化的局限。在信息孤岛的问题得到缓解甚至解决之后，决策孤岛的问题才有望解决。因此，在大数据时代下，医疗健康服务领域必将面临和解决医疗健康相关机构内部的"决策孤岛"，医疗健康服务相关机构间的"决策孤岛"。

4.信息安全的挑战

医疗健康大数据面临着网络安全和隐私泄露的潜在威胁。医疗健康大数据在方便医院和患者、改变就医模式、提高医疗服务质量的同时，也给动态数据安全监管和隐私安全带来极大挑战，主要来自患者敏感病例及隐私数据保护以及医疗机构各种设备和信息系统上患者个人隐私数据两个方面[82,83]。信息安全是医疗健康大数据的核心基础之一。2016年7月6日，英国国家医疗服务体系（National Health Service，NHS）做出停止 care.data 医疗健康大数据平台的决定中指出，"安全"即是重要的原因之一。2016年7月16日，有媒体报道我国 30 个省份 275 名艾滋病感染者个人信息遭到泄露的事件[84]。该事件一度还引起了世界卫生组织驻华代表处的关注。类似的事件不仅仅在中国发生。医疗健康大数据中包含了大量病患的个人信息和其他相关信息，包括真实姓名、身份证号、联系方式、户籍信息、确诊时间、随访医院或区县疾病控制等。如果这些信息被不法分子获取将会使个人遭受不可估量的损失。

对于个体而言，医疗健康大数据本身包含病患个人隐私信息；此外对于群体和系统而言，医疗健康大数据还蕴含科研价值。艾伯特·拉斯洛说过，人类 93%的行为都是可以预测的。对于医疗行业来说，各个地区的医疗机构所产生的医疗健康大数据正是从统计-学习的角度预测医疗行业规律的"金库"，其中数据所含的潜在规律与信息促使管理者重视数据管理的安全性，保证数据的安全存储和正确利用。建立完善的信息安全防护系统、信息安全制度、信息使用规则以及富有实际保护效果的法律机制还有很多困难，势必会影响医疗健康大数据的发展进程。

5.数据分析的挑战

就大数据的"4V"特性来看，人们目前能够处理的"大数据"只是针对问题的样本数据。而这样的数据相对大数据来说是少量的、单模态的[85]。数据信息量小，数据反映的信息片面，无法反映出不同模态数据之间的耦合性，无法挖掘出深层的数据知识，表2-5 展示了当前数据分析方式的不足。因此，大数据无疑将对现有的数据分析方式提出挑战。

表 2-5 数据分析面临的挑战

	数据体量	数据模态	计算手段
数据分析现状	少量分析数据直接导致信息量不足	单模态的数据导致数据模态局限性	未建立基于大数据的云平台
解释	数据样本空间小；数据信息量小，无法挖掘深层知识	单模态数据反映的信息片面；无法反映不同模态数据之间的耦合性	计算速度慢；计算精度差；负载能力不足；缺乏基于云平台的算法

6.跨领域知识融合的挑战

跨领域知识融合带来的难题与挑战在各行各业中均有体现。在当今世界，临床医学、公共卫生、管理科学、数学、统计学、经济学等多学科融合的案例不胜枚举。但是在医疗健康服务的运营与管理实践中，交叉领域知识的融合显现出具体的特性。例如，医疗健康领域应用的人工智能技术或者机器，其内部运行逻辑和代码都包含着非常专业的医学知识，通常都定义非常专业的运行指令，能够根据具体的患者体征数据基于特定的医学逻辑进行严格的运算并得出诊断结果[86]。这就要求我们将专业的医学知识与机器学习、人工智能等工具紧密结合起来。除此之外，如果想要人工智能进行疾病诊断等工作，还需要给出非常明确的界定标准及描述医学定义的机器语言，这无疑也对医务工作者提出一定挑战，因为目前很多诊断结果其实很大程度上依赖于医生的经验判断。简而言之，智慧医疗或者人工智能在医疗领域上的应用必须解决的一个问题就是将行业专业知识转化为机器语言。此外，在医疗健康服务中，医学的特殊性和重要性不仅仅要求其他学科在与之融合时强调相关性，还更需要重视其因果性。

7. 社会及伦理挑战

过度依赖智慧医疗系统也存在一定的危险性，这可能导致某些用户会过早失去管理自己生活、身体健康的能力及自信。此外，有部分医务工作者担心自己的工作会被机器人所代替，我们该如何处理好机器与医务工作者的关系，这也是需要思考的一个问题。

2.4　本 章 小 结

智慧医疗健康服务是未来医疗健康服务行业发展的必由之路，同时也是当今世界关注的一项重大民生工程。大数据时代为医疗健康服务领域带来了新的生机，同时也开启了医疗健康服务科学管理的新范式。在智慧医疗健康服务发展的当前阶段，信息的管理问题（或数据的管理问题）与资源的决策问题仍是我们关注的重点。如何让医疗健康大数据与管理决策相互碰撞，产生科学的"火花"是医疗健康领域现在以及未来必将面临的挑战。

第3章　全社会医疗健康资源管理

医疗服务业是一个融合多学科先进技术和手段的高科技产业。作为服务领域中一个重要且特殊的行业，它具有需求的不确定性和动态性、供需信息的不对称性、服务效用的滞后性、高风险性、不易逆转性等基本特点，管理难度很大。在医疗服务供给能力短期内不可能迅速提高的情况之下，如何化解供需矛盾、实现公共服务能力最大化已成为我国医疗卫生行业亟待解决的关键问题，也是一些医改措施的主要目标。解决该问题的有效方法之一是进行科学、有效的医疗健康资源管理，提高医疗健康资源的服务效率。

对于一个医院内部的资源调度优化统称为单体医院医疗健康资源管理。本章着重将管理重心从单体医院扩展到整体社会环境当中讨论全社会医疗健康资源管理。目前对全社会医疗健康资源还没有明确的定义。另一个相近的名词——医疗卫生资源的定义是：在一定社会经济条件下，国家、社会和个人对卫生部门综合投资的总称，是卫生部门为社会及人群提供卫生服务的基础，是开展卫生服务活动的基本条件。结合医疗卫生资源和医疗健康资源的定义，本书将全社会医疗健康资源定义为：在一定社会经济条件下，国家、社会和个人为了向有健康需求的顾客提供不同层次的医疗保健服务，而采用的能够为有健康需求顾客和医疗保健服务机构带来实际收益的社会资源综合投资的总和。在这里全社会医疗健康资源与传统意义上的资源最大的区别首先在于"全社会"强调的是资源的总和；其次是强调"健康"不仅仅是生病后治病所需要的资源，还包括生病前的保健预防所需要投入的资源。

全社会的医疗健康资源是对医疗健康资源的范围加了限制，核心依旧是医疗健康资源。为了明确医疗健康资源特点，以及医疗健康资源管理的手段，本章节从单体医院的医疗健康资源管理入手，简述单体医院医疗健康资源管理现状。共分为四个部分：第一部分是医疗健康资源及医疗健康资源管理的介绍。第二部分总结了单体医院医疗健康资源管理存在的问题。由于医疗健康资源管理一般可以分为医疗健康资源配置和医疗健康资源的调度，所以第二部分又包括医疗健康资源的配置优化和医疗健康资源的调度优化，并结合医院的实际介绍四川大学华西医院手术资源调度优化的案例。第三部分介绍全社会医疗健康资源管理的研究背景及意义，研究内容和方式的探索。第四部分为本章小结。

3.1　医疗健康资源及医疗健康资源管理概述

本节主要是对医疗健康资源和医疗健康资源管理的介绍。首先，给出了医疗健康资源的定义、分类及其特点，然后阐述了医疗健康资源管理的含义和重要性。

3.1.1 医疗健康资源的定义

资源是指参与物质生产过程的物质要素，包括自然资源和社会经济资源两大部分。医疗健康资源属于社会资源，由医疗设施、医护人员以及医疗设备三大基本要素组成，体现了社会文明程度和政府对社会公益资源的科学调度优化能力，同时决定着医疗单位的经济影响力、社会影响力、学术影响力和发展能力[87]。罗利和石应康将医疗健康资源定义为：医院为了向医疗顾客提供不同层次的医疗服务，而采用的能够为医疗顾客和医疗服务机构带来实际收益的社会资源。从广义上讲，它是指人类开展医疗保健活动所使用的社会资源；从狭义上讲，它是指医疗服务机构在提供医疗服务的过程中占用或消耗的各种生产要素的总称[88]。

3.1.2 关键医疗健康资源的分类

医院是一个包含多种资源的复杂系统，从病人开始挂号、就诊，到各种检查、手术、住院等各个环节都涉及各种资源的使用。美国亚利桑那州立大学 Smith-Daniels 等[30]在对医院医疗健康资源管理的研究文献进行综述时，将医院医疗健康资源划分为医院的设施、人力和设备三种类型。如果从医疗服务流程的角度，可将医疗健康资源划分为门诊、医技、手术、病房、物流及支援保障(营养膳食，洗浆等)等类型，其中门诊、医技、手术和病房等是医院的关键资源和重点研究对象。

1.门诊资源

门诊是指医生在医院里对病人进行诊疗，判断患者病情的严重程度，给出仅用药，或是收住院的诊断结果。门诊资源是指在门诊这一就医流程中所占用或消耗的生产要素。门诊资源作为医疗健康资源的一个类型，它是由设施、人力、设备这三个方面的众多要素组成。在设施方面，包括诊断室、科室及科室下设的专科专病门诊等；在人力方面，包括门诊医生和护士；在设备方面，包括了所有对病人实施诊断和治疗工作所使用的仪器、设备、器械、药品、试剂及耗材等。大多数病人对医院的接触均是从门诊开始，门诊的服务质量决定着医院的服务水平，门诊资源的调度是否高效影响着后续部门(医技、手术室和病房)及整个医院的运作效率的高低。

2.医技资源

医技科室是指运用专门的诊疗技术和设备，协同临床科室诊断和治疗疾病的医疗技术科室。因为不设病床，不收病人，也称为非临床科室。医技科室是医院系统中的技术支持系统，是医院的重要组成部分。医技资源是医技科室所拥有的与医疗服务相关的生产要素。在设施方面，包括医技科室及其专业的设施配备；在人力方面，包括了医技科室的医生、护士以及相关设备的维护人员；在设备方面，包括科室内所有的仪器、设备等，其数量多、更新周期短、要求条件高。医技科室技术水平的高低、仪器设备的先进程度、工作质量的优劣、检查报告结果是否准确及时，直接影响对疾病的诊断准确性和治疗效果，同时还影响着医院医疗、科研和教学工作的效果。

3.手术资源

手术室是医院医疗健康资源密集的部门。在设施方面，包括手术间及其专业化的配备设施；在人力方面，包括外科医生、麻醉医生、手术室护士等；在设备方面，包括所有与手术相关的仪器、设备、器械、药品、试剂及耗材等。随着现代外科学技术的专业化发展，许多高精设备、新技术、先进仪器逐渐成为衡量医院医疗技术水平高的重要指标之一。医院手术室的利用率直接关系到外科病人的周转，如果手术室工作效率不高，不仅影响医院的经济效益和社会效益；而且会延长患者无效住院时间，增加患者经济负担，甚至可能成为医院管理中影响医疗质量的瓶颈。因此，如何合理、充分地应用手术室资源，带动整个外科资源的充分利用和有效运转，是医院管理者必须充分重视和着力解决的关键问题之一。

4.病房资源

病房资源是指住院病人的治疗活动所占用或消耗的病房的生产要素。在设施方面，病房资源主要是指病床数。通常采用"实际开放总床日数"和"病床使用率"等指标来描述床位资源的使用情况，且床位计划受到了三方面变量的制约，分别是：急诊病人入院量（emergency admissions）、病人住院时长（length-of-stay，LOS）和病人的服务组合需求（patient service-mix requirements）。在人力方面，病房资源包括医生和护理人员，尤其是护理人员资源与床位资源的协同、配套是影响病房资源利用率的重要因素。在设备方面，病房资源包括所有与住院病人的诊断、治疗和康复相关的仪器、设备、器械、药品、试剂及耗材等要素。

3.1.3 医疗健康资源的特点

医疗服务业具有需求的不确定性和动态性、供需信息的不对称性、服务效用的滞后性、高风险性和不易逆转性等基本特点，管理难度很大。医疗健康资源与其他行业中的资源有所不同，其特点主要表现在以下几方面。

1.差异性

由于社会经济发展的不平衡性、医疗健康资源分布的不平衡性、管理体制和供给方式的差异性、社会对人才需求的信息不对称等原因造成了医疗健康资源的差异性。世界上大多数国家均存在这种现象。但在中国，医疗健康资源的地区性差异特别突出，据统计，全国80%的医疗健康资源集中在大城市，而城市医疗健康资源的80%又集中在大医院。与此同时，符合全体公众利益的预防保健服务获得的卫生资源相对不足，发展缓慢。这种普遍存在着的差异，直接影响到医院的整体平衡发展，是制约国家医疗战略实施的关键因素。

2.不确定性

医疗健康资源的不确定性主要表现在两方面：一是需求的不确定性，医疗服务提供者往往都无法预期什么时间需要提供资源，需要何种资源，以及需要提供多少资源；二是资源来源的不确定性，如 2016 年 2 月，在春节假期过后，多地医院临床手术量激增，用血量也随之上涨。但是库存不足，加之春节前后献血人员大幅减少，各地"血荒"再次来临。春节长假过后，多地血库储存量出现紧张局面，部分地区甚至出现了 A 型血和 O 型血的库存跌破警戒线的情况。由于血库告急，多地医院临床血液需求难以满足。在南京鼓楼医院脊柱外科，原本最为忙碌的周一上午却没有几台手术，不少医护人员都赶到了医院大厅的临时献血点献血。脊柱外科停掉了 80%的择期手术，不少患者从年前等到了年后。血液供给的不确定性是造成这次血荒的原因之一，由此可见，血液供给和库存调度变得尤为重要。医疗健康资源不确定性的增加导致医院管理难度的加大，也是医院发展中的一个突出问题。

3.易逝性

医疗健康资源不同于有形商品，不能储存，如门诊中医生的看病时间、病床、手术间等在一段时间内未被使用将不可以延续到下一时段继续使用。这就造成了医院医疗健康资源不能被充分利用，导致医院医疗健康资源的严重浪费。因此，提供医疗服务的时间和消费医疗服务的时间必须同步。供给与需求之间在时间上的错位常常会给供给方和需求方都带来严重损失，如何协调好这一矛盾也是医疗机构应该重视的问题，如何合理配置、充分利用有限的医院医疗健康资源，如何在医疗市场竞争中处于优势，是很多医院生存发展的重点和难点。

4.信息的综合性

由于医疗信息涉及面广，这就必然加大了获取信息、分析信息的难度。同时，不同资源之间、不同过程之间的信息依赖度和相关度增加，导致信息的复杂性和不确定性增加，也导致了医疗服务的及时性降低，重复医疗行为增多，协作医疗服务难以开展。

5.共享性

由于部分医疗健康资源供给不足和过度需求，当短期内医疗健康资源供给规模无法大幅度增加时，通过整合调度和优化配置，可实现跨区域跨部门共享该资源，减少资源闲置，提高资源利用率，降低运营成本。例如，特大地震等自然灾害发生后，由于灾区的原有医疗健康资源受到不同程度的破坏且对其需求的迅速增加，国家必须动员国内甚至国际的各种力量参与救援，其中包括紧急医疗救援资源的救援，这些医疗健康资源包括医疗救援队和医疗物质(药品、器械)。如果能让这些援助的医疗健康资源得到合理的安排及调度，则能达到更高效、更经济地发挥抗震救灾作用的目的。

6.多维性

由于病人服务流程的不确定性和病人病情的不确定性。在医院管理的实际运作中，对病人进行管控需要考虑病人的多种维度。病人病情等指标会直接影响医院的绩效指标。在医生方面，每位医生都有自己擅长的专业领域，在相同专业领域中仍然存在医生看病习惯、看病效果、用药习惯等不同的维度，而这些指标会在病人就医成本等方面产生巨大的差别。

相对于人群的健康需要，一个国家或地区的医疗健康资源总是有限的。因此，根据医疗健康资源的特点合理配置医疗健康资源，实现供需一定限度的动态平衡，是医疗健康资源配置的基本要求，而充分调控和调度有限的医疗健康资源，对各项医疗健康资源实施优化重组，实现医疗服务效率和效益最大化，是医疗健康资源配置的终极目标。

3.1.4　医疗健康资源管理的含义及重要性

医疗健康资源管理一般可以分为医疗健康资源配置优化和医疗健康资源的调度。其中医疗健康资源的配置优化要充分考虑关键医疗健康资源的供给和对关键医疗健康资源的需求，科学合理匹配医疗健康资源的需求与供给，提高医疗健康资源的利用效率。医疗健康资源的调度是指在资源总量不变的情况下，实现资源能够在不同使用部门或者科室间流动，减少资源闲置，将资源发挥最大的价值。这两种管理方法相互配合，实现单体医院医疗健康资源的合理配给和资源利用率最大化。随着经济社会不断发展，我国对于优质医疗服务的需求迅速膨胀。当前，提高医院运营管理效率和服务质量，降低医疗成本，解决群众"看病贵，看病难"问题是促进社会和谐发展的一个重要课题。因此，医疗健康资源管理具有重要的意义。

(1)有利于推动医院科学和精细化管理。医疗服务业资源配置是医疗事业可持续发展的基础，也是提高卫生系统反应性的重要条件。而手术室、病房、门诊和医技作为医院的关键资源，其调度与优化问题直接关系到医院运营效率和服务水平。医院关键医疗健康资源的配置、调度和优化方面的研究，将极大地推动医院科学管理和精细化管理的发展。

(2)有利于提高区域医疗服务水平。当前我国医院资源分配不平衡问题严重，各级医疗卫生机构缺乏分级协同的工作与服务机制，导致有限的医疗卫生资源未能实现科学、合理的最大化利用，既影响了医疗健康资源总体效能的有效发挥，也增加了卫生服务体系的运行成本。加强医疗健康资源科学管理，构建医院关键资源协同优化模式。这将为全国深入推进分级协同医疗提供范本，并有利于提高区域整体医疗服务水平。

(3)有利于建立突发事件医疗应急机制。随着社会发展与环境变化，突发性事件在世界各国的发生频率和规模均在不断增加与扩大。从 SARS 危机、甲型 H1N1 流感、汶川地震、玉树地震等事件的经验来看，在大规模突发事件爆发时，医疗救援成为突发事件应急管理的核心。医院关键资源应急预案管理模式，将对完善我国突发事件应急机制和医疗卫生体系具有重要的意义。

3.2　单体医院医疗健康资源管理的研究内容

3.2.1　医疗健康资源配置优化

随着全球人口的快速增长及老龄化现象的愈发明显,医疗工作量的加大和医疗服务费用的普遍上涨给医疗服务业带来了巨大的挑战。同时,人类生活水平的进一步改善与提高,以及信息时代的繁荣发展,使患者能获得比过去更多的医疗信息和知识,医疗保健意识普遍增强,对医疗服务的种类和质量要求越来越高,对医疗健康资源的供应提出了巨大挑战。

1.国内外医疗健康资源配置现状

新中国成立以来,特别是改革开放以来,中国的医药卫生事业取得了显著成就,覆盖城乡的医药卫生服务体系基本形成,疾病防治能力不断增强,医疗保障覆盖人口逐步扩大,卫生科技水平迅速提高,人民群众健康水平明显改善,居民主要健康指标处于发展中国家前列。但也应该看到,当前中国医药卫生事业发展水平与人民群众健康需求及经济社会协调发展要求不适应的矛盾还比较突出。还存在着城乡和区域医疗卫生事业发展不平衡,资源配置不合理,公共卫生和农村、社区医疗卫生工作比较薄弱,医疗保障制度不健全,药品生产流通秩序不规范,医院管理体制和运行机制不完善,政府卫生投入不足,医药费用上涨过快,个人负担过重等问题。在医疗健康资源配置方面,我国主要存在以下几个问题。

1)医疗服务需求增大,医疗健康资源总量不足

政府对公共卫生筹资责任和财政分配的功能弱化,对医疗卫生的财政投入严重不足。中国人口总数占世界人口的 18%,但其医疗投入总量却只占世界投入总量的 2%,医疗健康资源总投入不足 GDP 的 5%,人均占有量排在世界 100 位之后。从中央到地方,从省到市再到县、乡,越往下卫生投入越小。种种状况导致了医疗健康资源总量不足,特别是优质医疗健康资源不足成为长期存在的突出问题。目前,随着统筹城乡一体化与新医改的逐步深入,全民健康保障体系正逐步建立,原本压抑的、巨大的医疗服务需求迅速释放,医疗系统正面临着更大的供需匹配压力。根据《2016 年我国卫生和计划生育事业发展统计公报》,2016 年全国门诊总量增长 3.1%,高于去年 1.8 个百分点,住院总量增长 8.0%,高于去年 5.0 个百分点。2016 年居民平均就诊由 2015 年的 5.6 次增加到 2016 年的 5.8 次,年住院率由 2015 年的 15.3%增加到 2016 年的 16.5%。这表明患者主动求医的比例增加,医院门诊量增加,各级医疗机构应接不暇,特别是一、二级医疗机构的服务能力已成为瓶颈。

2)卫生人力资源明显不足

"看病难、看病贵"是一个世界性普遍现象,其根本在于病人越来越多,优质医生资源却无法同步增加。在我国,这个问题更加严重:每千人口医师数、护士数、医护比和主要经济合作与发展组织(Organization for Economic Cooperation and Development,OECD)成员国家相比较低[89];执业(助理)医师中,大学本科及以上学历者占比仅为 45%;注册护士中,大学本科及以上学历者占比仅为 10%[90]。

　　此外，我国还存在着一些特殊国情：①卫生人才分布不均。由于等级虹吸、地区差异等原因，卫生人力资源集中在城市，基层与中西部地区人员匮乏，大医院增长速度大于基层，特别是医务人员尚未自由流动，限制了自身价值的发挥。②卫生人才流失严重。我国公立医院医护人员薪酬与国外同行比较差距较大，平均总薪酬在医院总支出中的占比不到30%，而欧美国家比例通常在50%以上，加之工作负荷过大、同工不同酬、医患矛盾等原因，加剧了人才流失。③缺乏全科医生。全科医生是防病治病的多面手，是群众健康的守门人。全科医生在国外形成已久，但在我国还没有数量足够的全科医生。而让公立医院的专科医生下沉到社区发挥全科医生的功能，又受限于自由执业尚未放开，个人专科优势与预防、康复、慢病管理等基层需求不匹配等原因，难以奏效[91]。

　　3）医疗健康资源分布不均衡

　　一般而言，合理的医疗健康资源的配置应该成"正三角"形态，即绝大多数的卫生服务（基本的医疗服务和预防保健服务）均应由基层医疗卫生机构提供，而高技术性的专家服务仅占少数。然而由于缺乏各级医疗卫生机构间分级协同等科学的政策和机制引导，我国的医疗健康资源分布在空间、功能上极不均衡。①空间分布失衡。卫生资源过多集中在城市大医院，乡村卫生院、社区卫生服务中心等基层医疗卫生机构资源相对贫乏。根据2010～2015年《中国卫生统计年鉴》数据统计显示：三级医院中的医疗健康资源规模高速膨胀，三级医院的床位数、员工数、业务收入、诊疗人次、入院人次等各项指标占全国医疗卫生机构的比例都在不断上升；而村卫生室的作用逐渐淡出，如果在基层诊疗人次中剔除村卫生室部分，三级医院扩张、基层萎缩的趋势更为明显[92]。可以预计的是，如果医疗体制维持现状，随着农村地区经济发展和城镇化，基层资源占比将会继续下降。这将导致城市大医院大量解决疑难杂症的资源被常见病占用，而基层资源闲置，有限的医疗服务资源未能实现科学、合理的最大化利用。②功能发展偏科。首要的挑战就是老龄化，早在1999年，我国就已步入老龄化社会，"十二五"期间，人口老龄化加速发展，呈现出老龄化、高龄化、空巢化加速发展的3个新特征，并且面临着未富先老、农村人口老龄化水平高于城镇等特有国情。2016年6月，《民政事业发展第十三个五年规划》提出，到2020年每千名老年人口拥有养老床位数为35～40张。根据2017年国家老龄办发布的数据，全国养老机构床位数达到730.2万张，平均每千名老年人拥有床位仅31.6张。纵观国外，发达国家中每千名老人拥有养老床位数为70张左右，比我国高出约一倍。可见我国现有的养老机构的数量和规模远远不能满足当前老龄人口的需要。除了医疗与养老的问题外，医疗与预防的资源也比例失衡，儿科、急诊科、产科等专业告急。在三甲医院评审硬性指标的指挥棒下，医院发展往往"大而全"，更关注疾病诊疗的效果，忽略了对全民健康新需求的洞悉与应对。

　　4）公立医院体制改革相对滞后，影响医疗服务资源的配置

　　中国目前形成的医疗服务供给格局使公立医院居于绝对优势地位。根据《2016中国卫生和计划生育统计年鉴》数据显示，公立医院的床位数占比仍超过80%，公立医院的业务量占比超过90%。目前，医改已进入"深水区"，作为新医改的主战场，公立医院势必要打破传统的管理模式，转变为现代医院管理模式。而滞后的公立医院改革，不仅使本就匮乏的医疗服务资源仍然集中于公立医院中，未能实现优质资源在各级医疗机构间的纵向

和横向流通；而且尚未优化医院内部运行管理，医疗健康资源配置与调度仍倾向于经验主义，缺乏科学指导，直接导致内部医疗健康资源的配置不合理，造成医院运行效率低下和资源的严重浪费。同时，多家医疗机构的功能重叠或低水平重复建设，也导致了医疗服务体系整体效率低下和无序竞争，造成了医疗健康资源的闲置和浪费。

根据以上分析可以看出，我国医疗服务资源急需整合及统一配置。针对不同层次的医疗机构实行"纵向整合"，形成整合型的医疗服务体系是从整体角度降低成本、提高效率的必然趋势[93]。2008 年，北京市西城区针对慢性病的管理进行了区域内的医疗卫生资源整合，采取 1 家医院与 2 家社区卫生服务中心联合的模式，逐步在共同体内实现双向转诊，最终达到点对多点的区域内医疗服务体系网络化服务的效果，实现各级医疗机构的功能互补、共同发展[94]。到 2009 年，《中共中央国务院关于深化医药卫生体制改革的意见》（简称《意见》）明确提出要通过医疗机构间的资源整合，实现资源共享，达到优势互补；通过加强人才、信息、制度建设来保障新型医疗服务体系，最终实现医药服务体系规范、高效运转。按照《意见》规定，各地对资源整合进行了尝试。同年，辽宁省卫生厅颁布了《推进辽宁省医疗健康资源纵向整合的指导意见》，在全省范围内开展医疗服务体系的纵向整合工作[95]。上海于 2011 年组建了以 1 家三级医院、2 家二级医院、3 家社区卫生服务中心为一体的纵向医疗联合体[96]。浙江省探索用整体的观念思考和解决县域内的卫生资源整合问题，开拓建立县域医院集团化改革的方式，2009 年余姚市为解决临床检验资源重复浪费严重的问题，成立"临检中心"，整合了全市 30 多家公立医疗机构的检验项目，以提高检验资源的利用效率[97]，等等。但目前我国医疗服务体系资源纵向整合仍还处于摸索阶段，尚未形成比较完善的发展思路。

统观全世界的医疗卫生服务，医疗健康资源的供需矛盾和有效利用是一个共同的难题。在发达国家，同样存在着医疗服务资源分配不公平的现象。例如，美国没有颁布全民医疗保险的政策，那些没有医疗保险的人只能获得非常有限的医疗服务。此外，包括美国在内的发达国家，富人和穷人间平均寿命的差距也越来越大。和欠发达国家一样，发达国家同样也经历着医疗卫生需求和成本的增长问题。针对此种问题，国外医疗服务也通过医疗服务体系资源整合，促进资源有效利用。

美国通过医疗保险计划将医院、医疗小组、其他的服务提供者以结盟的方式联系和整合在一起，形成整合型的医疗服务体系，如成立一些健康维护组织（health maintenance organizations，HMOs）[98]、患者医疗之家（patient centered medical home，PCMH）以及责任保健组织（accountable care organization，ACO）[99,100]。英国在公民医疗服务 NHS 体系之下，建立了医疗保健整合网络（integrated care network，ICN），对卫生服务的提供进行整合[101]。Macdonald 等对近年英国与医疗服务体系整合有关的过程进行了历史性的回顾，如苏格兰在地方上的全科医生、社区护士，以及其他与健康相关的人员、社会保健人员之间开展协同卫生服务工作[102]。加拿大在魁北克建立了 90 多个地方服务网络，以地域为基础将医院、社区卫生服务机构、康复机构、长期照料机构联合成一个卫生服务体系[103]。新加坡通过成立"卫生服务集团"与"国家卫生保健集团"这种独立的经济实体[104]，引入竞争，达到提高服务效率和降低服务费用的目的。Oelke 等发现，整合医疗服务体系有利于服务提供者之间的密切合作，也能有效地改善居民健康[105]。

2.国内外医疗健康资源配置研究内容

医疗健康资源配置优化管理模式的框架图如图 3-1 所示。从资源供需方角度将医疗健康资源配置优化管理分为三个部分：医疗服务需求管理，医院关键资源的供应管理和医院关键资源的供需平衡管理。

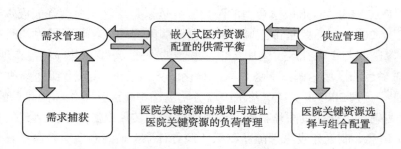

图 3-1   医疗健康资源配置优化管理模式的框架图

1)医疗服务需求管理

医疗服务需求管理是指采取有效的激励和引导措施以及适宜的管理方式,通过多个医院资源配置子系统共同协力以实现社会效益最好、各方受益、降低服务成本所进行的管理活动。其中需求捕获是需求管理的基础和前提。需求捕获的内容应该包括服务需求、患者需求、功能需求(见图 3-2)。服务需求是指在初始状况下, 医院需要为患者提供的一系列基础性服务。患者需求是为了让患者接受医疗服务需要提供的差异性服务,针对这些差异性服务所需要进一步配置的资源,是服务需求的深化和细致。功能需求是为了提高患者对医疗服务的可及性提供一些便捷性服务,针对这些便捷性服务所需要的资源,是进一步细化的患者需求。

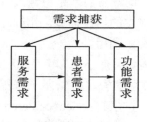

图 3-2   需求捕获

2)医院关键资源的供应管理

医院关键资源是调节医疗服务能力以实现医疗服务供给与需求相匹配的一种管理技术。供应管理的目标主要集中在服务能力的改变上,一方面通过服务资源、设备的灵活组合获取服务供给能力的柔性;另一方面,加强服务配置各节点的动态调度,实现资源的供应管理服务供给能力对需求实时响应。前者应该是在资源的初分配阶段完成,也就是医疗健康资源配置需要解决的关键问题,而后者实质上是资源的再分配,即医疗健康资源调度所涵盖的内容。服务供应能力与需求的匹配是服务运作的重要目标,解决该问题的一个重要方法就是资源组合选择，指的是使用多个较低服务能力的资源提供服务，依据需求量的多少决定资源开合的数量或组合，从而在满足服务需求的前提下实现成本的降低。

3）医院关键资源的供需平衡

前述医疗服务资源的供应管理与需求管理，都属于长期的需求满足策略，其基本思路在于：通过对医疗服务需求的认知，调节服务需求的局部不平衡，以实现系统整体的能力—需求的匹配，主要涉及以下内容。

(1) 服务资源的规划与选址。为实现有效的统一供应管理，每个服务单元都应当只由一个配置中心对其实施供应。因此，该配置需要：确定资源需求的数量以及各配置中心的方位、容量；确定每个配置中心的业务覆盖范围并安排适宜的供应线路；根据配置中心的服务需求而确定适宜的库存水平。需要注意的是，配置中心的数量、服务水平、库存水平、运输距离(路线)、运营成本等诸因素间都存在着效益悖反的关系。在对供应的设计规划时一定要使它们之间能取得一定的平衡后，再实现整体的最优组合，才是解决效益悖反之道。

(2) 负荷管理。负荷管理(load management，LM)是资源配置管理中的一项重要研究内容，其主要目的是改善医疗服务资源负荷曲线的形状，使医疗服务资源负荷较为均衡，以提高服务资源供应运行的经济性和安全性。从管理科学研究的角度，探寻医疗服务资源负荷管理中的关键管理科学问题，医院服务资源负荷管理中的核心问题是对一定负荷限制下满足病患需求的资源配置策略研究(见图 3-3)，如医疗健康资源负荷优先序管理，将医疗服务需求划分为可中断需求与不可中断需求并优先满足后者资源需求，如手术室的资源需求就是不可中断的需求，在资源配置时，要优先满足手术资源；削峰填谷，通过控制设备资源调节医疗服务需求达到时间，使得资源负荷曲线变得平缓，如将住院病人的医技检查时间安排在设备较为闲置的夜间；差别费率，实质上是通过经济手段实现削峰填谷，如对不同年资的医生资源，采取差别费率，调整资源配置结构；转换修正，使用多个低能级的医疗服务资源代替少量的高能级服务资源，调节服务资源的开与闭满足需求，如在病人康复阶段，使用多个护理人员代替医师陪护。

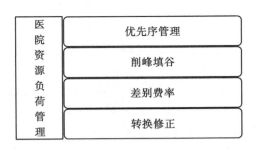

图 3-3　医院资源负荷管理

3.2.2　医疗健康资源调度优化

医疗健康资源的调度，主要包括对关键医疗健康资源调度优化，即门诊资源调度优化、病房资源调度优化、手术室资源调度优化、医技资源调度优化，如图 3-4 所示。

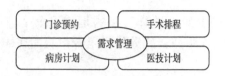

图 3-4　医疗健康资源调度的主要内容

因此，下面将分别从门诊资源、病房资源、手术室资源和医技资源对医疗健康资源管理的研究进行综述。医疗健康资源的管理过程中往往涉及多种资源的协同以及应急管理模式下的医疗健康资源管理，因此在对关键医疗健康资源的研究现状进行梳理总结之后，对医疗健康资源的协同调度和应急管理模式也进行了研究现状的梳理。

1.门诊资源

在国外，门诊预约研究至今已有 58 年的历史，最早的研究始于 1952 年 Bailey[106]和 Lindley[107]的两篇文章。Bailey 和 Lindley 用排队论方法研究了医院的预约系统。Cayirli 和 Veral[108]从门诊预约问题、评价准则、分类和研究方法等方面，详细综述了 50 多年来的相关文献，并指出了今后的研究方向。Gupta 和 Denton[109]论述了预约在门诊、手术等医院资源中应用的机遇与挑战，指出了门诊预约计划管理中的两大特点：第一，门诊预约计划管理要为急诊病人需求预留医疗产能；第二，实现专家门诊这种紧俏资源的高利用率，同时指出了未来的研究方向。Kaandorp 和 Koole[110]将病人的期望等待时间、医生的期望空闲时间和医生的期望迟到时间赋予相应的权重构成目标函数，建立了一种基于排队论的优化门诊预约模型。DeLaurentis 等[111]提出了开放式预约方式，针对多变的病人到达时间，给出了病人的预约宽放时间，以减少病人的失约率及其他因素对预约系统的影响。以美国排队论研究权威专家、哥伦比亚大学工业工程与运筹学系教授 Whitt 院士为代表的研究团队（Feldman 等[112]）对具有随时间变化的到达过程的呼叫中心（call center）系统的排队问题进行研究，其研究成果可以应用于医院门诊电话预约系统的研究。Feitsma 等[113]站在非建模的角度研究门诊资源的使用，主要是挖掘精神科门诊非预约到达患者的疾病特征和原因，以及预约取消的相关原因。Saremi 等[114]研究多阶段设施中随机服务时间和异质服务序列的患者调度问题，考虑了存在多种患者类型的资源的可用性和兼容性，以实现最小化患者等待时间和设备完成时间的双目标。提出的方法包括整合数学规划、仿真和多目标禁忌搜索方法。

随着研究的深入，已经广泛应用于航空领域的收益管理理论被引入医院门诊预约中。Kim 和 Giachetti[115]明确提出收益管理在航空领域和医院管理领域应用的差异，提出了基于储存数学模型的预约超订模型。LaGanga 和 Lawrence[116]将收益管理的超订策略用到了预约系统中，验证了合理的超订可以补偿 No-show 病人量，降低医生的空闲时间。Zeng 等[117]对 NO-show 概率不同的病人研究其超订策略，给出了超订模型并求解得到优化结果。

2. 病房资源

国外的医院病房资源调度研究开始于 20 世纪 50 年代。病床调度优化是指不同科室/护理单元间甚至患者病床分配的问题。Simth-Daniels 等[30]对床位计划与控制的研究情况进行了详细综述，提出医院在追求高病床利用率的同时，也需要留出一定的松弛能力以接纳急诊病人。Gorunescu 等[118]应用经典排队论模型描述了病人在医院各部门之间的流动情况，在保持入院延迟率尽可能低的水平下，通过协调控制病床的利用率和病人的损失率来优化床位结构并降低成本。Thompson 等[119]采用马尔科夫决策方法，解决病人在不同楼层间的床位分配与再分配问题。Ayvaz 和 Huh[120]首次将收益管理的存量控制方法用于解决床位分配问题。病人住院时长（LOS）依病人的病种、自身的身体状况等有所不同，变异性很大，所以，需对病人的住院时长进行准确的估计，才能合理分配病床。Harper 和 Shahani[121]指出，住院时长最常见的分布是对数正态分布和威布尔分布。

3. 手术室资源

在国外，手术排程被作为整个卫生保健服务的一部分进行了深入的研究及分析。近 60 年来，相继出现大量关于手术室计划和排程的文献，取得了丰硕的研究成果。早期，Magerlein 和 Martin[122]基于病人需求，回顾了手术排程的研究文献并区别了提前排程（advance scheduling）和分配排程（allocation scheduling）。最近，Cardoen 等[123]对近期手术计划与排程相关研究文献（主要对 2000 年后的近 115 篇文献）进行综述，从问题描述和技术特征角度将研究成果进行分类整理，提出不确定环境下的手术排程研究及手术排程中的多种资源协同优化研究将成为手术计划与排程发展的两个主要方向。Vissers 等[124]为某心脏外科创建了主手术排程表，该方法着眼于产能计划，目标在于使手术室、ICU 和病房的利用率与其各自的目标利用率之间的差异最小。Beliën 和 Demeulemeester[125]将手术室可用时间分配给医疗组，再用整数规划设定主手术计划，最后在日常运行中动态调整，得到使病床利用率平稳化的算法。Van Oostrum 等[126]考虑了手术时长的不确定性，建立模型时，作者加入了概率约束，接着运用列生成方法，在最大化手术利用率的同时使后续手术部门（如病房、ICU）的床位需求尽量平稳。

同时，随着收益管理理论的研究及应用，一部分手术计划与排程研究也开始引入收益管理理论的概念及方法。Gupta 和 Denton[109]的研究认为医疗服务机构（包括手术部门）中的预约排程问题可以规划成一个收益（利润最大化）问题，并通过一定的激励模型改善医院、医生及病人的整体利益，这与收益管理理论的出发点是一致的。Vargas 等[127]研究了存量控制策略在手术排程中的应用，包括病人的选择及不同类型病人的保护水平设置问题。在此之前的一些手术计划与调度的研究也已经用到了类似的收益管理中的存量控制的概念。Roshanaei 等[128]开发了三种新的基于逻辑的 BDENS 分解方法和一种扩展的传播机制来解决大规模的位置分配整数规划，确定手术室和手术室的数量，以最小的费用来适应手术时间表。

就目前的研究情况而言，不确定环境下的手术排程及相关多种资源的整合优化仍是未来主要的研究方向，特别是结合了中国医院的实际情况及问题进行研究。目前国内在这方面的研究主要是以定性研究为主，定量研究较少，以收益管理为理论基础的研究更是处于空缺状态。

4.医技资源

国外文献对医技设备的研究范围很广，包括设备更新、维护、效能评价等，但是集中研究医技设备排程的文献还是相当有限。Rosenquist[129]指出医技诊断综合了门诊、急诊、住院三大部门的诊断。医技诊断排队系统的复杂程度不亚于门诊预约排队系统、住院病床预约排队系统。作为一个排队系统，医技诊断系统首要关注的是病人的到达过程、设备的忙碌和闲置程度、病人平均等待队长及概率等要素。Green 等[130]运用收益管理中的存量控制方法研究了产能管理中的两个方面：预约排程和实时产能分配。文中提到对于同一个设备，可能既是诊断设备，同时又是急救设备、实验、科研设备。预约排程规则不同，对各类病人接受诊断的及时性影响不同，从而实时产能分配策略的选择差异较大。作者采用有限域上的动态规划法来进行门诊病人排程，并且研究了优先准入策略的性质结构。Patrick 等[131]着力研究了医技部门带有优先级的病人排程，同样将其看作一个马尔科夫过程。在模型建立上，采用的目标函数为病人等待时间和医院成本最小，求解方法是将马尔科夫过程转化为线性的动态规划模型进行求解。

5.资源协同调度研究

医院是一个复杂的社会企业，医院内部资源的调度优化显得尤为重要，尤其是将医院内部不同环节的不同资源加以整合调度更为重要。Young 和 Saltman[132]的研究就指出医院的费用应该是由病种分类消耗的单位资源以及资源的利用率决定的，但管理者往往只重视单一资源的利用率，而忽视了各类资源的消耗量。Blake 和 Carter[133]使用两个线性规划模型去分配医院资源，允许决策者打破部门之间的单独资源调度模式。Lapierre 和 Ruiz[134]通过在满足适当库存的情况下对后勤资源的购买和分派进行协调，找到了一种新的提高医院物流水平的方法。他们引入了两个模型来解决资源调度决策的问题，并利用禁忌搜索的启发式算法，在加拿大的一所医院进行实验，证明了模型及其解法确实加强了协作，提高了医院的物流水平。Vermeulen 等[135]针对门诊中因病人需要使用多种资源而不得不进行多次不同科室的检查的问题，提出了一个动态的、分布的、多代理的帕累托改进调度交换算法 MPAEX。这个模型使得调度权利得到下放，并在动态环境中有更好的灵活性，对医院病人的调度问题取得了较好的效果。Ogulata 等[136]在医院中对医生等资源的需求不能满足的前提下，提出了一个分层的数学模型，来试图解决每周工作人员的调度问题。Vermeulen 等[137]认为就诊中各种所需资源的调度是一个复杂而又动态的过程，一种资源通常被不同组的病人来使用，资源的能力分配往往是按组进行，他们提出了一个对资源调度自动优化的自适应方法。Spyropoulos[138]针对医院的组织复杂性、设备贵重性、特殊服务性等特点，指出人工智能在医院计划和调度中的应用能够对医院的管理提供实质性的支持，并能提高医院的服务水平。文章对医院管理和药物计划以及现有的人工智能的计划调度做了概括，并对未来的发展方向做了展望。

在单一医疗机构资源调度与优化研究中，由于病床与手术安排的关联性极强，经常在考虑手术排程时都会同时优化病床资源。这两者资源的共同优化，提升了资源的利用率。Santibáñez 等[139]通过建立混合整数规划模型来制定手术室计划，与此同时达到对手术室、病床等相关资源的共同优化。Beliën 和 Demeulemeester[125]建立一系列整数规划模型制定手术计划，并同时基于启发算法和元启发式建立一系列整数规划模型减少病床的期望短缺量。

在最早的医院管理中，只是把到医院就医简单描述为一个病人进入、治疗和离开医院的过程，对其研究只是停留在一些经济和绩效指标上。后来由于对医院的进一步细化，对医院各个单一医疗部门资源调度与优化研究越来越多，而对医院整个医院的资源调度研究较少。而国内虽然有少数研究单一医疗机构中资源调度问题的文献，但有关医院内部各部门各流程多种资源协同调度的研究几乎还没有。

综上所述，国外对单一医疗机构内资源调度优化的研究很丰富，但研究方法比较单一，多集中于排队论上。鲜见把收益管理技术与 MDP 决策过程结合使用，实现资源动态调度的研究；同时由于维数灾难的存在，在医院管理中鲜有考虑多维资源调度问题，几乎找不到把收益管理技术与 MDP 决策过程结合转化为多维动态规划来解决医院管理中的多维资源调度问题的研究。另外，由于国内与国外医疗体系有显著差异，很难把国外的研究成果直接应用到国内的医院管理实践中，因此如何根据国内医院的实际情况，在新医改背景下，建立相应模型，实现医院资源的调度优化，帮助缓解医疗服务供需矛盾突出的现象，是一个亟待解决的问题。

6.应急管理模式的研究

国外学者对医院应急管理的关注已有较长的历史。SARS 危机后，一批学者和医护人员对传染病的预防、治疗、预案的评估等相关问题进行了研究。然而，国外文献对大型突发事件下的医院资源配置研究较少。Paul 和 Hariharan[140]建立了实时的医院医疗能力仿真模型，并指出遭遇生化攻击后感染的病人对特护病房的需要远大于对手术资源的需求，而遭遇地震或飓风灾难后的病人却对手术资源有更大的需求。基于飓风事件，以佛罗里达州的医院为例，Valdmanis 等[141]考虑医院的产能、病人的特点、出入院病人的情况、经济能力等指标，建立了数据包络模型，求出帕累托最优能力，并给出医院相应的应对预案。Yi 等[142]提出一个对受灾区域所有医院总体运行的系统仿真模型，利用广义回归方程获得稳定状态下医院的医疗能力及病人的等待时间，并建立参数元模型来预测各个医院在灾难中的实时医疗能力，这为紧急管理处指导病人的运输路径及安排受伤人员进行治疗提供支持。Jia 等[143]提出了大规模突发事件下的医疗健康资源配置模型，该模型考虑了不确定需求下资源的最大覆盖范围，结论表明救援设施的数量应取决于覆盖区内的人口密度和受影响的可能性。Snyder[144]分析了常规不确定需求下的应急资源配置模型。此外，就现有研究而言，未见有国内文献对大规模突发事件下的医院资源调度进行探讨。辛衍涛[145]分析了医院应急管理的理论基础，简要阐述了国外医院应急管理的发展历程，并归纳出医院应急管理的基本理念与原则。刘天虎等[146]构造了大规模突发事件下医疗健康资源在多个需求点之间的配置模型，并详细阐释了该模型的求解算法。

3.2.3 四川大学华西医院手术资源调度优化案例

四川大学华西医院是中国西部疑难危急重症诊疗的国家级中心,医疗水平处于全国先进行列。全院设有 44 个临床科室,9 个医技科室,1 万余名在职人员。专科门诊、专病门诊 200 余种,最高日门诊、急诊服务量 18 000 余人次;有国际标准手术室 85 间,日均外科手术 300 余台;有核磁共振 8 台、螺旋 CT 机 5 台、PET-ECT 2 台、伽马刀、X 刀、血管造影仪、直线加速器、大型自动生化仪、各类内镜、达芬奇机器人手术系统等当今世界上最先进的诊疗设备。2015 年门诊、急诊量 506 万人次,出院病人 21 万人次,手术 13.5 万台次,平均住院日 9.58 天。

手术室是医院的关键和核心部门,手术室管理与手术资源调度由各外科护理单元与手术室调度中心配合完成,如图 3-5 所示。手术室调度中心负责全部手术室的手术计划排程、人员排班及手术室运作监控与实施调整。手术排程的时间范围为手术开始前 24 小时,即提前一天排程,属于超短期手术排程。工作日的 8:00～10:30 各个科室护理单元的秘书负责收集每位医生的手术信息,手术信息包括:每位医生的手术及内部顺序,经整理后提交到手术室调度中心。手术中心在 10:30 关闭手术信息系统,开始手术排程。目前华西医院的人工手术排程主要工作为:为每位医生的手术分配手术室,估计每台手术的手术时间,确定每位医生开台手术的时间。手术排程方案生成后即刻反馈给各个科室以备医生与病人准备。人工排程和短期的手术排程存在很多问题。首先由于手术室较多,每日平均的手术量在 300 台左右,排程人员的任务很重,必须是有经验的排程人员才能完成。其次,人工排程很大程度上凭借的是排程人员的经验,使得每个手术室的利用时间比较均衡。加上手术排程也是短期的,会导致手术室资源出现相对宽松与相对紧张两种情况。

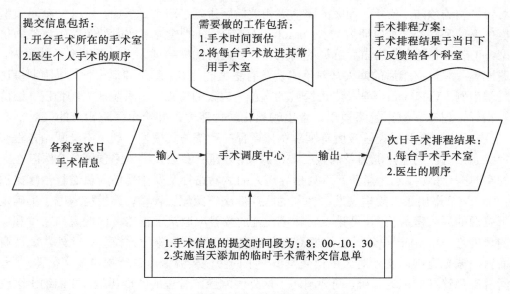

图 3-5 华西医院人工手术排程流程图

改进措施：华西医院成立了专门的运管部，负责医院关键资源的调度。针对以上存在的问题，形成多学院、多学科、多专业、多管理部分合作交叉的协同工作模式。实践调研过程中医院执行团队协助管理研究团队进行工作现场调研，挖掘医院关键资源，提出管理需求和问题。双方共同提炼出医院关键资源管理的管理科学问题，使得理论研究在实践工作中得以很好的应用。

在手术排程方面，将手术排程由人工排程变为由计算机辅助的决策支持系统完成排程。排程系统中设置多种优化目标，如手术室利用最均衡、手术量最大、空闲最少等。不同的目标下均对应模型和算法，通过优化计算得到对应的排程方案，将手术需求更加科学合理地安排到对应的手术室。其次，建议加大排程周期，将超短期的手术排程变为短期或者长期。手术到达时，把手术放入待选的手术池，而后每天在手术池中选取手术安排在各个手术室进行。中长期的手术计划更利于提高手术室的利用率，因此医院提出了滚动排程的方案。

效果：为了比较说明滚动排程方案的优越性，以眼科手术室的均衡利用为目标，将医院的实际排程方案抽象为非滚动手术排程模型，与提出的滚动排程模型的排程效果进行比较。其结果见表 3-1，后面也通过其他科室大量的数据实验，验证了滚动排程模型的优越性。滚动排程模型易于软件实现，成果便于应用于排程系统。滚动排程的思想具有重要实践意义，能有效改进手术排程方案[147]。

表 3-1　眼科手术室的利用率

	手术室 1	手术室 2	手术室 3	手术室 4	手术室 5	手术室 6
短期排程						
均值	73%	76%	81%	86%	92%	98%
标准差	13.3%	12.1%	8.9%	7.8%	7.4%	5.2%
最大的利用率	92%	99%	99%	100%	100%	100%
最小的利用率	45%	56%	71%	72%	80%	81%
长期滚动排程						
均值	90%	92%	93%	96%	98%	99%
标准差	1.8%	1.4%	1.2%	1%	0.8%	0.5%
最大的利用率	94%	98%	100%	100%	100%	100%
最小的利用率	87%	89%	90%	93%	96%	97.8%

同时，将理论研究的成果，集成到信息系统中，开发了手术排程系统的演示版本，探讨理论成果应用于实际的可能性，如图 3-6 所示。

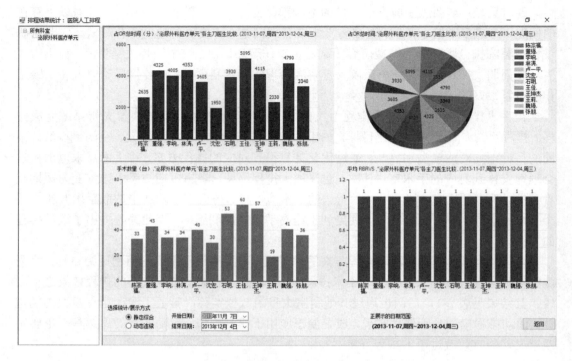

图 3-6　手术排程系统演示版排程结果展示图

3.2.4　单体医院医疗健康资源管理存在局限性

现有的医疗健康资源管理模式为以服务供方为中心、按供给医疗服务数量为导向的旧医疗健康系统。要在有限资源下实现较佳治疗效益，必须实现将旧的医疗健康系统转变为以服务需求为中心、按患者治疗效益和成本为导向的个性化医疗健康新体系。具体而言，我国医疗健康资源管理主要问题包括以下几个方面。

（1）缺乏从全社会的角度考虑医疗健康资源的供需矛盾，没有从需方、供方、支付方和机构方四方联动关系构建系统的医疗健康资源优化配置理论与方法体系。

（2）缺乏对医疗健康数据特性的全面认识。很多都是对单体医院内部甚至是科室内部的分析，单纯运用数据挖掘理论中的方法无法全面准确、有效地分析医疗健康服务行业中的海量数据，无法从更大的视角统筹医疗健康资源，更大范围地实现医疗健康资源的合理分配。

（3）对供方的医疗质量、安全、效率和成本的研究仍立足于以供方为中心，没有构建以需方为中心，基于特定病种的全程治疗康复效果/成本的供方评价体系，也缺乏针对医疗健康大数据分析下的个性化诊疗决策优化研究。

（4）医疗保险政策研究中忽略需方、供方、支付方三者的联动关系，未能基于病种全程治疗康复效果/成本的角度以及大数据驱动的思路去研究打包支付的医保支付模式与定价策略。

(5) 绩效评估框架体系不够完整。其中包括：①设置的评估指标比较片面。单纯评审医院的结构功能和工作程序不能反映其卫生服务绩效，只有建立在对病人服务层次上、医院质量和绩效评估基础上的评审才有指导意义。②选择指标的方法不够科学。医院绩效评估离不开一套完整的科学的指标体系。已有的研究中筛选指标的方法大多带有主观色彩，如专家咨询法，忽视了利用客观数据进行多因素评估的方法，如聚类评估和因子评估，往往挑选出的指标带有片面性，难以做到公正合理评估。③考虑指标的重要性不充分。运用多种方法筛选出一套科学实用的指标体系后，在进行医院绩效评估时常要考虑各指标的相对重要程度，即权重。权重系数的确定是否合理对是否充分利用数据特性的综合评估方法至关重要。目前研究中确定权重的方法主要是主观赋权法，很少考虑客观赋权法，如因子评估法和相关系数法等，常导致赋权带有主观性，因此建议采用主客观结合的赋权法确定权重。④未建立有效的绩效评估模型。医院绩效管理涉及多层次多因素，是一个相互联系相互制约的复杂系统，在建立绩效管理评估模型时应充分考虑这些因素的关联性。在已有的研究中，评估模型建立的理论基础非常简单肤浅，未充分考虑指标间的联系。因此，得出结论不稳定，可靠性差，难以从评估中找出影响绩效的因素。⑤未对区域医疗体系的有效性进行评价。在一个区域内，三级医疗卫生机构职责各不相同：基层卫生医疗机构以初级卫生保健为目标；县市医院以常见病、多发病、危急重症的医疗服务为主体；区域中心医院和医学院教学医院以区域内疑难复杂危重疾病诊治和限量特需医疗服务为主体。

鉴于以上单体医院医疗健康资源管理中存在的问题，以及当前医疗健康大数据挖掘与分析和云计算等信息技术快速发展的时代背景，有必要也有技术条件，扩展研究对象为单体医院或者是某个区域内的医院这种地域限制，对全社会医疗健康资源管理展开研究。

3.3　全社会医疗健康资源管理研究内容

全社会资源管理的研究对象与单体医院基本一致，所以对医疗健康资源的定义、分类等在本小节同样适用，本节不再赘述。由于医疗健康资源管理研究相关的文献较多基于单体医院，全社会医疗健康资源管理缺乏文献支撑，目前较难总结和归纳全社会医疗健康资源管理的研究现状。本小节的内容将从全社会医疗健康资源管理的研究背景及意义，全社会医疗健康资源管理的研究内容两个方面展开。

3.3.1　全社会医疗健康资源管理的研究背景及意义

目前，我国患者为达到自身医疗服务效用最大化，往往更倾向于选择优质的医疗卫生资源，结果导致专门用于解决疑难杂症的大型综合医院为常见病占用，基层医院大量资源闲置。例如，我国三级医院的病床使用率为104.2%，而社区卫生服务中心仅为58.6%。中国医疗卫生需求受到多种因素的影响，造成医疗服务的过度消费，出现"一病多医"和"小病大治"等较为普遍的医疗健康资源浪费现象。国家也在政策层面鼓励分级诊疗，通过病人病情和医疗机构等级划分，实现医疗健康资源之间的匹配。

　　真正要实现病人与医疗健康资源间更好地匹配，不仅需要国家政策的支持，还需要用科学的方法实现医疗健康资源的合理配置，使得每个级别的医院都有合理配套的医疗健康资源，让病人满意。病人病情与医疗机构，医疗健康资源间的匹配，不再是单体医院内部需要解决的问题，而是全社会医疗健康资源管理的问题。

　　医疗与健康服务行业有别于其他行业，其需方、供方和支付方不得不在无限需求下提供大量传统治疗服务和有限资源下在较佳治疗、效益之间做出艰难抉择。全社会以较低的医疗健康成本，实现较佳的医疗康复效果，正是全社会医疗健康资源管理追求的目标，这体现了以需方为中心的价值最大化和有限社会资源分配的公平化，符合行业科学管理和经济社会发展的客观规律。

3.3.2　全社会医疗健康资源管理方式探索

　　难以找到一个适用于所有国家的全社会医疗健康资源管理方式，更何况在中国医疗健康资源差异较大、人口基数较大的特殊环境下，更难以完全仿照别的国家实施全社会医疗健康资源管理。站在中国的特殊国情之下，我国政府和学者进行了多方面的尝试，提出了医师多点执业、线上医疗、远程医疗等资源管理方式，并取得了一定的成果。

　　1.医师多点执业

　　符合条件的执业医师经卫生行政部门注册后，受聘在两个以上医疗机构执业的行为称为医师多点执业。《中共中央国务院关于深化医药卫生体制改革的意见》中提出"稳步推动医务人员的合理流动，促进不同医疗机构之间人才的纵向和横向交流，研究探索注册医师多点执业"。医师多点执业有利于均衡各地医疗健康资源。"看病难"，首要原因就是优质医疗健康资源过于集中，患者都涌到城市中心医院、大品牌医院就医。高水平医生就是最重要的医疗健康资源，如果允许中心医院医生到下一级或者落后地区执业，将大大缓解"看病难"问题。

　　2.线上医疗服务

　　互联网与医疗的结合，首要的是将一切与医疗相关的信息数字化。线上医疗无外乎要解决两个问题：身体更健康和看病养病更有效。这两个问题囊括了线上医疗的三个主要命题：①医疗健康信息的传播；②导医问诊平台的构筑；③医药电子商务的创新。2008年医改以来，医疗需求急剧上升，大型综合医院尤其是三甲医院出现了严重的资源短缺问题，这些资源包括病床、医生、护士、药品等。患者生病时"千里迢迢"前往口碑较好的医院就诊，却面临着挂号难、就诊难、住院难等问题，医疗管理问题也日益严峻。这时传统的就医方式(即当患者生病的时候前往诊所、医院进行挂号排队，医生当面对患者进行诊断)就会产生很多弊端，不仅耽误病人治疗，也加大了医生护士的工作难度。医院利用无线移动网络管理大数据，实现云技术线上线下网络支付挂号预约；通过提高线上医疗服务质量，进而采集到更多更高质量的数据。同时，也不断完善服务链条，提高医疗服务的质量和深度，从而真正将"大数据+医疗"落地。

3.远程医疗

远程医疗学者 Istepanian 将远程医疗定义为：通过远程通信方式来远距离地监护和共享医学知识。运用现代通信技术向远距离地区提供医疗服务，包括医疗就诊、医学教学、图像传输等。国家卫生和计划生育委员会在其颁布的《关于推进医疗机构远程医疗服务的意见》，将远程医疗定义为：一方医疗机构(邀请方)邀请其他医疗机构(受邀方)，运用通信、计算机及网络技术，为本医疗机构诊疗患者提供技术支持的医疗服务。从定义中可以看出远程医疗中传递的信息包括视频、文字、图片、数据等智慧医疗健康的内在元素。站在医生资源角度，建立远程医疗需要形成一个或多个大型综合医院为支点，各小型医院组成的网状模型。将大型综合医院高精尖的医生资源引入医疗健康资源匮乏的偏远地区。这样病人在当地小型医院也能够享受到大型综合医院的专家就诊。在智慧医疗健康模式下，网络的建立可以通过协调相关利益各方(包括大中小医院、各级卫生管理部门、软硬件企业、科研院所等)得到解决。

4.医药物联网整合

药品作为一种特殊商品，具有专业性强、质量标准严、安全有效性高、公众广泛关注、涉及政府形象和社会稳定等特征，使得药品供应链从生产传递到消费者手中的整个运作过程有着特殊要求。将医药的生产研究与物联网相互结合，能够帮助医院实现对人的智能化医疗和对物的智能化管理工作，支持医院内部医疗信息、设备信息、药品信息、人员信息、管理信息的数字化采集、处理、存储、传输、共享等，实现物资管理可视化、医疗信息数字化、医疗过程数字化、医疗流程科学化、服务沟通人性化，能够满足医疗健康信息、医疗设备与用品、公共卫生安全的智能化管理与监控等方面的需求，从而解决医疗平台支撑薄弱、医疗服务水平整体较低、医疗安全生产隐患等问题[148]。

5.可穿戴设备

如今，大数据时代和互联网时代已经到来，可穿戴设备公司为了自身的长足发展，应改进自身的数据质量以让数据更有价值。市场上的可穿戴公司、健康产业相关机构也可以通过机构之间数据相互联通，为可穿戴设备市场营造一个良好的外部环境。在此基础上，将可穿戴设备和用户、数据、医疗机构联合起来构成一个系统[149]。最后，分析、利用可穿戴设备的数据，对患者进行前瞻性的治疗，减少人们就医频率；同时优化患者的就诊流程，提高医疗机构的效率；满足人们对医疗和健康的刚性需求，充分发挥大数据的优势，建立起新时代技术支持下的"智慧医疗"模式。

6.医疗机构间检查结果的相互承认

为避免医疗机构重复检查、降低患者就医费用，卫计委下发《关于医疗机构间医学检验、医学影像检查互认有关问题的通知》，实施医疗机构间检查结果互认。医学检验结果互认作为努力让群众看好病的重要举措之一得到各级卫生行政部门的强力推行，并在历次深化医药卫生体制改革重点方案中一再强调。医疗机构间检查结果互认意义如下。

(1)合理、有效利用医疗服务资源；

(2)简化就医环节，改善医疗服务；

(3)加强医疗机构间的技术交流和相互支持，提高医疗服务体系共享程度，建立分工协作机制，推动分级医疗；

(4)推动医疗健康资源整合，提高服务体系的配置效率。

前两者主要是为了提高医疗服务效率，改善患者就医体验，降低患者就医费用，促进整个医疗体系更能满足患者的需求。我国医疗服务体系最大弊端之一是缺乏必要的分工，服务标准化及规范化程度不足，存在较大服务质量与水平差异，作为推动共享与整合的重要抓手，医学检验结果互认的落实必然会改善医疗服务的提供[150]。

3.3.3　全社会医疗健康资源管理的展望

单体医院医疗健康资源管理研究常使用的方法包括排队论、仿真、回归分析等。若把各个医疗机构看成一个科室或者部门，全社会医疗健康资源看成一个整体，那么这些方法也可以同样适用。但是，在实际操作过程中会受到政策、空间、费用等因素的影响，难以实现全社会医疗健康资源的配置优化。这并不代表这些科学方法是无效的，而是应该从全社会医疗健康资源管理的独特视角出发，拟在医疗健康大数据挖掘和分析下，融合收益管理、决策理论、数据挖掘、卫生经济学、循证医学、医学信息学等，多学科理论、方法与工具，有针对性地选择一两个病种作为研究对象，以全社会资源管理为主线，以医疗健康大数据为驱动，站位于医疗健康服务体系中需方、供方、支付方和机构方多方角度，深入系统地开展智慧医疗健康服务体系中的全社会资源管理研究。

通过对全社会医疗健康资源管理背景意义分析，本书认为重点研究领域如下。

1.医疗健康服务需求分析

传统的医疗服务对象主要为患者，更多的是单体医院内部的患者。需求分析着眼于应用数据挖掘、统计建模、预测等技术，分析识别需求产生的人口统计学特征、行为偏好、潜在风险因子及发展规律。研究过程中可立足于某一些特定的病种，从大的区域，而不是医院内部，针对特定典型病种(比如哮喘、慢阻肺)，结合个体实际数据(基因组学数据、生活行为习惯等)，在医疗健康大数据分析(统计、数据挖掘、知识发现、机器学习等)的基础上，从大量数据中识别需求产生的显著因素与模式，从现有分散的结构化、半结构化、弱结构化，甚至非结构化数据中进行模式匹配及行为规律预测，建立面向大数据驱动的某些疾病智能预警机制，为疾病的预防及个性化诊疗决策提供支持与参考。

2.基于全程疗效/成本的供方个性化诊疗决策

以某类疾病为切入点，综合运用数据挖掘、收益管理、卫生经济学与临床医学等多理论、多方法协同，研究某类疾病在诊断、治疗、康复不同环节的医疗健康决策支持体系。具体而言，对于某类疾病患者的诊疗问题，需要从诊断、治疗、康复各环节考虑全流程的决策优化问题。通过搜集患者的生理数据、接受不同诊疗方案的效果数据，运用大数据分析的手段来评估不同诊疗方案各个流程(诊断、治疗、康复)的效果(疗效/成本)，通过决策优化制定出不同患者的个性化最优诊疗方式，构建全程的个性化诊疗决策支持体系。主要包括：诊断决策优化、治疗决策优化、康复决策优化以及全程个性化诊疗决策支持体系构建。

3.全社会医疗健康资源管理下的支付模式

以某类疾病为切入点，基于医疗健康费用大数据分析的视角，深入分析呼吸系统疾病诊疗康复不同环节上的医疗健康费用数据与治疗康复成本，医疗健康服务定价方面蕴含的价值，最终提出以实现高质量的治疗康复效果，科学核算医疗服务提供方为内涵的医疗健康需方价值最大化的新型医疗健康服务定价体系。主要内容如下：大数据驱动下的医疗健康支付费用数据挖掘和大数据驱动下的医疗健康打包支付费用定价分析。

4.智慧医疗健康服务模式下的全社会资源配置优化

随着人们生活水平的提高和医疗健康意识的增强，人们从医疗消费观念逐步向健康消费观念深入发展，同时随着计算机技术、通信技术的大发展，新的市场参与者如远程医疗网络平台、移动监测设备的提供商不断涌现，出现了"在线"的新型医疗服务供应模式。基于需求分类和预警预测以及诊疗决策支持体系的研究基础，综合运用医学地理学、收益管理、系统工程、卫生经济学与协同学等理论方法，进一步研究涵盖呼吸系统疾病诊疗及预防的全程医疗健康资源配置与优化问题。具体研究问题包括两方面：医院内部多资源配置优化研究和基于智慧医疗健康的区域医疗健康资源配置研究。

3.4　本章小结

本章从单体医院医疗健康资源管理引申出全社会医疗健康资源管理，详细说明了医疗健康资源定义、分类、特点和医疗健康资源管理的含义和重要性。同时，对单体医院医疗健康资源配置优化和调度优化的研究现状进行综述，并描述了四川大学华西医院的实际案例证明方法的可操作性。但是，单体医院医疗健康资源管理还是存在着一些问题，其中一点就是缺乏从全社会的角度考虑医疗健康资源的管理。因此，本书提出全社会医疗健康资源管理是医疗健康资源管理的必然趋势。全社会医疗健康资源管理将为我国的健康服务业医疗发展带来一场效率革命，以此提高医院工作效率和医疗水平，缓解"看病难、看病贵"等矛盾，且关注弱势群体的医疗服务将不再是梦想。

通过本章分析，可以发现从我国现有的医疗体制和架构来看，短期内实现全社会范围内医疗健康资源管理优化还存在很多的困难。各个医院的资源信息存在孤岛，信息难以共享；床位资源和大型专业医疗设施、设备、医疗机构人员无法进行频率较高的调动；医疗水平参差不齐；就医过程同质化；医疗费用的持续上涨等问题均阻碍全社会医疗健康资源管理的发展。基于传统数据统计分析方法、排队论、运筹学等，难以在全社会大范围资源体之间发挥作用，这时候我们需要寻找新的方法来实现目标。伴随着国家"十三五"规划落地，健康中国已经升级为国家战略，"互联网+"将成为推动健康中国发展的重要技术手段，为全社会资源管理的实现提供了新的思路。

　　利用多学科技术(包括大数据、云计算、管理科学、信息工程、医疗管理等)对包括医保、医护人员、病床等在内的医疗健康资源进行资源的再分配和优化配置已经成为现阶段的研究热点。为此本书将站在"互联网+大数据"的角度探析如何实现大数据驱动的个性化医疗健康全程决策优化研究、医疗保险费用管理、全社会医疗健康资源配置优化和创新，进而减轻政府和群众经济负担，降低资源浪费率，提升效率并更大程度提高患者满意度。

第 4 章　大数据驱动的个性化医疗
健康服务全程决策优化

在大数据背景的推动下，全球医疗健康服务管理者越来越重视利用信息技术、数据挖掘、人工智能、模式识别、移动互联、大数据等方法与技术对个体之间数据进行千差万别、复杂多维的分析，使得未来医疗健康服务模式由以供方为中心的"传统医疗服务模式"向以需方为中心的"个性化医疗健康全程服务模式"转变，改变传统仅关注院内诊治单元的医疗健康服务模式，建立涵盖保健预防、诊断、治疗、康复等多环节全过程个性化医疗健康服务新模式，实现大数据驱动下的个性化全程医疗决策，进而实现需方医疗健康服务价值最大化。在大数据背景下，为了能够为个性化医疗健康服务全程决策优化提供支持，本章论述了个性化医疗健康服务全程决策优化发展背景及内涵，在回顾个性化医疗健康服务全程决策优化国内外研究现状的基础上，从大数据视角出发，对需方医疗健康服务需求进行分析，研究需求群体分类及不同患者群体的发病规律监测预警机制，并基于此探讨供方如何进行全程疗效/成本的个性化医疗健康服务全程决策优化，以期推动个性化医疗健康服务全程决策优化研究进一步发展。

4.1　大数据驱动的个性化医疗健康服务全程决策优化概述

近年来，人们对医疗健康的需求随着经济发展和科学技术进步而不断提升，医疗领域的关注重点从以前的"生病就医"转向通过外部的软硬件和一系列科学技术对疾病进行预防、个性化诊疗决策以及防止康复后再入院，满足这些需求不仅是提升人们健康水平的重大进步，更是实现人类健康管理的一大理想。所以，追求以预防为主并贯穿医疗服务全程，包括保健预防、诊断、治疗、康复等的决策优化是临床发展的必然趋势，也是全世界人民的共同目标。

4.1.1　大数据驱动的个性化医疗健康服务全程决策优化发展背景

人们个性化医疗需求的日益凸显，以及各国政府对个性化医疗探索的大力支持，推动着个性化医疗健康服务全程决策优化研究的发展。另外，大数据技术的不断发展与进步为个性化医疗健康服务全程决策的发展提供了技术支持。因此，下面主要从需求背景、政策背景和技术背景进行描述。

1.需求背景

人们生活水平的提高和科技的进步推动着医疗服务需求稳步增加，医疗服务业进入一个快速发展时期,不仅要提供优质的服务,还要提高医疗水平。2014 年国家食品药品监督管理总局的统计数据显示,我国每年不合理用药、用药错误造成多达 250 万人健康受到损害,其中 20 万人因药物使用不当死亡。由国家食品药品监督管理总局南方经济研究所发布的《2016 年儿童用药安全调查报告白皮书》指出,我国儿童用药普遍出现"成人化"现象,缺少儿童专用药导致很难做到对其精确用药,为儿童用药安全埋下巨大隐患。并进一步指出每年有近 3 万名儿童因用药不当导致耳聋。此外调查还发现儿童药物不良反应率为 12.5%,是成人的 2 倍,新生儿更是达到成人的 4 倍,儿童不合理用药比缺少儿童专用药造成的药物性损害更严重。这种用药不当不仅对个体身体健康造成极大的损害,还造成了严重的医疗健康资源浪费现象。人类基因组计划的深入研究表明,个体对药物反应的差异性,以及药物在体内的代谢与个人遗传因素密切相关。另外,我国不断涌现的生育全程医疗保健服务、慢性病管理服务、愈后康复服务都体现了群众对全程医疗服务追踪诊疗的认可。普遍来说,大众总是无法预知自己某些疾病的发生,导致疾病总是得不到及时的医治,但是医院借助于患者历史电子病历对其进行诊前一系列预测,及时为患者入院可能性和愈后再入院提供一定的参考,并给予相应的专业医疗指导,还可以对提升医院自身综合实力和及时调整资源配置以缓解资源浪费的现象有极大帮助,甚至在改善"医患矛盾"上也可能会有显著效果。

个体的基因、电子病历、健康档案及健康监测信息等数据的差异导致个体对不同的医疗决策做出不同的反应。为了有效提高医疗服务质量,降低医疗费用,解决医护人员及患者痛点,为个体选择最合适的医疗决策,传统的院内诊疗方式及用药方式必将被新的个性化医疗健康服务全程决策模式(包括入院前的健康状况管理、疾病风险预测和慢性疾病的防治和管理,入院期间的治疗以及康复后再入院的预测管理)和新的用药方式所取代,最终实现面向全人类的大数据医疗护理模式,及时对个体提供优质的医疗防护,并实现"量体裁药"、"精确用药",大数据环境下个性化医疗健康服务全程决策的探究为实现这些需求提供了支持。

2.政策背景

自 20 世纪 70 年代个性化医疗的概念被提出以来,世界各国政府对个性化医疗实践都给予了大力支持。

2011 年,美国国家科学院的研究人员出版了《走向精密医学:建立生物医学研究和疾病新分类的知识网络》(*Toward Precision Medicine: Building a Knowledge Network for Biomedical Research and a New Taxonomy of Disease*)的报告,首次提出"精准医疗"的概念,提出"新分类学",将在传统的疾病症候之外通过潜在的分子以及其他因素来区分疾病,并提出建立新的数据网络,将治疗过程中的患者临床数据和生物医学研究结合起来[151]。2015 年 1 月 20 日,美国总统奥巴马在国情咨文(President Obama's 2015 State of the Union)演讲中提出从国家战略层面出发的"精准医学计划",他还呼吁增加个性化基因组学研究的研究经费,更好地预测疾病风险,了解病因以及改进病情诊断和治疗策略,这一举动使得精准医学迅速进入全球医学界的视野,成为全球医学界关注和热议的焦点。2016 年 12 月,美国国会表决通过《21 世纪治愈法案》,旨在以"discovery、development and delivery"

为方针，通过增加投入鼓励医学研究和创新，改革美国药品注册审评机制和监管法规，以加快创新药物研发临床使用。两年多以来，法案中提出的精准医疗计划、癌症登月计划等，为医学界研究提供了大量的资金支持[152]。

在英国，政府推出"精密医学弹射器"10 万人基因组计划，并建立 6 个精密医学枢纽，以期以更精确地了解疾病，以及探索更可预测的、更安全、成本效益更高的治疗方法。法国政府也投资 6.7 亿欧元启动法国基因组医疗 2025（France Genomic Medicine 2025）计划。另外，韩国万人基因组计划、澳大利亚零儿童癌症计划等精准医疗战略的提出都在推动全球精准医疗的发展，并为各国医疗服务模式创新发展创造了巨大的机遇。

在我国，精准医学项目发展尚处于起步阶段。2002 年，新华网报道称，"医疗界的大势所趋，我国医院出现个性化服务"。当时在北京已有大型医院针对每个患者的自身情况，提供个性化的专业指导，这为医患之间建立一种长期稳定的关系打下了坚实的基础，同时对后期收集大量的病患数据有着极为重要的意义。2009 年，罗氏诊断（Roche diagnostics）与山东盖洛病毒学研究所共同合作成立了中国首家"个性化基因诊断中心"。我国在精准医学领域积累了一定基础，以高发病的诊断为例，中国科学院程京院士介绍，结核病菌快速诊断、结核耐药、乙肝耐药检测、宫颈癌诊断、不明原因发热、腹泻以及细菌耐性诊断方面我国已经走在了世界的前列。2015 年 3 月，科技部召开全国首次精准医学战略专家会议，提出了中国精准医疗计划，并将"精准医疗重点科技研发计划"列为"十三五"健康保障发展问题研究的重大专项之一，预计在 2030 年前将在精准医疗领域投入 600 亿元。自"十三五"规划明确提出全面规划医疗领域改革以来，个性化医疗也在不断推进，许多城市的大小型公立、私立医院也在借助国家政策之力，全面转型升级医院服务模式与运作模式。另外，我国为全面落实《国家中长期科学和技术发展规划纲要（2006—2020 年）》的相关任务，按照国务院《关于深化中央财政科技计划（专项、基金等）管理改革的方案》和《关于改进加强中央财政科研项目和资金管理的若干意见》的总体要求，经国家科技计划（专项、基金等）战略咨询与综合评审特邀委员会、部际联席会议审议，将"精准医学研究"列为 2016 年优先启动的重点专项之一，并正式进入实施阶段。

3.技术背景

近年来随着互联网和信息行业的发展，海量数据的原始积累变得更容易，大数据逐步引起了人们的关注。而数据作为重要的生产要素也已经引起了各行各业的重视。人们对于海量数据的挖掘和运用，预示着新一波生产率增长和消费者盈余浪潮的到来。大数据技术主要包括数据采集、数据存取、基础架构、数据处理、统计分析、数据挖掘、模型预测和结果呈现八个方面。随着这些大数据技术日趋成熟、先进和高效，加之更多相关智能硬件设备的加入，使得大数据在环境生态学、物理学、生物学等领域以及医疗、军事、金融、通信等行业得到广泛的应用。尤其是在医疗行业，大数据的普及应用能够辅助临床决策，基于临床操作的结果对病人特征数据和疗效数据进行全面分析，比对多种干预措施的有效性，找到针对特定病人的最佳个性化治疗途径[153]，从而能够极大地提高医疗的诊疗效果，降低医疗成本，提升医疗的成本效用，推动我国医疗事业的高效运行，同时也为个性化医疗健康服务全程决策优化提供了极大的技术支持和保障。麦肯锡的预测报告指出，2012年医疗服务场所的数据总量约为 5000 PB，2014 年存储的医疗影像归档、电子病历、医学研究信息、住院记录等文件存储总量约为 100 00 PB[154]。这为个性化医疗健康服务提供了巨大的社会价值和发展空间。

另外，在医疗方面，最早的个性化医疗理念的提出和实施，归功于医学领域基因组学的突破。2008 年，英国《经济学家》周刊报道：根据每个人的基因构成进行诊断和治疗的个性化医疗在冰岛和美国取得进展，现在人们花 1000 美元就可以检测自己的基因组。冰岛的解码基因公司于 2007 年 11 月推出一种名为"解码我"的网上服务，顾客提供脸颊上的基因样本，公司便可将其与拥有几十万人基因组资料的数据库以及与疾病相关的基因变异列表进行对比。2007 年美国也宣布提供类似服务。因此，这些技术使得基于基因的个性医疗成为可能。由于一个完全测序的人类基因组包含 100GB～1000GB 的数据量，这为海量信息数据的并行计算和存储带来了有很大困难，因此需要有专门的数据库进行数据信息的横向与纵向比对分析。基于这样的背景，医疗大数据与云计算结合顺势而生，国内外许多公司都已建立了自己的大型数据库并开发相关的软件进行快速的数据分析。

建立在基因组信息基础上的靶向治疗、分子影像等基因医疗技术的发展以及生活方式、生活环境、遗传病史等大数据信息收集的实现既为个性化医疗决策新模式提供了充分条件，也鼓舞了全球各界对个性化医疗的支持与探索。因此，在以病人需求以及医疗服务管理发展趋势为导向，基因检测为基础，大数据分析为手段的背景下，个性化医疗决策应运而生。所得到的信息可为个体化药物设计提供指导，实现"量体裁药"。个性化医疗的新意体现在生物医学新技术对许多疾病有更深入的理解。药物研发成本大幅增加，导致制药公司关注少见的疾病。同时，基因组测序成本的显著降低抑制了许多新的罕见的遗传性疾病产生。这些进步为个性化医疗决策新模式提供了充分和必要条件。

4.1.2　大数据驱动的个性化医疗健康服务全程决策优化的内涵

理解个性化医疗健康服务全程决策优化的内涵需从"个性化"和"全程"两个方面入手。对于"个性化"大众早已不陌生，"个性化"在教育、餐饮、服装、互联网等行业早已得到广泛应用，咨询公司针对不同行业为客户制订个性化方案，辅导老师为不同学生制订个性化学习计划，网络公司为不同用户推出个性化界面等。但是个性化医疗在医疗行业的应用，是近年来巨大的创新，也是当今世界以人为本的必然趋势。美国提出的个性化医疗是一种定制医疗模式，它是随着基因组测序技术快速进步以及生物信息与大数据科学的交叉应用而发展起来的新型医学概念，本质上是通过基因组、蛋白质组等组学技术和医学前沿技术，对大样本人群与特定疾病类型进行生物标志物的分析与鉴定、验证与应用，从而精确寻找到疾病产生原因和治疗的靶点，并对一种疾病不同状态和过程进行精确亚分类，最终实现对于疾病和特定患者进行个性化精确治疗的目的，提高疾病预防与诊治的效益[155]。个性化医疗，又称精准医疗，广义上就是以个人基因组信息为基础，结合蛋白质组、代谢组等相关内环境信息，为病人量身设计出最佳治疗方案，以期达到治疗效果最大化和副作用最小化的一门定制医疗模式。所谓全程医疗，即全路径医疗健康服务，包括对健康人群知识宣传、疾病预防，患者人群入院期间医护流程以及患者愈后康复及再入院可能性的预测。因此本书认为，个性化医疗健康服务全程决策就是以人体基因组为基础，综合个体生活环境信息和既往病史、遗传病史等临床信息，借助大数据分析工具对健康人群和患者的全路径医护流程，包括诊前、诊后、愈后，进行更精准的预测、诊断，进而制订出以个体为中心的个性化医疗方案。

总而言之，人类基因技术的进步与大数据时代的到来，将医疗带入了新的篇章。通过采用统计、数据挖掘以及知识积累等方法去识别致病的影响因素和发病机理，实现从传统医疗的对症下药向根据基因选择治疗方案转变，提高疗效，最大限度地降低药物的副作用，让医疗实现量体裁衣的同时，它还有着广泛的社会效益，不仅有利于医生做出更准确的诊断，改变目前大众就医模式，从而改善医患关系；还有利于制药企业在某种程度上降低研发成本，开发出更有针对性的药物，更有利于保险企业由面向所有患者到面向有针对性的少数患者转变，降低全社会的保险成本，并最终达到提高医疗疗效与降低医疗费用，为未来医学指明方向的目的。

4.2　大数据驱动的个性化医疗健康服务全程决策优化研究现状

伴随人类对疾病的认识逐步深入基因层面以及基因检测技术的进步，全球分子诊断市场快速增长，个性化医疗健康服务全程决策优化研究成为未来医学研究与应用的趋势。个性化全流程各环节的决策质量对整体医疗服务质量起着至关重要的作用。目前，个性化医疗健康服务全程决策优化的发展与研究处于起步与探索阶段，而其需求影响因素分析和预测对它的发展和推动具有很大的帮助，另外，在需求影响因素分析和预测的基础之上，可以更好地促进个性化医疗健康的诊疗决策优化。近年来，随着医疗方法和技术的不断发展，传统通用性医疗开始逐步向个性化医疗转变。个性化医疗是在传统医疗方法上进行的延伸和创造[156]，可以根据患者的基因信息为其提供定制医疗服务，使治疗更加具体而精准[157]。Cyganek 等[158]提出随着电子健康数据及医疗数据的完善，病历、化验单、处方、心电图图像等医学文件表现形式呈现出非结构化特点，增加了数据的复杂性，原有的数据处理方式及工具已不再适用于处理此类多维度的复杂数据，因此考虑到医学数据量、数据处理速度、数据多样性以及准确性，从大数据视角分析，将大数据分析工具应用于医疗数据成为趋势。Dilsizian 和 Siegel[159]在基于这样的情况下，展望了将来利用人工智能、大数据与云计算对不同对象进行医疗诊断和治疗，并最终实现个性化医学的必然性。随后，Feldman 等[160]针对临床复杂大数据处理所面临的挑战，提出了一个结合病人特征并可以适应任意数据集大小的集成预测算法，以期给病人提供更好的个性化医疗决策。另外在大数据背景下个性化医疗的发展也出现了许多问题，Perez 等[49]指出在大数据背景的推动下，医学的发展需要解决的问题涉及数据信息安全、隐私、数据所有权以及数据的管理和维护。为了对个性化医疗健康服务全程决策优化有更加全面的了解，接下来主要针对个性化医疗健康服务全程决策优化相关研究进行梳理，主要从需求影响因素分析及预测研究、疾病诊疗决策研究两个方面展开国内外研究现状的梳理。

4.2.1　需求影响因素分析及预测研究

医疗需求在很大程度上取决于个体的需要。医疗服务需求是指人们根据医疗卫生服务收费水平和自身经济承受能力，愿意并且能够购买的医疗服务数量。这一概念实际上包含了形成需求必须具备的基本条件：一是人们具有利用医疗服务来维持和缓解自身健康问题的愿望，二是人们在经济上必须具有支付能力。针对个性化医疗健康需求很多学者进行了相关研究。

1.需求影响因素分析

个性化医疗需求是健康需求的主要内容，新古典增长理论和人力资本理论都将人力资本视为经济增长的一大源泉。Mushkin[161]提出了"健康资本"的概念，分析了健康和教育作为同等重要的人力资本对经济发展的重大作用。经济学家舒尔茨明确提出了人力资本理论，阐明了健康保健是人力资本投资的重要内容之一。继舒尔茨之后，Bercker把人力资本与时间联系起来，采用微观均衡分析方法建立了人力资本投资均衡模型，并提出了分析的基本构架和方法。Grossman[162]进一步将 Bercker 新古典均衡分析框架的人力资本观念应用到健康领域，将健康视为能提高消费者满足程度的耐耗资本品，构建了效用函数、家庭生产函数、收入约束函数和时间约束函数，从而推导出个体健康需求和医疗需求的理论模型，从理论上说明了年龄、教育以及(工资)收入等变量与健康需求之间的关系。人力资本模型包含折旧率、工资率、医疗服务价格和人力资本存量，并假定这几个变量都是外生的，并将健康视作人力资本的组成部分，健康状况是人力资本投资的结果，健康在生命周期一定阶段后随年龄增长不断折旧，但也可以通过投入时间和医疗服务进行投资。

大量研究学者通过考虑不同健康特征人群、不同疾病人群以及医疗保险等因素，对该模型进行了拓展和修订，认为个性化需求主要受到健康因素、收入因素和保险因素的显著影响。收入因素、人口因素与健康因素对个性化需求的影响也较为显著，医疗服务需求主要通过医疗服务需求支出指标(医疗费用总支出和个人自付费用支出)反映。人口特征因素能够解释医疗支出波动的 1%～5%，而加入健康因素后，对医疗需求的解释程度随之大幅度提高。Newhouse[163]将医疗保险变量引入医疗需求模型中，从而更好地解释了医疗保险对医疗需求行为的影响。Heller[164]在将医疗需求模型化的基础上，考察了各种医疗过程的货币价格和时间成本、个体收入以及家庭环境等因素对医疗需求的影响，构造了一个更适用于低收入国家的医疗需求模型，该模型将卫生服务区分为预防保健服务、基本性医疗服务和选择性医疗服务。国外学者 Mocan 等[165]对 1989 年中国城镇居民医疗需求决定因素进行了实证分析，这也是第一篇考察我国医疗服务需求决定因素的实证文献，结果表明，性别与年龄的交互项、人均房间数、食品价格、医疗服务价格和收入是中国城镇居民医疗需求的决定因素。依据各类研究目的归纳分析，将医疗需求影响因素归纳为人口社会学因素、经济因素、健康状况因素和医疗保险因素等。

除了来自不同人口和行为群体的需求进行识别统计外，Jochmann 和 León-González[166]提出从发病率、感知需要、病人偏好和非医疗动机多维度视角分析需求的影响因素。Karni[167]，Seidenberg 等[168]，Milewa 等[169]，Robyn 等[170]，Lam 等[171]讨论了不同病种、个体社会人口学特征、医学常识普及、经济因素、医疗质量、医疗保险政策诱导因素对人们就医行为模式的影响。目前，数据挖掘技术和统计建模相关方法也逐渐应用到病理数据、生活习惯数据、基因组数据的分析研究中，以挖掘需求产生的一些主导因素、模式及规律，旨在根据需求产生的诸多因素实现需求的早期识别与分类。方敏利[172]通过多因素非条件 Logistic 实证分析社区居民对预防保健服务的需求因素发现，慢性病患病情况、健康知识掌握情况是居民预防保健需求的主要影响因素。陈露等[173]采用单因素分析和多因素 Logistic 回归分析对我国居民预防保健服务需求的影响因素进行分析，发现我国居民的医疗需求不足，而且受到性别、年龄、受教育水平、医疗保险、收入以及并发症等诸多因素的影响。Korownyk 等[174]估计了在初级保健需求中一些干预措施的益处，包括筛查和预防保健、慢性病管理和对急性医疗状况患者的护理。

与此同时，近几年来大气污染颇受关注，随之涌现出大量的环境与疾病相关关系的研究，旨在试图探索环境污染对疾病发生、发展的影响程度与发生、发展规律。国外研究均表明，心肺疾病(肺癌、肺部炎症、动脉粥样硬化、血管功能失调、冠心病、糖尿病等)的发病率和死亡率与空气污染程度变化密切相关。接触 $PM_{2.5}$ 值不达标环境会增加死亡率和发病率，缩短预期寿命，同时增加患呼吸道疾病和心血管等疾病的可能性。Cao 等[175]采用广义相加 poisson 回归模型的时间序列分析发现，大气 PM_{10}、SO_2、NO_2 浓度与医院门诊、急诊的就诊量呈正相关关系，且存在显著滞后效应。杨敏娟和潘小川[176]通过时间序列对北京市大气污染与居民心脑血管疾病死亡的关系进行分析，结果发现北京市大气污染对人群健康存在短期影响，并能增加心脑血管疾病死亡率。翟广宇等[177]通过对空气质量和气象因子与上呼吸道感染发病人数之间的关联规则挖掘，发现气象因子和空气质量变化对上呼吸道感染发病人数具有很大程度的关联影响。

2.需求预测研究

预测分析的基本逻辑就是从过往数据中挖掘出关联性，最终预见未来。预测分析在个性化全程决策过程中的重要性已毋庸置疑。现代科学技术的支持使得大量的医学数据被储存下来，包括年龄、性别、身体指数、入院诊断、出院诊断、各项生理指标、既往病史等。海量数据和工具的广泛使用催生医疗健康领域的预测分析，即利用这些数据精确地计算出各种可能性的概率，从而带来个性化的医疗服务。目前，关于个性化需求预测的研究主要从三个方面展开：一是需求量(门诊、急诊、住院)的时间序列规律预测，主要是通过对相关需求量时间序列数据开展预测研究；二是考虑就医行为、环境因素等的需求行为预测，主要是考虑诸多需求影响因素的需求发展变化趋势的预测与估计研究；三是考虑关键诊疗活动(疾病预防/预后、诊断与治疗)的疾病发生、发展规律的预测研究。下面将从这三个方面对个性化医疗需求预测研究作出评述。

对医院各医疗单元的预测主要集中在门诊、急诊、住院等需求达到量的预测，主要的研究方法是分布拟合、最小折扣二乘法、逻辑回归与经验贝叶斯推理模型、自回归模型、自回归移动平均模型、调和季节模型、指数季节平滑、BP 神经网络等。Lei 等[178]通过实证分析比较差分整合移动平均自回归模型(Autoregressive Integrated Moving Average Model，ARIMA)和广义加性模型(Generalized additive model，GAM)在 PM_{10} 浓度水平与慢性阻塞性肺疾病(COPD)入院量关系上的预测性能。Sunyer 等[179]运用广义加性模型和逻辑回归在欧洲 10 个国家的研究发现，家庭附近的交通密度和户外的 NO_2 能较好地预测女性的慢性支气管疾病。Alaeddini 等[180]基于逻辑回归和经验贝叶斯推理开发了一个混合概率模型，根据病人的社会人口统计信息和临床预约出勤记录来预测患者的爽约概率。Jones 等[181]指出多变量时间序列模型可有效地预测急诊科病人的达到量，同时提供了准确地预测诊断资源的需求。曾允萱和蔡旭娜[182]采用 X-11 季节调整方法、引入虚拟变量拟合趋势直线方程，剔除趋势后建立 ARIMA 模型，预测医院的各月门诊量，与月门诊量时间序列直接建立的 ARIMA 模型进行比较。并指出 ARIMA 模型更适合于做短期预测，对剔除季节因素和趋势因素的平稳时间序列用 ARMA 模型拟合后，再合成季节因素和趋势因素的模型所做的中长期预测精度高。Zolbanin 等[183]通过分析比较人工神经网络、决策树、逻辑回归和随机森林四种不同的预测模型，对癌症并发症患者预后生存能力进行预测性能，分析得出随机森林的预测性能最好。

考虑诸多影响因素的个性化医疗需求行为变化趋势的预测研究主要体现在各国家、地区病种的需求研究。由于个性化医疗需求受人口社会学因素、经济因素、健康因素和医疗保险因素等多种因素的影响，可采用多元回归模型进行预测。Arrow[184]对卫生医疗特点的分析奠定了个性化医疗需求理论的基础。早期的医疗需求模型源于效用最大化假设下的简单平衡方程，Acton[185]、Christianson[186]和 Grossman[162]通过在需求方程中引入时间和人口变量对模型进行了边际改善。第一个完整的现代个性化医疗需求模型由 Gertler 等[187]提出，并对其进行了一般化。有关个性化医疗需求行为的重要实证文献包括 Akin 等[188]、Akin 等[189]、Gertler 等[190]、Mwabu 等[191]、Ching[192]、Gupta 等[193]。这些研究发现，等候时间、就医距离、患者年龄、受教育程度、性别、就医成本、疾病严重程度等，在特定的地区对个人医疗需求行为的影响都非常显著。林相森和艾春荣[194]以个人潜在医疗需求为潜变量，建立有序的 probit 回归模型，采用半参数方法对模型进行了估计，结果显示年龄、性别、婚姻状态、居住地、收入水平、教育水平对个人的医疗需求有不同程度的影响。王俊等[195]从个人效用理论出发，通过建立个性化医疗需求行为模型，利用三省实地调研数据进行经验分析，最终发现居民对医疗服务的需求取决于对治疗的机会成本(包括支付能力、价格水平、时间、服务态度等)以及替代方法的权衡。杜少甫等[196]对医疗领域病人需求预测方面的研究进行了详细综述。此外，考虑环境因素与气象因素的神经网络预测模型对疾病的月发病量的预测研究，有利于对人们进行更有针对性的健康预防，有效降低支气管肺炎对人类的危害[197]。Puyalnithi 和 Vankadara[198]基于数据挖掘方法提出了一种预测疾病严重程度的转换序列，从而可以更好地辅助医师进行临床决策。

医疗健康领域的关键诊疗活动通常受诸多不确定因素影响，从疾病预防的临床角度出发，考虑疾病病理特征的发展规律的预测研究显得尤为重要。结合电子健康记录、电子病历数据，通过数据分析，建立加权的贝叶斯网络推理模型、支持向量机(support vector machine，SVM)和人工神经网络(artificial neural network，ANN)模型等，确定与疾病相关的危险因素及其权重来预测乳腺癌、糖尿病等的发生、发展及风险[199,200]，以更好地对需求进行预防治疗，及时了解病情提早安排医疗资源。Kim 等[201]通过支持向量机和人工神经网络对晚期前列腺癌患者进行术前预测，结果支持向量机的性能更优。他的另一项研究是基于模糊规则建立对冠心病患者的预测模型，并通过实例证实了模型的性能。Zhao 和 Weng[200]以文献资料和电子健康档案为基础，开发了一种加权贝叶斯网络推理模型来预测胰腺癌的发生，该模型确定了 20 个与胰腺癌相关的危险因素及权重。Shi 等[202]对比人工神经网络和 Logistic 回归模型预测原发性肝癌手术后的院内死亡率，发现人工神经网络准确率较高。Pandey 等[203]开发了一种心脏病预测模型，该模型以病人临床数据为基础，选取了 14 个临床特征，建立了一个使用 J48 决策树的辅助专家预测模型。Liu 等[204]将贝叶斯临床推理模型应用于心血管疾病个人风险的预测。Vafaie 等[205]开发了一种模糊分类器来预测心脏状态，并将遗传算法应用于其中，使得准确性高达 98.67%。Tolakanahalli 等[206]对肺癌患者的呼吸模式进行了预测，提出了一种非线性预测模型(局部平均模型)，并将其与自适应无限脉冲响应(IIR)预测滤波器的预测精度进行对比，证明了方法的有效性与可用性。Kuriyama 等[207]利用 3D 成像技术形成的 CT 检查结果建立 Logistic 回归预测模型，确定了肺癌膜入侵的重要因素。Fathima 等[208]基于国家健康与营养调查对南印度三个村庄中患有心血管疾病的个体进行为期 5 年的风险评估，主要采用回顾性队列研究对年龄段在 35～74 岁符合条件的个体进行分层，以确定这种非实验的方法对每个层级的心血管患者的风险预测的准确性。Verma 等[209]结合非侵入性临床数据提出了一种新的混合数据挖掘模型进行疾病诊断和评估其严重程度。作者基于相关特征子集选择的风险因素识别与粒子群优化搜索方法和 K-均值聚类算法，对冠心病和克利夫兰心脏病进行实证分析，发现该混合模型将算法的精度从 8.3%提高到 11.4%。Chen 等[210]针对神经退行性疾病的进展进行预测，提出了一种基于乙状结肠功能的非线性混合效应模型来预测纵向临床结果，将神经影像生物标记物与特定的拐点相结合，并采用期望最大化算法来识别疾病进展的重要生物标记物，减少预测的变异性。

　　一些研究将预测对象从患者拓展到健康人群，从个体扩展到群体，根据需求影响因素的识别划分群体类别，进而对某一范围、某一特征群体的疾病发病率、术后死亡率，甚至是某一地区的传染性疾病的发病趋势进行预测。章泽豹等[211]利用数据挖掘技术对疾病的发病率进行检测预警，当检测对象拓展到整个地区，检测预警系统将更好地预报疾病并为早期干预、预防提供数据信息。

　　综上所述，考虑环境因素、生活习惯、行为偏好、个体属性特征、医疗政策等诸多因素的个性化医疗健康需求的研究成果较为丰富，但是相关成果目前还较为零散、初步，系统的研究还有待深入，还有大量的问题有待解决。另外，国内外对个性化医疗健康需求预测的研究中，更多运用传统的统计学方法研究某个医院的需求或某几个医院的需求，并且在医疗个性化医疗健康需求因素对疾病的预测分析中受环境因素影响的考虑较少，而考虑环境因素对于我们更好地了解需求产生的本质，对预防、计划以及提供有针对性的治疗方案有相当大的作用。同时，缺乏在大数据的背景下分析个性化医疗健康需求的影响因素及其相关关系，也难以提供令人信服的合理需求预测。因此，后续研究需要着眼于医疗健康大数据，利用数据挖掘、统计建模、机器学习等多种工具技术，通过实证研究、社会/行业调查报告等的深度分析，从纷杂的要素中系统地、全面地、多维地挖掘妨碍健康及引发疾病的显著因素，并进行有效、准确的预测，为大众提供个性化的全程医疗服务。

4.2.2 全程诊疗决策研究

随着信息技术的迅猛发展，各个医疗机构的"信息孤岛"将逐步被打破，这为更好地了解病人的发病机理及变化过程提供了更好的技术保障，进而有助于推动"传统医疗决策模式"逐步向"个性化全程医疗健康服务模式"转变，更好地为病人提供个性化的诊疗决策和方案。但不确定性是医疗健康领域影响个性化诊疗的一个非常重要的特征，诊疗过程中存在诸多不确定性因素，如疾病恶化程度及并发症等。而随机理论、数据挖掘、决策科学及运筹学等理论为个性化的诊疗决策提供了成熟的优化方法和工具，为个性化全程决策的研究提供了支持，并有许多学者据此展开了研究。Relyea[212]将 20 世纪 70 年代以来医疗管理文献中的癌症治疗方法进行了系统整合，建立了数据库并进行了数据挖掘分析，以此评估不同治疗方法的效果，为医生给患者提供个性化诊疗提供了决策支持。Chawla 和 Davis[213]以患者为中心探讨了将大数据应用于个性化医疗健康的益处。Edi Karni[167]提出了一种医疗决策模型并讨论了其潜在的应用。他指出在需要医疗决策的情况下，医疗决策模型可以解释为病人选择行为的一种假设。该理论还旨在给医生推荐治疗方案、可用的行动方案、方案的结果以及达到目标的可能性，帮助医生在不确定的条件下更好地进行医疗问题决策。Kidd 等[214]提出将临床医学产生的大量数据整合进模型，以准确预测复杂的病例生理学形象，并把这种复杂性转化为可实施的临床行为。通过将大规模的数据集整合进模型构建综合建模方法，探讨该方法如何用于确定个性化诊疗决策方案。冯嵩和胡建中[215]在围绕大数据个性化医疗诊断模型研究与实践的基础上，提出在大数据平台上开展个性化诊疗的建设思路、实现方法和研究内容的初步设想，探索一种新的疾病诊断和预测的方法。为了对个性化医疗健康服务全程决策优化有更加系统的了解，下面对疾病预前与预后决策研究、诊疗决策研究进行梳理。

1.疾病预前与预后决策研究

疾病发病机理及表现特征的复杂性，使得疾病的诊疗过程面临诸多困难。目前已有学者将多种优化技术引入疾病诊疗过程中，并取得了一些成果。疾病的早期预防对提高治疗效果、降低治疗成本和治疗难度等是十分重要的；而疾病的预后分析则可以预测疾病可能出现的病程和结果，对疾病的诊疗起到加强和巩固的作用。另外，大数据技术的快速发展为个性化诊疗的开展提供了契机，因此，如何利用这些海量的信息资源来为医疗提供科学的决策，帮助建立个性化的诊疗决策，更好地服务于患者，具有重要的研究意义。Delen 等[216]对一个大型乳腺癌数据集采用人工神经网络、决策树和逻辑回归几个预测模型进行比较研究，观察模型的预测能力，对指导患者预后因素的研究具有重大意义。Bellazzi

和 Zupan[217]综述了数据挖掘技术在临床医学上的应用，并指出通过数据挖掘模型来预测患者的健康，有利于实时掌握患者的疾病状态，对于预防保健和预后都具有很积极的作用，并且对于建立人群为基础的个性化诊疗有很大帮助。Celi 等[218]对重症监护患者(ICU patients)和 80 岁以上的心脏外科手术患者运用逻辑回归、贝叶斯网络、人工神经网络三种机器学习算法建立死亡率预测模型，预测性能良好，结果表明数据挖掘方法相对于传统的回归模型具有更准确的预测精度，通过这种方法改变医生仅凭知识和经验做决策的现状，以此来影响临床医生的行为和改善患者的预后。Wimmer 等[219]为解决医疗隐私给现代临床决策带来的阻碍，提出了一种多智能体系统，它能充分实现数据共享和数据隐私保护，从而促进医疗保健、循证医学和临床决策的发展，提高预测模型的精度。Cheah 和 Tang[220]通过对影响人们使用预防性医疗的决定因素研究发现，收入、年龄、教育、种族、就业状况、健康保险和吸烟与预防性医疗密切关联，政府应给予低收入人群、儿童和老人、受教育程度较低的少数民族等更多的医疗保护措施。

综上所述，现有研究多是从病种的角度进行分析，较少从病人个性化的角度进行预前和预后的分析和研究。在大数据突飞猛进发展的时代，应充分发挥大数据在临床医学和病人病理的分析和检查方面的作用和优势，但当前的研究较少基于大数据展开研究。因此，基于大数据的预前和预后分析有待进一步探索。

2.疾病诊疗决策研究

在疾病的诊断过程中，复杂的疾病发病机理及表现特征使得疾病的诊疗面临一定的困难，医生需要凭借经验直觉以及对病人的分析来决策诊疗方案的选取，还要预测该诊疗方案的有效性，如出现病情变化，则需考虑后续选择何种方案以保证整体的诊疗效果最优。目前已有学者将数据挖掘和决策优化等技术用于疾病诊疗过程中，取得了一些成果。在数据挖掘方面，Wagholikar[221]对疾病诊疗阶段的方法进行了对比分析，指出了其适用条件及决策准确性。Risko 等[222]运用多元 Logistic 回归分析了早期前列腺癌患者的临床症状与阳性 CT 检查(即癌细胞转移)的关系，并对两种不同检查标准进行评估。研究表明，当病人 PSA＞20 且 GS≥8 或者临床诊断为 T3 期及以上的时候，分期 CT 扫描的阳性率较高。Xu 等[223]提出基于核函数正交变换方法的乳腺癌诊疗。Si 等[224]应用贝叶斯网络帮助医生评估癌症的发展情况。Lu 等[225]提出一种新型的基于遗传算法的特征选择算法，结果表明，基于该算法的智能系统具有良好的诊断性能，是一个用于诊疗肺癌的有效工具。Avci[226]使用来自 UCI 机器学习数据库的肺癌数据集，基于综合判别分析的专家诊断系统(GDA-LS-SVM)和最小二乘支持向量机回归模型对肺癌的诊断进行分类。专家诊断系统分成特征提取和特征筛选、分类两个阶段，实验结果显示，该系统的分类精度约 96.875%。Feng 等[227]结合辅助诊断肺癌的六个肿瘤标记评估人工神经网络(ANN)在区分肺癌与良性肺病组、正常对照组和胃肠癌方面的诊断潜能。结果显示 ANN 模型在区分肺癌方面是十分优秀的。Daliri[228]提出了一个肺癌自动诊断识别系统，即使用极端的学习机对肺癌数据分类。结果表明，此系统对肺癌的诊断非常有效并可以应用于临床。Jung 等[229]提出了一种基于数据挖掘的慢性病患者决策支持方法。该方法是利用频繁模式树对传统医疗数据进行数据预处理、提取和数据挖掘，为缓解慢性病患者疼痛提供相关决策方法。利用患者的基本信息作为疼痛相关决策的基础，可以将标准化应用到数据挖掘的频繁模式树中。通过提取相似的信息进行疼痛预测以支持相关医疗决策。Lorenz 等[230]通过对患者进行访谈和问卷调查，提出了一种基于前瞻性研究的自动延展系统以进行临床诊疗决策，结果发现，基于数据挖掘方法的诊断支持工具在预测选定的神经肌肉疾病方面显示出良好的结果。Wang 等[231]提出了一种 K 依赖因果森林模型，挖掘甲状腺疾病各临床变量之间的依赖关系，并通过图形化的方式呈现这种依赖关系，以更好地辅助医生进行临床诊疗决策。

在决策优化方面，马尔科夫决策过程（Markov decision process，MDP）逐渐被应用于治疗方案选取领域。Wu 等[232]将马尔科夫决策过程理论运用到急性缺血性脑卒中的不同治疗方案组合效果的比较分析中。Zhang 等[233]运用非平稳"部分可观察马尔科夫决策过程"研究了前列腺穿刺活组织检查转诊决策问题。Zhang 等[234]研究了膀胱癌的治疗方法，并对不同的治疗标准进行了比较。Tilson 和 Tilson[235]以马尔科夫决策过程模型为基础，创建了一个用于分析无症状慢性病的个体治疗决策工具。Bennett 和 Hauser[236]利用马尔科夫决策过程和动态决策网络的方法从临床数据中挖掘学习，通过模拟不同决策路径达到制订复杂计划的目标。Karmarkar 等[237]通过运用马尔科夫模型来估计膝骨性关节炎的在治疗费用的差异，直接费用基于文献的搜索整理，间接费用通过医师组成的专家小组进行调查，结果发现延迟治疗付出代价更大，人口模拟表明，随着美国人口的多样性增加，种族和种族差异在膝骨性关节炎治疗利用方面的社会成本将增加。Andeweg 等[238]通过马尔科夫模型模拟 2 例憩室炎非手术治疗患者，来确定结肠切除术、保守治疗或内科治疗哪种方案对寿命影响最大。考虑的因素有发病率、死亡率、结肠造口形成机会、复发风险和腹痛持续性。结果发现，马尔科夫决策模型有局限性，当个体患者和医生面临权衡择期手术或早期保守治疗的长期风险和益处时，就显得力不从心。此外，Underwood 等[239]提出以最大期望寿命为目标，将遗传算法引入仿真优化模型，分析了前列腺癌患者治疗的标准，敏感性分析证明了结果的有效性。Muthuraman 和 Sankaran[240]开发了一种健康管理的个性化决策支持系统，能够自动触发 SWRL（semantic web rule language）规则为用户推荐个性化饮食方案，在减轻医生工作负荷的同时提高病人的满意度。Hussain 等[241]应用多种不同信息设计并创建了为医学专家提供个性化建议的智能临床决策支持系统。Denton 等[242]对医疗决策制定进行了综述研究，并给出了一些研究方向。Mason 等[243]对同类糖尿病患者的血压和胆固醇管理进行优化。Chui 等[244]基于多目标决策采用心电图健康标识符来诊断心血管疾病的类型，提出了一种新型的组合策略 MCC-BC（MCC：Multi-Class Classifier，通过多类支持向量机诊断心血管疾病的准确类型；BC：Binary Classifier，通过两类支持向量机准确地鉴定心脏的健康性），这种策略能够快速并准确地对心脏病的类型做出诊断，而心电图健康标识符做出快速响应，使得心血管疾病的死亡率降到最小。

另外，由于疾病症状、医生经验等的模糊性，有许多学者从模糊的角度对疾病的诊疗过程进行了研究。Patel[245]研究了通过使用双层的神经模糊综合方法来预测冠心病，旨在将无用的冠心病数据转化为有用的数据，设计了一个识别冠心病风险的系统，系统中将所有因素都分为两层，将对冠心病发生具有强制性的关键因素作为第一层，其他的作为第二层，其中，数据集来源于 UCI 机器学习仓库，达到训练神经网络的目的。模糊原则用来预测冠心病的严重程度。作者指出，由于运用了双层的神经模糊综合方法，错误率降低了，工作效率也得到提高。Thong 等[246]提出了一种介于图像模糊聚类和直觉模糊推荐系统之间的医疗诊断混合模型，通过模糊隶属值来表示症状的不确定性和医生的经验，结果表明它比仅使用传统的模糊集或仅使用模糊推荐系统的相关方法预测准确性要好。Onan[247]提出了一种乳腺癌诊断的混合智能分类模型，该分类模型包含三个阶段：实例选择、特征选择和分类。实例选择和特征选择是基础，通过剔除无用或错误的实例与特征以提高分类模型的有效性，然后通过模糊粗糙最近邻算法来构建分类模型，通过实践发现分类准确率达到 99.71%。Zarikas 等[248]基于模糊规则提出了一个新的方法来有效和便捷地构建关于医疗问题的贝叶斯网络和影响图。在贝叶斯网络中，以模糊关联的形式提取医生的知识，这些模糊规则的知识在去模糊化过程之后，通过特定方程转化为概率，从而更准确地做出医疗决策。Mou 等[249]采用直觉积性最优最劣法针对肺气肿严重程度进行评估，为病人肺气肿的诊疗提供决策支持。

　　综上所述，当前通过采用数据挖掘、马尔科夫决策等方法进行了大量的研究，也取得丰富的成果，但较少基于病人个性化的特征进行疾病的全程诊疗决策优化展开研究，且研究问题较为分散，基于大数据的研究相对更少。随着大数据的发展和医学技术的进步，个性化的诊断决策优化在未来将会得到强有力的支撑和保障，有利于个性化医疗健康的全程诊疗决策优化研究的发展。目前医疗技术决策支持的研究大多从一个问题点出发，很少从个性化的需求影响因素和需求预测的角度出发，同时涵盖某一疾病诊断、治疗及康复全过程中的决策问题，不利于系统化分析疾病成因、形成个性化全程决策支持体系。此外，数据来源不够全面详尽，选取的数据库比较有局限性，使得分析结果存在一定片面性。因此，需要基于大数据的背景，结合患者个性化特征，从全程的角度对疾病的需求影响因素、需求的预测、疾病预前与预后、疾病诊断和疾病治疗进行个性化的医疗健康决策优化研究。

4.3　大数据驱动的个性化医疗健康服务全程决策优化研究问题

　　基于上述参考文献的研究现状分析，发现大数据驱动的个性化医疗健康服务全程决策优化的研究仍有较大的探索空间，因此本节从大数据驱动视角下提出了如下两个研究问题。

1.大数据驱动的个性化全程医疗健康服务需求分析

　　传统的医疗服务较少体现个性化特征，需求的分析大多着眼于应用数据挖掘、统计建模、预测等技术，分析识别需求产生的人口统计学特征、行为偏好、潜在风险因子及发展规律。但考虑个性化医疗健康服务需求的研究工作相对较少。因此，为探索个性化医疗需求，本书结合个体实际数据(基因组学数据、生活行为习惯等)，在医疗健康大数据分析(统计、数据挖掘、知识发现、机器学习等)的基础上,从大量数据中识别个性化需求产生的显著因素与模式,从现有分散的结构化、半结构化、弱结构化,甚至非结构化数据中进行模式匹配及行为规律预测,建立面向大数据驱动的疾病智能预警机制,为疾病的预防及个性化诊疗决策提供支持与参考。

针对这个问题,通过整合 GIS 环境数据、电子病历与 HIS 数据等患者全方位动态的病理数据及个体属性特征数据、体检中心检查数据、行业/社会调查报告等患者行为偏好调查数据,应用数据知识挖掘、统计建模等理论与方法,主要对个性化需求开展以下两方面的研究。

(1)大数据驱动的需求群体分类研究。疾病发病因素分析与识别不仅需要考虑疾病产生的内源性因素(如病毒感染、关联病种、个体属性特征——性别/年龄等),还需要考虑外源性因素(诸如社会环境、工作类型、生活习惯、经济压力等)。为实现对潜在高危人群(如肺癌、慢性支气管炎等)的早期识别与干预,进而达到疾病预防的目的,需要在大数据分析基础上,分析导致疾病产生的危险因子,识别发病相关因素,区分患者群体特征,有助于掌握相应群体的发病机制。借鉴自组织数据挖掘方法的数据分组处理技术、信息集成理论和算法等对数据进行分析,对需求进行群体细分与关键特征分析、选择,从而为个性化的疾病预防及个性化诊疗提供依据。

(2)不同患者群体的发病规律监测预警研究。结合不同患者群体的属性特征分析,基于时间序列建模方法,结合电子病历数据、HIS 数据的动态时间性特征,对不同群体的发病趋势、波动、季节、周期、滞后等时序性进行分析建模,并模拟随时间变化的不同群体发病率。针对不同群体疾病发生、发展规律,建立适应于不同群体属性特征的发病率预测模型,根据实时动态的监测值与警戒值对比,实现疾病的自动预警与早期干预。

2.基于全程疗效/成本的个性化医疗健康服务全程决策优化研究

在个性化医疗健康服务需求分析的基础上,综合运用数据挖掘、收益管理、卫生经济学与临床医学等多理论、多方法协同,研究疾病在诊断、治疗、康复不同环节的医疗健康决策支持体系。具体而言,对于特定疾病患者的诊疗问题,需要从诊断、治疗、康复各环节考虑全流程的决策优化问题。通过搜集患者的生理数据、接受不同诊疗方案的效果数据,运用大数据分析的手段来评估不同诊疗方案各个流程(诊断、治疗、康复)的效果(疗效/成本),通过决策优化制定出不同患者的个性化最优诊疗方式,构建个性化医疗健康服务全程决策支持体系。

综上所述,本章的研究问题主要从需方和供方两个角度出发,首先针对个性化医疗健康服务需求进行大数据分析,研究大数据驱动的需求群体分类及不同患者群体的发病规律监测预警机制。然后在对需方分析的基础之上,考虑到供方为需方提供个性化医疗健康服务全程决策方案,对基于全程疗效/成本的个性化医疗健康服务全程决策优化进行研究,为供方提供更有针对性的个性化决策方案。另外,本章结合数据挖掘、决策优化、模糊决策理论等相关理论方法,如关联规则、决策树、聚类分析、马尔科夫决策和模糊决策等,对上述问题展开具体研究。本章的研究问题框架如图 4-1 所示。

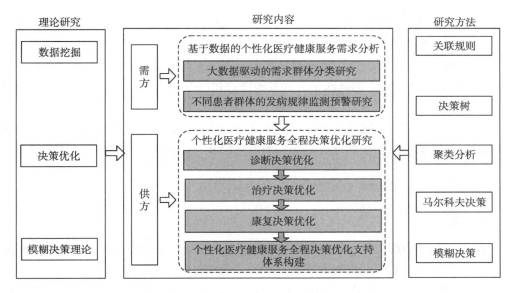

图 4-1　个性化医疗健康服务全程决策优化研究问题框架

4.4　大数据驱动的慢性病个性化医疗健康服务决策研究

慢性病是指不构成传染、具有长期积累形成疾病形态损害的疾病的总称。慢性病一旦防治不及，会造成经济、生命等方面危害。《中国疾病预防控制工作进展(2015 年)报告》指出慢性病综合防控工作力度虽然逐步加大，但防控形势依然严峻，慢性病导致的死亡人数已占到全国总死亡的 86.6%，导致的疾病负担占总疾病负担的近 70%[250]。由此可见，慢性病危害严重，为了减轻慢性病造成的负担，本节以哮喘病为例，基于大数据的视角展开慢性病的个性化医疗健康服务决策研究。

4.4.1　研究背景

据报道，美国大约有 2400 万人患有哮喘，其中成人患者和儿童患者分别占据美国成年人和儿童总数的 7.4%、8.6%。美国哮喘患者每年花费超过 3300 万美元，美国医疗系统花费约 600 亿美元，且每年以 6%的速度增加。而中国的哮喘病例在过去 5 年(2008~2012 年)中上升了 40%，一些城市的病例报告指出慢性哮喘患者超过了 11%[251]。慢性阻塞性肺病是哮喘的严重并发症，这是美国第三大死亡原因[252]。

慢性疾病因为需要长期护理，所以其治疗费用是非常昂贵的。据估计，慢性病的管理占美国健康支出的 78%，而患有一种以上慢性病的病人估计占所有医疗支出的 95%。每十个美国人中就有一个患有慢性病，导致活动和生活质量受到严重限制。在美国，每年 70%的人死于慢性病，70%以上的年度健康保险费用与慢性疾病有关。而哮喘则是慢性病治疗和费用管理研究中非常突出的疾病之一，是一种广泛存在的慢性病，死亡率低，但治疗费用和资源使用较高。

医疗信息系统在慢性疾病识别、预防和管理患者数据生成中可以发挥非常重要的作用。但健康信息系统在财务和营销等其他领域对疾病诊断和长期管理往往滞后于分析。这对降低医疗成本、积极管理慢性病和改善患者的结果方面造成了阻碍。这也大大挫败了诸如 23andMe、deCODEme、Navigenics 和其他个性化医疗诊断公司在信息技术和数据分析方面的创新。

本节的研究是通过对哮喘和相关慢性疾病中并发症的共现进行图论分析，期望实现以下目标：①改善现有并发症的分类；②控制过度诊断；③治疗和诊断费用降低。

4.4.2 数据描述与分析

1.数据来源

本研究是基于中国大型省级医院系统提取的 6927 次就诊（约 2.7 次就诊/患者）的 2627 例患者的诊断和费用数据的大型数据集进行的，其中包含患者结果、病史、使用 ICD-10 编码进行的诊断、护理、药物和治疗费用、保险范围和其他患者信息。在 2627 名患者中，39％是女性，17%的患者年龄在 65 岁以上，平均患者年龄为 51 岁。基于图论的方法，使用原始数据集构建图论结构，同时设定每年门诊最低入院人数，假设至少两个入院，每个入院患者都需要有有效的 ICD-10 疾病代码，表现为哮喘及其并发症（表示为两个相连的节点）。其中，图中的点代表 ICD-10 疾病代码，边代表并发症的存在。

2.哮喘并发症的图论结构

本研究基于这样的假设，即在患者住院期间观察到的并发症主诊断是哮喘治疗，这提供了对并发症潜在的原因的网络结构的洞察。这些潜在的原因即使在生理或生物水平上没有被彻底理解，也可以被映射为具有经验发生频率的并发症簇。

目前的并发症分类标准——Charlson、Elixhauser、AHRQ 和 Quan（哮喘并发症专家共识表的疾病）——都是根据医生的主观意见产生的，是根据他们自己在实践经验中感知的平均值和并发症的相关性汇总而成的。并发症的结构模型有可能克服临时性和主观性观察而带来偏差。因为医生对每种潜在并发症做出反应的防御性压力使得诉讼的可能性最小化并且可能增加他们自己和医院的收入，当前分类的这种主观性和哮喘并发症的图论结构使医师偏向于过度诊断。另外，在评估比简单相关或算术方法更复杂的统计关系时，人类判断可能特别不准确，但是复杂的图论结构和非高斯分布的变量却可以预期这种复杂性。图 4-2 是使用强相关布局绘制的哮喘并发症图，我们能够观察慢性哮喘数据集中的实际关系。

图 4-2（a）说明医生有很大可能夸大对并发症的密度，因为图中有许多圆圈，这些圆圈是被重复计数的并发症和密集的、多连接的核心。为了与一个更好的并发症集相比较以确定诊断，可以通过生成无向并发症的最小生成树（图 4-2（b））来消除这些圆圈。最小生成树是一个子图，它是包括原始图所有顶点的树，并具有最小可能的边数（消除了冗余边）。连通图的生成树是不包含圆圈的边最大集合，或者是连接所有顶点的最小边集合。本书的哮喘数据集仅包括哮喘作为他们的主诊断的患者，因此生成树的中心核心（图 4-2（b））紧密地

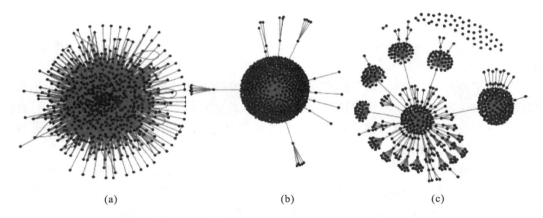

$$(a)\qquad\qquad\qquad (b)\qquad\qquad\qquad (c)$$

图 4-2　哮喘并发症的强相关图(a)；哮喘并发症的最小生成树(b)；使用

Fruchterman‑Reingold 布局移除哮喘的并发症最小生成树(c)

聚集在一起，在远离核心的分支中仅有少数不相关的并发症。图 4-2(b)慢性哮喘并发症图反映了"选择性偏倚"，这种偏倚是由于患有哮喘的人群也被包括在数据集中。可以通过从数据集中移除哮喘诊断 ICD-10 代码消除这种偏倚，来聚焦于紧密和松散相关的并发症，而不受中枢性哮喘诊断的限制。另外，图 4-2(c)的拓扑结构和生成树具有与图 4-2(a)和图 4-2(b)相同的无标度(scale-free)。

3.医疗花费的图论度量预测

分析从患者层面数据中提取的图形度量，本书构建了 5 个模型，与下面的 5 个嵌套假设相对应，以评估各种医疗成本预测因子的相对信息量。这 5 个模型(在下面的研究中标记为模型 1~5)将使用 GLM 回归(Gamma 分布/日志链接函数)拟合数据，并且通过被广泛使用的 Akaike 信息标准来测量模型中预测变量的信息量。

H_a(Naive)：总治疗费用由患者的年龄和性别预测；H_b(Baseline)：总治疗费用由患者的年龄、性别和 Elixhauser 并发症指数预测；H_c(Patient-level Graph Topology)：总治疗费用由患者的年龄、性别和 Elixhauser 指数以及患者层面图形拓扑结构预测；H_d(Node Frequence Rank)：总治疗费用由患者的年龄、性别、Elixhauser 指数、患者水平图拓扑和共病的节点频率等级预测；H_e(Comorbidity Cluster)：总治疗费用由患者的年龄、性别、Elixhauser 指数、患者层面图形拓扑结构、节点频率等级和并发症簇指数。

通过图形指标及其相关性，可以在患者层图形指标中辨别出 5 种显著不同的图形拓扑结构，反映不同患者的哮喘并发症的情况。根据下面的分类方案，本书将 2627 例患者分为五种类型的拓扑结构。

(1)如果#node＝1，则将病人疾病图归为单病种(类型 1)；

(2)如果#node≠1 且#link＝0，则将病人疾病图归为未连接的二元组(类型 2)；

(3)如果#node≠1 且#link≠0 并且不存在渗滤，则将病人疾病图归为簇的二分体(类型 3)；

(4)如果#node≠1，#link≠0 且存在渗滤并且密度≠1，则将病人疾病图归为半连接(类型4）；

（5）如果#node≠1，#link≠0 且渗滤存在并且密度＝1，则将患者疾病图归为全连通（类型5）。

图形拓扑类型与所有2627名患者的可用图形度量的OLS回归显示了$R^2＝92\%$的极佳拟合，即使在移除具有缺失值图形度量的患者之后，对所有9个图形度量，总共有1155名患者具有值，$R^2＝68\%$仍然非常好。由此可以得出结论，本书的5类图拓扑有效地总结了病人层面的图形度量。

在细化分析的过程中，本书将患者分为5种图形拓扑结构之一（经验类别），按患者所患有的并发症结构复杂程度降序排列，如图4-3所示：全连通（fully connected，类型5），半连接类型（semi-connected，类型4），簇的二分体（cluster dyad，类型3），未连接的二分体（unconnected dyad，类型2）和单病种（singleton，类型1）。

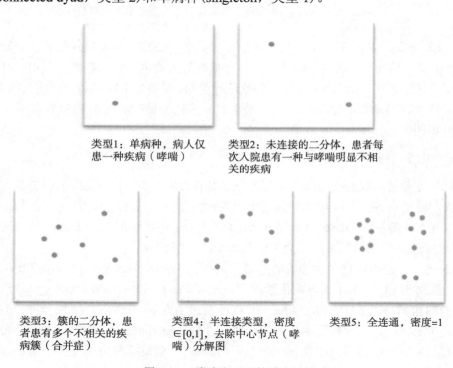

类型1：单病种，病人仅患一种疾病（哮喘）

类型2：未连接的二分体，患者每次入院患有一种与哮喘明显不相关的疾病

类型3：簇的二分体，患者患有多个不相关的疾病簇（合并症）

类型4：半连接类型，密度∈[0,1]，去除中心节点（哮喘）分解图

类型5：全连通，密度=1

图4-3　5类病人层面的图形拓扑

包括哮喘的5类图形的5个分类被编码为4个标签，类型2、类型3、类型4和类型5，当所有标签为零时，具有类型1的分类。这些被视为图形度量并发症状的三组度量中的第一个，用于包含生成该研究的结果。如下面所讨论的，并发症虚拟变量也被添加到每个病人的这个图形度量中。

4.疾病频次分布

本书构造节点等级频率指数和并发症聚类指数的图度量随机现象，分别用于检验假设H_d和H_e。

　　首先，本书构建了 14 个并发症的节点等级频率列表。在确定哮喘并发症呈现无标度图形结构之后，接下来根据指定网络度分布的尾行为的"小部件"，提取了每个诊断的 ICD-10 的主要代码来代表 302 种疾病的疾病名称。疾病发生的总体频率作为节点频率的属性被附加到其节点。选择 30%节点频率尾部的疾病节点来分析疾病频率。节点频率在 136~684 的 14 个疾病类别被确定，其哮喘并发症节点频率被绘制在图 4-4 中。它们在节点频率中代表 302 个节点中前 5%的疾病类别，这可能在一定程度上影响哮喘。这 14 个疾病类别在图 4-2（c）中的生成树中显示为 14 个显著的簇，并且是哮喘并发症围绕其组织的"hubs"。

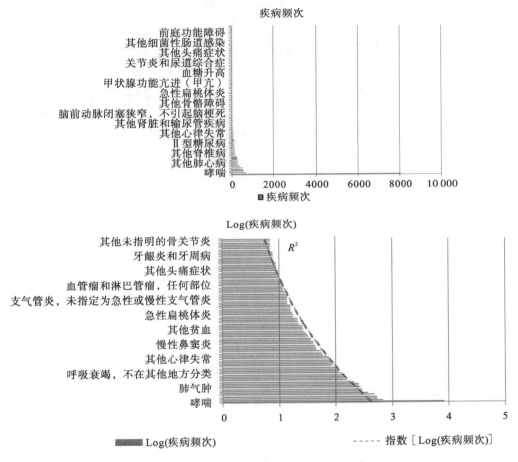

图 4-4　前 5%的哮喘和并发症的分布程度

　　这些前 5%的疾病类别是根据节点频率等级生成的。它们是基于数据集中出现的并发症列表，这可能在一定程度上影响哮喘，包括其他慢性阻塞性肺疾病、呼吸系统疾病、原发性高血压、胃炎和十二指肠炎、脂蛋白代谢紊乱、其他流体、电解质、肺气肿、肺炎疾病、未指定的生物体、其他肝脏疾病、慢性缺血性心脏病、其他脊椎病和其他细菌性肠道感染。在分析中，本书使用了 14 个虚拟变量，每个疾病类别用一个虚拟变量来描述每个病人的诊断记录。

　　本书构建了并发症的簇指数，通过应用 Girvan-Newman 算法创建集群树状图，得出图 4-2（c）中的紧密集群结构，它聚焦在最有可能是集群边缘的中间部分。图 4-5 突出显示了图 4-2（c）中的 Girvan-Newman 集群。

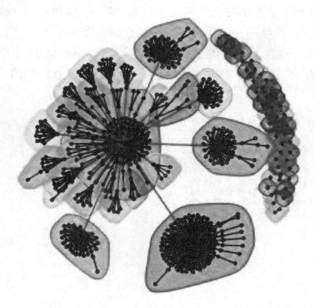

图 4-5　Girvan-Newman 簇突出显示了并发症（移除哮喘）的最小生成树

表 4-1 总结了集群检测结果的大小分布（按照成员节点的数量）。

表 4-1　簇的大小分布

簇编号	节点数	比例/%
1	146	23
2	111	18
3	48	8
4	45	7
5	42	7
其他	233	37
总计	625	100

4.4.3　研究结论

　　在模型中，本书将所有指标作为自变量，将总支出（定义为所有就诊医院就诊总费用）作为因变量。这反映了研究重点在于改善并发症的诊断和治疗以控制成本。图 4-6 显示了所有 2627 位患者总成本的直方图，以及（偏度，峰度）空间中的 Cullen 和 Frey 图空间比较分布。

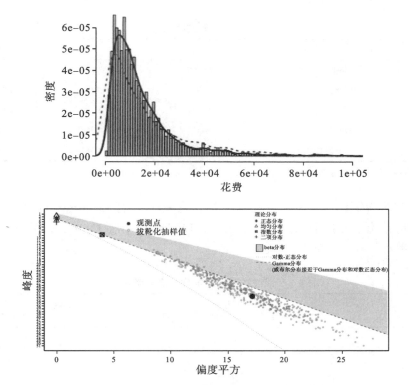

图 4-6　总治疗费用分布（每次入院）

注：实线是局部多项式回归拟合；虚线为 Gamma 拟合（0.83，0.00003），通过矩量法计算得到；Cullen 和 Frey 图拟合，Gamma 分布将产生最适合数据集。

图 4-6 将局部多项式回归拟合（实线）叠加到直方图上，矩量法拟合 Gamma 分布（虚线），Cullen 和 Frey 图显示 Gamma candidate 在空间分布上最适合的（偏斜度，峰度）。Gamma 随机变量的总和也是一个 Gamma 随机变量，个体成本类别（入院，药物，诊断和治疗）的分析经验上符合 Gamma 分布。因此，本书选择通过一系列嵌套模型来测试哮喘图数据，这些模型连续地将信息添加到初始模型，该初始模型是使用 Gamma 分布的因变量和日志链接的简单 GLM（Gamma distribution / log link function）回归"总成本～年龄+性别"功能。

在这个分析中，本书使用了一个具有对数链接和一个方差结构的 GLM 模型 Gramma 误差分布，它是卫生经济学中最常见的 GLM 应用，构建了 5 个模型。

模型 1：简洁模型：总治疗费用～（年龄，性别）；

模型 2：基线模型：总治疗成本～（年龄，性别，Elixhauser 指数）；

模型 3：图拓扑模型：总治疗成本～（年龄，性别，Elixhauser 指数，图拓扑指数）；

模型 4：节点频率等级模型：总治疗成本～（年龄，性别，Elixhauser 指数，图拓扑指数，节点频率等级指数）；

模型 5：并发症簇模型：总治疗成本～（年龄，性别，Elixhauser 指数，图拓扑指数，节点频率等级指数，并发症簇指数）。

各模型测试结果见表 4-2。

表 4-2　测试结果

模型	变量增加	AIC	F	Pr($>F$)
1	年龄，性别	55157		
2	Elixhauser 指数	55038	5.1167	2.596e-14***
3	图拓扑指数	54971	13.127	1.377e-10***
4	节点频率等级	54852	7.8366	<2.2e-16***
5	并发症簇	54801	2.9581	1.261e-06***

注：*表示 10%显著，**表示 5%显著，***表示 1%显著；AIC 表示 Akaike information criterion。

　　从表 4-2 可以看出，模型 1～5 的 AIC 严格递减，所有的 F 检验都非常显著。因此，本书可以得出结论，除了目前最好的实践做法（Elixhauser 指数）之外，三组图表指标（图拓扑，节点频率等级和并发症簇）也是显著的。

表 4-3　慢性哮喘病并发症的最有影响图形

	治疗费用预测 （除年龄外，其他取值均为[0，1]）	慢性哮喘治疗成本并发症诊断的 影响
	年龄	1.8%
图拓扑指数	类型 2	24.4%
	类型 5	-15.8%
Elixhauser 指数	肺动脉高血压	19.2%
	糖尿病	21.2%
	甲状腺功能减退	93.4%
	肝病	14.7%
	肥胖	87.9%
	流体和电解质紊乱	13.9%
并发症簇指数	肺气肿	24.5%
	慢性胆囊炎（胆囊炎症）	-51.8%
	未指定的慢性阻塞性肺病	18.9%
	呼吸衰竭	45.3%
	糖蛋白代谢的紊乱	70.0%
	乳房肥大	89.2%
	急性慢性阻塞性肺病	28.7%
节点频率等级指数	呼吸系统疾病	42.2%
	基本原发性高血压	12.4%
	脂蛋白代谢紊乱/脂血症	21.4%
	流体电解质和酸碱不平衡	29.7%
	肝病	18.3%
	脊椎病（椎骨紊乱）	22.2%

　　表 4-3 显示了模型 5 的所有重要预测因子的边际成本影响百分比。根据每个指标的预测因子总数调整后，Elixhauser 并发症指数的平均成本影响为 8.0%，图拓扑、节点频率指数和并发症簇均为 10%左右。图形拓扑、节点频率等级和并发症簇的度量都非常重要。类型 2(未连接)和类型 5(完全连接)是治疗成本的重要预测因子。节点频率等级和并发症簇的预测因子是显著的，并且提供了不包括在其他预测因子中的附加信息。

　　另外，本书的图论指标发现了 6 个引人关注的并发症，这扩展了 Elixhauser 并发症表。慢性哮喘治疗的费用大大增加了 Elixhauser 指数：糖蛋白代谢紊乱、呼吸衰竭、脊椎病、脂蛋白代谢障碍和其他脂血症以及基本(原发性)高血压 5 种并发症。虽然呼吸衰竭是预期内的，但是本书在这里发现的其他 4 种并发症显示哮喘患者的治疗和费用与重点领域的代谢问题密切相关，即可能导致患者高血压的严重不舒适情况和其他炎症引起剧烈疼痛(脊椎病)。由于本书的数据集代表了所有患者诊断的共同治疗费用(共同点是必须将诊断为慢性哮喘的数据集纳入数据集)，所以这 5 个并发症一定是使慢性哮喘成本增加和复杂化的因素。

4.5　本 章 小 结

　　大数据时代的到来为医疗服务健康管理提供了强有力的技术支撑，医疗数据在数量、速度、多样性等方面都呈现出大数据不断增长的复杂性，大数据分析能够从中获取很多智能的、深入的、有价值的信息，从而促进"个性化全程医疗健康服务模式"的开展。基于此，大数据驱动的个性化医疗健康全程服务决策优化得到了不断的探索和推进。因此，追求针对患者个性化的需求设计以预测为主并贯穿医疗服务全程包括保健预防、诊断、治疗、康复及预后等的决策优化是临床发展的必然趋势，也是全世界人民的共同目标。

第5章 大数据驱动的医疗保险费用管理

医疗保险是最为复杂的社会保险之一，是保障劳动力、促进经济持续健康发展和维护社会稳定的重要手段，医疗保险作为各国社会保障体系中的重要组成部分，得到了各国政府的高度关注[253]。然而，随着全球经济稳步发展、人口总量持续增长、老龄化程度的不断加剧以及民众健康意识的不断增强，随之带来的是全球医疗费用逐年上涨、医保筹资与支出增加、医保支出增速远超人均 GDP 等问题。

自 2013 年以来，美国的医疗保险费用占到 GDP 的 17%，远高于其他发达国家；同时，根据联邦医疗保险和医疗补助服务中心 (Centers for Medicare & Medicaid Services, CMS) 2015 年发布的美国医保支出的分析报告数据显示，美国医保开支增长 5.8%，达到 3.2 万亿美元，人均高达 9900 美元。中国目前也面临医保费用上涨、医保支出增速过快的难题。《2017 年我国卫生健康事业发展统计公报》的最新数据显示，2017 年医院次均门诊费用按照当年价格比上年上涨 4.7%，涨幅下降 0.3 个百分点；人均住院费用比上年上涨 3.3%，涨幅下降 0.8 个百分点；医院次均门诊药费下降 1.8%，占比下降 2.8 个百分点；医院人均住院药费下降 7.1%，占比下降 2.5 个百分点。2017 年，我国公立医院综合改革全面推开，全部取消药品加成，医疗服务价格调整政策全面跟进，实现新旧机制的系统转换。截至 2017 年底，93.9% 的城市公立医院取消了药品加成，病人药费的下降带动了医疗费用整体涨幅的下降，公立医院医疗费用的不合理增长得到有效控制，但是降幅较小，中国的医保费用仍然面临着巨大的挑战。

近三四年，全国卫生总费用年均增幅超过 13%，远远高于 GDP 增长速度。虽然医保报销比例在提高，但总费用大幅增长导致个人负担的绝对额还在显著增加。医疗费用快速上涨不仅导致个人看病贵，影响患者的就医感受，而且给国家财政和医保体系造成巨大负担和安全风险。因此，有效控制医疗费用过快增长是医改的重要目标之一。同时，随着大数据在各行各业的应用和扩展，医疗领域大数据及其分析技术也日益得到人们的关注。因此，本章将探讨如何基于丰富的医保数据，将大数据精细化分析应用于科学合理的评估、预测和管控医疗费用及质量，从而为包括总额控制在内的多种支付方式提供决策支持，以有效地遏制医疗保险费用的不合理使用。基于上述背景，本章从大数据驱动视角下解读医疗保险费用管理，共分为五个小节：第一节主要对医疗保险费用相关概念以及国内外典型的医疗保险支付方式进行介绍；第二节综述性地回顾国内外医疗保险费用管理的研究现状及其存在的问题；第三节对大数据在医疗保险费用中的作用和意义进行简单概述；第四节和第五节通过给出两个研究问题来对大数据驱动下的医疗保险费用管理进行说明，期望为医保政策制定提供参考依据。

5.1 医疗保险费用管理概述

医疗保险管理中医疗费用的支付方式不同，由此产生的医疗保险费用类型也不相同。因此，本节首先对当前国内外主要的医疗保险支付方式及其概念进行简单介绍，并且从当前中国的基本医疗保险支付方式(按服务项目收费)的视角出发，详细介绍医疗保险费用的构成概况，紧接着简要总结国内外医保支付模式改革及其实践；最后，对当前中国医疗保险费用管理存在的一些问题进行简要概述。

5.1.1 医疗保险支付方式及费用概述

本节首先总结主要的几种医疗保险支付方式(具体参见表 5-1)，其次对当前主流支付方式(按服务项目付费)下的费用构成进行简要介绍。

表 5-1 医疗保险费用主要支付方式分类

对被保险方支付	对服务提供方支付	
起付线付费制	按人头付费制	总额预付制
共同付费制	按服务项目付费制费	按服务单元付费制
封顶线付费制	以资源为基础的相对价值标准制	按疾病诊断相关分组收付

1.主要医保支付方式概述

医疗保险费用支付方式，可简单理解为向医疗机构支付费用的方式，它是医疗保险体系中重要的环节，也是医疗保险最重要最基本的职能之一。它主要是指医疗保险机构和被保险人在获得医疗服务后，向医疗服务提供方支付医疗服务费用的行为。而一个好的支付方式既能把医疗费用增长控制在合理的范围内，又能激励定点医疗机构提高服务效率，促使医疗保险与医疗服务健康协调地发展[254]。

目前，各国的医疗保险支付方式按不同的对象可分为：对被保险方(患者)的支付和对服务提供方(医疗机构)的支付两大类。前者包括起付线、共同付费和封顶线等方式；后者包括按项目付费、按服务单元付费、按病种付费、按人头付费和总额预付费等方式。为使医疗保险基金平稳运行，医疗保险机构对参保职工基本医疗保险费用采取了起付线、自付比例、共同付费、病种限额和封顶线等机制来控制[255]。不同的费用支付方式不仅直接涉及医疗保险各方面的经济利益关系，反映不同的保障程度，而且对医疗保险各方的行为也会产生不同的影响，导致不同的经济后果和资源流向，成为医疗费用调控的重要手段。

迄今为止，各国结合自身实际情况相继提出了多种对医疗服务提供方的偿付方式，大致可分为后付制和预付制两大类。其中，预付制指医疗服务提供者在提供服务前经与医疗保险经办机构协商，按相对固定的付费标准进行付费，包括总额预算制、按病种付费、按人头付费和按服务单元付费等；后付制指在医疗服务提供者提供医疗服务后，按照国家制定的相应标准支付费用的方式，主要指按服务项目付费制。从国际趋势来看，各国医疗保险支付机制源于单一的支付方式，并逐步过渡到以多元化支付方式组合或配套的多元化混合支付方式[260]。

(1)按人头付费制。按人头付费主要用于门诊费用的支付，也可以同时覆盖门诊和住院费用。具体指医疗保险机构根据预先确定的每个服务人口的付费标准，以及医疗机构签约服务的参保人员数，定期向医疗机构支付费用，而不再考虑实际发生的医疗服务数量。通常，医疗保险机构可根据参保人的年龄、健康状况等影响医疗服务需要的因素，调整不同人群的付费标准，此过程也被称为风险调整。该方法的优点：医疗费用控制力度强，促使医疗机构关注治疗成本，积极开展疾病预防工作，减少医疗服务数量，最终达到降费的目的；便于做好医保基金的预算工作，降低了医保基金风险。缺点：医院作为服务提供方，为了减少相关医疗费用支出，往往会出现推脱部分病种患者或者提供的医疗服务质量大打折扣的情况，对于患者而言，存在着治疗不足的风险；当医保待遇较低的时候，医疗机构有较大的空间来诱导患者使用医保报销范围外的服务，从而把费用转嫁给患者。

(2)总额预付制。医保总额预付制，即医保基金总额预先支付制度，它是由医疗保险机构根据国家制定的有关参考指标、计算方式和考核方法，确定并提供给定点医疗机构在一定时期内的医疗服务总费用。该方法的优点：医疗费用控制力度强，迫使医疗服务提供方积极控费，保证医保基金可持续运营；有效缓解"看病贵"问题。缺点：制定科学合理的预算额度难度大；医疗服务提供方基于自身利益的角度考虑，可能减少一些必要的服务项目，降低医疗服务质量。

(3)按服务项目付费制。又被称为按服务成本付费制，该法简单直观，是目前运用最为广泛的一种支付方式，它表示患者在就医过程中，按照诸如检查、治疗、住院、手术、用药等服务项目、提供数量分别计费，并由医疗保险机构向患者或医疗服务提供方支付相关费用。该方法的优点：最大限度地考虑了患者就医的个体差异，医疗费用根据具体服务项目计算；医疗服务提供方的收入直接与服务量挂钩，容易调动医方工作积极性，有利于促进医疗服务发展和技术进步，提高医疗质量。缺点：难以制定出科学合理的医疗项目服务价格，医保基金管理难度大；医源性诱导需求极难控制，医疗费用的控制力度较弱[257]。

(4)按服务单元付费制。按预先规定的人次均门诊费用或住院床日费用标准进行支付。其优点是：①因为对同一医院所有患者每日住院或每次门诊费用支付都是相同的，与治疗的实际花费无关，因此能鼓励医师降低每住院床日和每门诊人次成本，提高工作效率。②这种方法可预先确定且易于操作。因为它仅需要非常有限的数据，同时，这种方法能够激励医院管理者充分挖掘医院潜力，接纳尽可能多的患者。③这种方法使医院的收入既依赖于病人的数量，又与病种有关。如果医院的医疗成本低于规定界限，医院便可盈利，否则将会因为某些病例而亏损，这样就建立起了一个强有力的促使医院提高经营效率和效益的机制。其缺点表现为：①医院通过诱导需求和分解服务人次以及延长住院时间来增加收入，医疗机构还可能出现拒收危重患者、降低服务水平等现象。②按日付费法不能准确反映每位患者实际的病情，并且鼓励医院延长患者的住院天数。因此，这种方法无助于提高效率。③这种方法会使医疗机构尽量多地收治轻病例，甚至诱导那些仅用门诊治疗即可治愈的患者住院，以增加出/入院患者数量。

(5)以资源为基础的相对价值标准制。根据医疗服务中投入的各类资源成本，计算出医生服务或技术的相对价值或权数；应用一个转移因子把这些相对价值转成收费价格。其优点是能全面地估计和比较每个医生服务资源的投入，并以此为基础使各种服务得到近似于理想的竞争市场中的补偿标准；有助于调节医生的服务行为，促使医生将其活动范围向诊断及管理性服务转移，减少不必要的外科手术；改善目前各医疗专业服务补偿水平不公平的现象，提高全科医生的收入，降低专科医生过高的收入。目前该制度还处于研究阶段，需要进一步完善。

(6)按疾病诊断相关分组收付费。它是以国际疾病诊断分类标准(ICD-10)，以诊断相关分组(DRG，diagnosis related groups)的方式，将病人按照疾病严重程度、治疗方式的复杂程度以及资源消耗的不同分成若干组，以组为单位分别定价打包支付的一种收费方式。它是目前国际上最为广泛使用的住院医疗服务的支付方式，也是世界上公认的最有效的控制医疗费用的一种方法。其优点是：通过以病种付费制的医疗保险费用支付方式，可以促使医疗服务提供方——医院主动改进其治疗的流程，减少患者的住院时长，以此来达到提高医院工作效率的目的；可以提高医院各个科室的管理水平，医院重视医疗及其服务成本，寻求合理的患者检查项目、合理的药物使用、合理的治疗流程，这样也可以提高社会群众对医院的认同。其缺点表现为：诊断界限不明确，医院作为服务供方为了从医疗保险中得到更多补偿，往往会使患者的诊断结果升级；诱导患者动手术和住院，让患者重复入院，以缩短住院日，增加住院次数，减少使用高新技术的机会；同时需要大量统计数据支持才能测算出各类各级疾病的诊疗费用[258]。

2.医疗保险费用的构成概述

医疗保险费用，是由国家、职工单位及其职工个人三方共同出资形成的，是职工及其所在单位按照国家规定的缴费比例定期缴纳的相关费用。同时，它可以理解为是参加医疗保险的患者在整个看病过程中所产生的一系列医疗费用的总和或是患者在医院进行了多项医疗服务项目之后产生的费用之和。对于职工缴纳的医疗保险费用，按照上年度职工实际工资总额计算，其中 6%的资金来自职工所在单位，另外 4%的资金来自职工个人。

在简单介绍了医疗保险费用的定义后，那么，医疗保险费用的构成是怎样的呢？在这之前，我们需要注意区分医疗保险费用和医疗费用的不同。医疗费用是指受害者个人在身体受到伤害或患病后，接受医学上的检查、治疗和康复训练一系列开支费用的总称，显然不同于医疗保险费用。

对于医疗保险费用的构成，可从以下三方面划分(详见图 5-1)。首先，从报销主体来看，医疗保险总费用由公费和自费两部分构成。其中，公费是指按照医疗保险的报销比例可由国家报销的部分费用，自费是指患者自身承担的部分费用。其次，从费用的类型来看，医疗保险总费用大体上可以分为门诊费用和住院费用。其中，门诊费用涉及项目较少，费用的构成也相对单一，主要包括挂号费、治疗费、检查费、材料费、化验费、药品费及其他费用，而大部分的医疗保险费用往往是因为住院产生的，常见的住院费用类别包括治疗费、检查费、材料费、床位费、放射检查费、放射治疗费、护理费、化验费、麻醉费、配血费、手术费、西药费、中草药、膳食费、输血费、输氧费、其他费等总计 20 余种。相应的，住院费用在医疗保险总费用中占据了一个较大比例。最后，根据医疗保险费用及其相关费用变化情况，可以从供方(收入方)和需方(支付方)两个角度考虑，大致将医疗保险费用划分为两类，一种是供方医疗保险费用，另外一种是需方医疗保险费用[259]。国内学者周绿林提出了供需方医疗费用的详细分类，其中，供方医疗保险费用主要由医疗人力成本构成的费用、医疗物质成本构成的费用、医疗技术成本构成的费用、药品成本构成的费用、管理成本和声誉成本构成的费用组成；需方医疗费用包括门诊挂号费、住院费、手术费、检查费、化验费、治疗费和抢救费。另外，医疗保险患者还需承担诸如信息成本和时间成本等额外的附加经济成本。

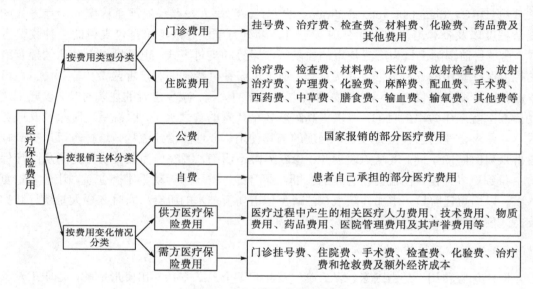

图 5-1　医疗保险费用分类图

5.1.2　国内外医疗保险支付方式发展实践

医保支付的方式不同，对医疗卫生服务提供方所产生的激励效果也有所不同，从而影响医疗诊疗方式，产生不同的经济模式，综合影响导致了医疗健康资源配置均衡的改变。同时，医疗保险费用收付费方式改革是深化医改、促进三医联动改革最重要、最有效的抓手。下面介绍一些国内外的医疗保险模式及主要支付方式。

1.国外改革实践

1)加拿大医疗保险模式及主要支付方式

加拿大实行国家医疗保险制度，政府是主要的医保费用支付者[260]，其对医务工作者和医疗机构实行不同的支付制度。政府通过税收筹集医疗保险基金，支持医院向居民提供免费的住院及门诊医疗服务，是一种典型的全民健康保险模式。其医疗保险费用的支付系统相对单一，支付方式主要包括：对医生主要实行单一的按服务项目付费，对雇佣的医师，如放射医师、病理医师以及麻醉医师等，一般以工资的形式进行支付。以安大略省为例，按服务项目付费费用占医疗保险部门向医生支付全部费用的 91%。但是，该支付方式容易诱导医生提供更多服务来增加收入，从而导致医疗费用增长过快。对此，加拿大进行了一系列改革。首先，对医生的诊疗费用设置封顶线，对部分外科手术引入预先审批制，剔除支付目录中非必要项目。其次，强化审核、监督检查机制。定期检查医生账目，并与同类医生的费用进行比较，监测是否存在医生过度提供医疗服务问题。对诊疗费用过高的医生要求其说明原因，并对收费不合理或超标准收费的不按账面补偿。最后，政府还通过控制医生总量抑制医疗费用增长，同时制定相关政策来确保医生在全境的均匀分布[261]。

此外，对医院主要实行总额预付，医疗保险部门对医院住院费用的支付，严格执行"医院综合预算制度"。在总额指标的确定上，不再单纯以医院的业务收入为指标，而是充分考虑各医院服务人口的构成及其需求等因素，引入诊断组、病例组等测算模式，科学地测算总额指标。

加拿大不仅从供方角度进行改革，同时引入需方分担机制，对部分群体规定了适当的个人自付比例；从医疗保险支付范围中剔除一些非必要的服务项目，以减轻医疗保险基金的支付压力。

2）美国医疗保险模式及主要支付方式

美国是率先采用按病种付费制度的国家。美国的医疗保险可分为政府性医疗保险和商业性医疗保险。其中，政府性医疗保险计划主要包括为 65 岁以上老人提供的医疗保健计划和为穷人提供的医疗救助计划。目前，美国 80%以上的人口参加了各种各样的医疗保险，80%的医疗总费用由医疗保险组织支付[262]。在这一过程中，医疗费用的支付方式在很大程度上影响着整个医疗体系的效率。

在 1983 年以前，美国的医疗保险组织在向医疗服务提供者支付医疗费用时，采取事后的、按服务量计算费用的付费方式。投保人每月向保险公司支付一定的保险金额以后，患病时可以自由选择任何一个医生或医院就诊。患者最终承担医疗费用的一小部分，而大部分费用则由保险公司支付。在这种支付制度下，医疗服务提供者会过度提供医疗服务，甚至会诱导病人的需求，以获取更多的经济利益，这成为导致美国医疗费用逐年上升的一个重要原因。针对上述问题，美国的保险公司采取了一系列的改革措施，其中包括对医疗服务支付方式的改革。在 20 世纪 80 年代中期，一种新型的医疗保险计划——管理式医疗开始盛行。在管理式医疗中，医疗服务的支付方式由过去的按照服务收费改为按人头付费。具体办法是：保险机构通过所掌握的医保病人资料计算出平均费用，以医院能接受的费用按人头预付给医院和医生。同时，每个病人每次看病的费用设有上限，病人获得的额外服务将从有限的额度中扣除。此外，保险公司还越来越多地引入按照疾病的诊断种类定额支付的做法，即 DRG（diagnosis related group）。保险公司按疾病的诊断与种类、严重程度、是否有并发症、手术与否以及病人的年龄等因素，预先确定收费和偿付标准，如果医院的费用超标，保险机构可以拒付。

按人头付费和按照疾病的诊断种类支付的方法，使医院增强了降低成本的动机，增强了提供预防服务的积极性，缩短了病人的平均住院日，从而在很大程度上节约了医疗健康资源。此后，这种商业医疗机构发明的预付制被运用于政府的医疗保险项目，如老年人医疗保险和伤残者、穷人医疗救助项目[263]。

3) 德国医疗保险模式及主要支付方式

德国是世界上第一个以社会立法实施社会保障制度的国家,目前其医疗保险由法定医疗保险和私人医疗保险两大运行系统构成。诊所治疗和住院治疗是分开的,病人看病首先要到诊所让注册医生治疗,只有经诊所医生根据病人病情开具证明才能前往医院住院治疗。因此,德国的医疗保险也相应地被分成两个独立的支付体系。

在 1993 年以前,在住院治疗的补偿上,德国采取的是按每日发生的平均费用进行补偿的方式。由于疾病基金不能对医院服务的成本效果进行检查,医院和医师为了获取更多的经济利益,倾向于过度提供医疗服务。为了实现医疗健康资源有效利用,德国政府于 1993 年推出了卫生保健法案计划。用医师年度总预算取代了可变预算。门诊医疗保险在总额预算下按项目付费,超过门诊总额预算的部分,医疗保险基金不予支付。住院医疗采取总额预算制度下按平均床日费用支付。超过总额预算部分,医疗保险基金承担 75%,医院承担 25%[264]。

虽然总额预算制度控制了医师的总体补偿水平,每个医师的服务量却不受医师协会与疾病基金的控制。按服务收费的支付方式,使得医师愿意为患者提供更多的医疗服务。由于医师总补偿水平的上限已定,医师之间在增加服务量方面展开了竞争。在总额预算的约束下,医院为了实现收支平衡,采取多种措施来降低成本。有些医院缩短平均住院天数,还有些医院设法把需要昂贵医疗服务支出的患者拒之门外。

为了能够在保证医疗服务质量的同时更有效地控制医疗费用的上升势头,德国政府在全国 750 家医院进行试点,实行总额预算下的按病种付费的支付方式。试点结果表明,750 家医院的平均医疗费降低 35%,平均住院时间降低 30%。以此为基础,从 2004 年 1 月 1 日起,德国政府在全国范围内强制实施统一的按病种分类偿付与计价系统[265]。随着总额限制下的按疾病诊断分类付费取代按服务收费,医疗健康资源的利用向必需和更有效的方向发展。

4) 新加坡医疗保险模式及主要支付方式

新加坡实行的医疗保险制度,主要是在政府的主导下,实行保健储蓄(Medisave)、健保双全(Medishield)和保健基金(MedisFund)的“3M”计划,政府提供一定的医疗津贴,以确保本国国民均能享有良好的医疗保健服务。

保健储蓄计划是新加坡中央公积金制度中主要的医疗保障计划。在新加坡个人公积金账户中分为普通账号、保健储蓄账号和特别账号。其中,普通账号可提供购房、各类特准投资、支付高等教育费等。保健储蓄账号可以用来支付本人及家属在公立医院或注册的私人医院的住院费,但只能限于这些医院的三等床位住院费。三等床位以上的住院费的差额由患者自己负担。储蓄保险不能支付门诊费用(某些昂贵的门诊治疗项目有另外规定)。特别账号主要用于退休养老。健保双全计划是一项重病医疗保险计划。它允许会员以公积金保健储蓄账号的存款投保,确保会员有能力支付重病治疗和长期住院的费用。保健基金是政府为贫穷的国民所设立的一项医疗基金,它是在保健储蓄和保健双全均无法提供保障的情况下的最后一道“安全网”。政府将医疗救济基金的利息收入分赠给各家公立医院,每所公立医院都设有政府委任的基金分会,无能力支付住院费的穷人可向基金会提出救济申请,基金会对申请者的情况进行审议,决定救济款额[266]。

　　此外，新加坡医疗保险支付方式主要是靠储蓄型保险的个人支付和政府的补助，病人在国立诊所的费用，只需支付 50%，儿童和 60 岁以上的老人只付 25%，其余由国家补贴；住院费用方面是根据病人使用不同等级病床的情况进行补贴，医疗中病床按服务设施条件分为五大等级，政府的补贴因病床的不同级别而异，从 0% 到 80%。

　　新加坡通过实施保健储蓄、健保双全和保健基金三项医疗付费方式，形成三重医疗保障安全网，不论公务员或私人企业雇员，都将有能力负担自己和家庭的医疗保健费用，从而得到基本的医疗保障。

　　5）英国医疗保险模式及主要支付方式

　　英国于 1998 年建立起"国家卫生服务体系"，为英国所有的纳税人和在英国有居住权的人免费提供全面的医疗服务。英国将卫生经费支出列入国家总预算，医疗费用的 84.9% 来自政府税收，11.5% 来自社会保险基金，病人个人负担仅占 2.9%。"国家卫生服务体系"分为三个管理等级：社区基础医疗系统、社区全科诊所和城市综合性医院。社区诊所 24 小时提供最基本的保健服务，并在必要时将患者转诊到上一级医院。

　　英国根据医疗卫生机构的等级实行不同的支付制度。初级医疗机构采用的支付制度是按人头付费，由政府制定医疗服务价格[267]。二级卫生部门采用的支付制度是总额预算制[268]。因英国免费医疗导致医疗服务质量较低，就诊等待时间过长，所以如果病人病情复杂或病情严重，则须将病人转诊至专科医疗机构，即英国的三级医疗卫生服务机构。三级医院实施按服务付费，因此价格相对偏高。总之，英国对初级医疗服务实施按人头支付的方式，对专科类、预防类医疗实行的支付制度是按照服务支付费用[269]。

　　6）澳大利亚医疗保险模式及主要支付方式

　　在澳大利亚，对在门诊服务的全科医生和专科医生采取总额预付制和按病种付费相结合的支付方式。联邦政府制定的国民医疗津贴计划（Medical Benefits Scheme, MBS）列明了服务项目及收费标准，医生可以收取比 MBS 价格高的诊疗费，超出部分由病人支付；也可以按照 MBS 的定价进行收费，并开具批量账单，由医生直接向健康保险委员会要求偿付。如果一个家庭一年的门诊费用超过了政府规定的上限，医疗保险对超出部分按 80% 进行补贴。

　　澳大利亚采用总额预付制和按病种付费相结合的住院治疗支付方式，其中后者为主要方式，即按照澳大利亚相关疾病诊断分类（AR-DRG）标准进行支付。对不同病种，政府根据基准效率水平确定住院治疗的支付，根据该效率水平，政府会对每一个输出单位进行定价，并以此为标准对医院提供的医疗服务进行偿付。如果医院在救治某一类病人的过程中，没有达到该效率水平，则需要对过度消耗的资源负责。因此，该支付方式能促使医院采用最有效的方法救治病人，从而提高医疗服务供给的效率。

　　澳大利亚关于药品费用的支付方式颇具特色。中央政府通过税收支付名列 PBS 中的药品费用，并不受总额预付的限制。个人只需要承担固定的一部分，这部分与药品价格无关，只与收入高低相关，并且有最高额限制。

　　2.国内改革实践

　　城镇职工基本医疗保险和城镇居民基本医疗保险是我国当前主要的基本医疗保险类型，其各自对应了不同的医疗保险支付方式，以下进行简要介绍。

1）城镇职工基本医疗保险

我国从 1998 年开始实施城镇职工基本医疗保险。从全国范围内支付方式的构成看，城镇职工基本医疗保险一般门诊费用多采取建立个人账户，以个人账户基金按实支付，对部分门诊费用较高的病种，用统筹基金给予适当比例的补偿。对门诊特殊病种的支付，医疗保险经办机构对医疗机构的支付方式既有按服务单元支付的，也有按病种或服务项目支付的。住院费用结算占主导地位的是总额控制下的按住院人次定额付费，其次是总额控制下的按病种付费以及混合方式。绝大多数统筹地区采取了形式不尽相同的复合化的支付方式。积极探索供方支付方式的选择与组合，混合使用各种支付方式以避免单一支付方式所带来的弊端，已成为全国范围内的共识[270]。

2）城镇居民基本医疗保险

2007 年，全国开始推行城镇居民基本医疗保险制度，主要覆盖城镇非就业（老年、儿童和学生）、自由职业等人群，提高了人民健康保障水平。城镇居民基本医疗保险主要补偿住院大病，兼顾门诊医疗。社区卫生服务中心成为居民医保定点医疗机构主体。城镇居民基本医疗保险处于起步阶段，由于筹资水平、保障水平较低，需方控制力度较大，参保人员过度利用医疗服务的动力不大。在这个阶段，控制医疗费用的重点应在供方。所以，医疗费用支付方式的选择在整个医疗保险管理中的作用显得尤为重要。

目前绝大多数地区，由于城镇居民基本医疗保险、城镇职工基本医疗保险都由劳动部门管理，两者支付方式一般是相似的：以按项目付费为主，同时探索按病种付费、按人头付费、按服务人次付费和总额预算付费。在保证医疗质量的前提下为控制医疗费用合理增长，保证医保基金使用的安全性、有效性和持续性，2011 年人力资源和社会保障部在《关于进一步推进医疗保险付费方式改革的意见》中提出，根据基金收支预算实行总额控制，探索总额预付办法；结合居民医保门诊统筹的开展，探索以按人头付费为主；住院及门诊大病探索以按病种付费为主；有条件的地区可逐步探索按病种分组（DRGS）付费的办法。2012 年 11 月人力资源和社会保障部正式出台《关于开展基本医疗保险付费总额控制的意见》，指出在"保障基本、科学合理、公开透明、激励约束以及强化管理"的基本原则下，结合基金收支预算管理加强总额控制，用两年左右的时间，在所有统筹地区范围内开展总额控制工作。

（1）总额预付制。

自 2001 年 1 月起，上海市全面实施城镇职工基本医疗保险制度，2002 年开始在定点医疗机构实行总额预算的付费方式。2005 年，首先从上海市的社区卫生服务中心试点医保总额预付制，2009 年华山医院、仁慈医院和上海市第一人民医院 3 家三级医院启动医保预付制试点，在试点的基础上积极推进医保总额预付制，到 2010 年扩大到 10 家三级医院和全部公立二级医院，2011 年进一步推广到全部三级医院。至此，医保预付成为上海医保支付方式的主体形式，医院也在逐步认识和接受总额预付制[271]。经过十年改革，上海逐步形成了在预算总额管理框架下，以按服务项目付费为基础，总额预付制为主体，精神病住院费用按床日付费、部分住院病种按病种付费等多种支付方式并存的混合支付方式。总体来说，改革在上海起到了积极效果，该支付方式确保了上海医保基金的收支平衡，有效地控制医保费用。2005 年起，山东省青岛市实行以"总量控制、弹性结算"为主的医疗费用支付方式，同时以对大额住院医疗费实施补贴结算、单病种结算作为补充。该付费体系在实践中对控制医保费用总额起到了良好的作用。从 2009 年开始，东莞、中山、珠海、深圳等城市也都先后推出了不同形式的总额预付制度。依照 2011 年人力资源和社会保障部社保中心开展的医疗保险付费方式经办管理专题研究的计划安排，上海、呼和浩特、保定、吉安、杭州、中山和西藏自治区 7 个市(区)被确定为推行医疗保险总额预付方式的典型。江苏省镇江市医保支付方式在 1995～1996 年实行单一的"定额支付"方式，实行"定额结算，质量控制，结余归院，超支不补，超收上缴"的形式，该方式从微观上对医疗费用进行有效控制，从而达到控制总费用的目的；1997～1998 年实行"总额控制，定额支付"的形式，从宏观上对医疗费用进行了控制；1999～2000 年实行"统筹基金费用总额控制、个人账户费用按实支付"的总额控制方式，一定程度上缓解了医疗机构超总额的压力；2001 年以来，实行"总额预算、弹性结算和部分疾病按病种付费相结合"的支付方式，该方式对全市医疗机构的工作量设置一个合理的控制范围，对部分临床诊断明确的疾病实行按病种付费，使二级以上医疗机构得到激励和补偿，医患矛盾明显减少，医疗费用也得到较好的控制[272]。海南省医保经办机构在对各种支付方式进行深入研究后，决定采用总额预付制作为对医疗机构的费用支付方式。按照"总量封顶，超支按比例负担，合理结余奖励"的原则，提高了医疗服务的质量，规范了医疗服务提供方的行为，降低了医保经办机构的管理成本及共济账户的支付风险，较好地控制费用，保障了参保人员的基本医疗。另外，中国台湾地区从 1998 年开始逐步推行医疗费用总额预算支付制度，到 2002 年 7 月则推行至医院。冯蕾和张文燕[273]的研究发现，台湾地区的总额预付制度实施有效地将医疗费用增长率控制在了 5%以内。如果没有实施这一制度，按照过去的增长趋势，可以推算如今的医疗保险费用支出会至少高出 800 亿新台币。

(2) DRG 付费制。

在支付方式改革过程中，从控费力度、医疗质量管理等角度出发，我国逐渐从以项目付费为主的支付方式发展为按病种付费为主、多种支付方式并存的医保支付方式。DRG 作为当前国际应用较为广泛的一种医疗服务预付制方式，在控制医疗费用增长、规范医疗行为、激励医院加强内部管理等方面表现出一定的优越性。按 DRG 收付费方式实施之后，除了对医疗业务的规范起到很好的引导作用外，对医院的运营也起到指挥棒的作用，在树立医务人员成本理念，避免过度诊疗、大检查、大处方，促使医院提高效率等方面，DRG 也能发挥较大的作用。2015 年《关于城市公立医院综合改革试点的指导意见》中明确提出，充分发挥基本医保的基础性作用，强化医保基金收支预算，建立以按病种付费为主，按人头付费、按服务单元付费等复合型付费方式，逐步减少按项目付费。鼓励推行 DRG 付费方式。2017 年是国家启动 DRG 收付费改革试点的第一年，9 月 14 日，国家卫生健康委员会马晓伟在"中国 DRG 收付费大会"上表示：DRG 收付费方式是一个很好的收付费制度，既是解决取消以药补医，推进建立新的补偿机制综合改革的措施，也是提高医保基金使用率的有效方法，可以让广大患者享受到改革的成果，更加合理地配置医疗健康资源，提高医疗服务的质量，控制医疗费用的不合理增长。我国有关 DRG 的研究始于 20 世纪 80 年代末北京协和医院对 2 年内住院患者 DRG 分类方法的探讨。黄慧英[274]探讨了 DRG 在中国的引进和应用情况；徐勇勇等[275]则采取统计学最优二分割的 AID 算法对 26 所军队医院的 4 万多份军人病例进行了病例组合研究。此后，北京、天津、上海、四川等省市陆续开展了 DRG 付费的研究，并在医院改革方面尝试应用 DRG 付费。我国开展这种支付制度主要是在经济发达地区的东部，这是因为东部地区医院的管理系统比较发达，且医疗人员的整体素质普遍高于西部欠发达地区，所以开展 DRG 付费方式的可操作性大。目前，北京市已基本建立起了适合中国国情的 DRG 研究方法体系和付费系统，并制定了常见病的临床路径。2010 年 10 月，国家卫计委财务司会同卫生发展研究中心启动 C-DRG（全国按疾病诊断相关分组收付费规范）的研制工作，组建了由全国 37 个专业、735 位临床专家和 200 多名卫生经济、医疗保险和卫生管理专家的大型研究团队。从 2006 年开始筹备算起，至今 10 余年的时间，制定完成了 C-DRG 收付费规范。如今，DRG 收付费的改革试点翻开了中国医疗卫生事业的新篇章。

5.1.3　医疗保险费用管理存在的问题

　　当前，我国社会基本医疗保险可分为三部分：城镇职工基本医疗保险、新农合医疗保险、针对城镇非从业居民的城镇居民基本医疗保险。此外，我国医疗费用结算办法按支付方式主要分为五种，分别是按服务项目付费方式、按服务单元付费方式、按病种付费方式、按人头付费方式和总额预付方式。对各种支付方式的利弊分析主要是围绕医疗服务质量和费用划分的比例及数额两个核心因素展开的，因此，导致了卫生服务市场上供方、支付方两个主体行为的不同[276]。不同的医疗保险费用支付方式在费用控制、服务质量以及管理难易方面也存在着很大的不同，在选择支付方式时也应当考虑这些因素[277]。政府曾先后采取了一系列措施来达到降低医疗费用的目的，如实行药品招标采购、药品收支两条线政策以及将医院划分为营利性和非营利性医院对医院实行分类管理等，其最终目的是适当地引入竞争，从而降低医疗费用，努力提升人民群众切身利益，但实际的运行效果却不太理想，尽管有部分地区的付费方式改革初步见效，但毕竟覆盖面相对较小，无法真正解决问题，医疗费用的变化依然呈现居高不下的态势。医疗保险费用管理是一个差异化问题。通过对医院方、医保方及患者走访调查，同时结合对国内相关文献的分析[278,279]，本书简要地归纳我国医疗保险费用管理中存在的几个问题。

　　（1）医疗保险费用管理成本较高。当前，我国主要采用后付制的医疗保险付费方式，医疗保险经办机构在事后审核支付，在这个过程中需要投入大量的人力和财力。

　　（2）相关医疗机构控制医疗成本意识差。现行的按服务项目付费使得医疗机构一方所承担的医疗风险大大减小，医疗机构的收入与患者所接受的医疗服务的数量和质量密切相关，所以医疗机构方为了增加盈利，开大处方、做过多无用的检查、延长患者的住院时间等做法屡见不鲜，使得患者的医疗费用高于平均水平；同时，使得有限的医疗健康资源被占用，没有得到合理利用，医疗健康资源紧缺局势加剧恶化。为有效杜绝这类情况，还需要提升医疗机构方的医疗成本意识。

　　（3）医患关系紧张。一方面，我国人口基数大，部分地区医疗健康资源紧缺，如何合理有效地分配医疗健康资源，一直是国内学者研究的问题，少部分医疗服务机构自身的医疗服务成本意识较差，患者接受的医疗服务质量较差；另一方面，医疗机构方和患者存在信息上的不对称，使得医患关系紧张。

尽管当前的医疗保险支付方式存在诸多问题，但总的发展趋势将会由后付制向预付制转变，由单一的支付方式向混合型支付方式发展，并逐步过渡到混合型预付制的支付方式。医疗保险能改变作为第三方局外人的被动局面，趋利避弊；国家通过制定预付标准来控制总费用的支出，结合预算约束，可以有效提升医疗服务质量，强迫医疗服务提供者承担经济风险，自觉规范行医行为，逐步将医、保、患三方利益统一，彼此牵制，荣辱与共，协调发展，以期达到三方共赢的局面。

5.2 医疗费用管理的研究现状

为了更好地为中国医保费用管理提供科学参考，本节通过广泛地梳理国内外的医疗费用的相关文献，发现大致可以分为医疗费用及其影响因素分析、医疗费用预测和医疗费用管控策略研究这三方面。因此接下来本章节将首先重点针对国内外医疗费用及其影响因素的文献进行梳理，了解影响医保费用的相关因素。在此基础上，梳理国内外广泛使用的医疗费用预测方法，最后总结了医疗费用管控相关文献，归纳了国内外医保费用的管控策略。

5.2.1 医疗费用影响因素研究现状

近年来，面临医疗费用高涨的问题，国内外学者针对医疗费用及其影响因素分析的研究有很多。国外如 Tartter[280]认为对医疗费用影响最大的因素是住院天数、病史和年龄。Rhodes[281]以总医疗费用和住院天数作为因变量，研究了患者方面的因素对总医疗费用和住院天数的影响，认为入院情况、入院服务、住院次数、支付方式、服务类别、诊断、是否再手术和是否死亡对患者的医疗费用都有重要影响。Lin 等[282]考察了中国台湾糖尿病患者的医疗费用(费用包括治疗费、检验费、西药费、中药费、预防费用和长期费用)，发现年龄、性别和伴随病种对糖尿病患者医疗费用的影响不大，在预测未来糖尿病患者费用时，住院天数、急诊次数、以前的医疗健康资源占用情况、住院次数对回归模型的结果有重要影响。Pirson[283]分析了比利时患者的医保费用，找到影响高医疗健康资源占用患者(6.31%)和低医疗健康资源占用者(1.07%)医保费用的因素。住院天数越长、病情越重就越可能成为高医疗健康资源占用者，年长者医疗健康资源占用低的可能性较小。分析费用异常患者的医疗费用影响因素是为了给合理的高医疗健康资源占用者提供经济援助，同时可以从医疗和社会的角度改进不合理异常费用者的治理过程，以减少医疗健康资源的过度使用。Agnes 等[284]分析了 2000~2002 年该数据库中 60 岁以上的老年痴呆症患者的直接医疗费用，认为医疗费用受患者的年龄和性别影响不大。Poston 等[285]通过一项回顾性研究对某个全国性大型医院的小肠或大肠切除术患者的医疗费用进行研究，结果表明肠切除术后胃肠功能延迟恢复与住院时间延长和医疗费用增加有关。Wang 等[286]通过风险调整和风险预测模型，实证检验了社会人口学特征、人口普查数据、利率相关性、风险得分和慢性病等因素对(宾夕法尼亚东南部及周边地区的)商业医疗报销金额的影响。最终结果显示社会人口变量、风险得分以及慢性疾病的数量是重要的预测因子。Guo 等[287]对 7 个医疗中心急性冠状动脉综合征(ACS)患者情况、治疗模式和疾病负担进行回顾性描述性队列研究，并采用对数线性回归分析与直接医疗总费用相关的因素，研究结果表明年龄、性别（男性）、抗血小板和抗凝药物的使用以及多种疾病并存（糖尿病、高脂血症、高血压和慢性肾脏病）均与医疗费用显著相关。Limsrivilai 等[288]将 Logistic 回归用于双变量和多变量分析，提出造成高费用因素包括精神疾病的存在、皮质类固醇的使用、麻醉药的使用、低水平的血红蛋白和大量与 IBD 相关的住院治疗。他们确定了 5 个因素，这些因素可以有效地识别出患有 IBD 的患者，在接下来的一年里，这些患者在住院、急诊和高治疗费用方面的风险很高，应该受到严密监控和积极管理。Ahlawat[289]慢性肾病在发展中国家的发病率和死亡率较高。这种负担在印度也在迅速增加，从而得出报销、患者透析状况、生活习惯和并发症对直接治疗费用有显著影响。

国内也有很多对医疗费用进行分析的文献，其主要通过分析医疗保险病人住院费用的构成比例，对控制医疗费用的不合理增长，提高卫生资源的利用率提供有效依据和方法。如陈琳等[290]，为了探索医保患者住院费用及自理费用、自负费用的主要影响因素，对 593 例医保患者的住院费用进行描述性统计分析及多元逐步回归，并结合其结果给出了一些管理建议，如加强对慢性病、特殊病的管理，按不同病种、不同诊治手段确立不同的分担比例，建立科学的医疗费用审查和评估体系，对医院的医疗行为全程监控，从而有效地控制医疗费用的不合理增长等。闫小萍等[291]对 2005～2009 年出院的 17 838 例医保病人进行医疗费用构成分析，结果发现，药品费占医保病人住院总费用的比例最大，其次是材料费。武雅莉等[292]采用回顾性调查的方法，对 2011～2013 年期间，在石河子市人民医院住院的，手术方式为人工膝关节置换术的 305 例医保患者住院费用情况进行综合分析。结果发现，在人工关节置换术住院总费用中，人工关节材料费和药品费所占的比重最大。影响人工关节置换术住院费用的因素中人工关节材料费、药品费和护理/床位费是影响人工关节置换术住院患者总费用的主要因素，认为控制人工关节的价格是降低人工关节置换术住院费用的关键。

然而近年来，除了上述单纯分析医疗费用的构成外，国内学者也开始用传统统计学的方法来分析医疗费用的相关影响因素。如张治英[293]将住院天数、婚姻状况、入院时病情、军种、年龄和治疗效果 6 个变量引入多元回归模型，对部队甲肝患者的医疗费用影响因素进行了分析。结果显示住院天数越长，入院时病情越重，年龄越大，治疗效果越差，则其住院费用越高，其中以住院天数对住院费用的影响强度最大。罗仁夏和吴彬[294]利用 2001～2004 年福建省本级医保住院患者的费用资料，分析了福建省医保住院费用的变化趋势及构成，并用逐步多元回归分析法系统分析了影响不同病种住院医疗费用的有关因素。赵忻怡等[295]通过对 495 例江苏省肿瘤医院住院的乳腺癌手术病例进行分析，利用多元线性逐步回归方法，得出乳腺癌手术病人的平均住院费用为 17 864.62 元，影响费用的主要因素是住院天数、药费比例、费用负担形式和是否实施规范化诊疗。朱瑞凯等[296]对山西省某综合医院 2004～2011 年 886 例乳腺癌患者住院费用的构成、影响因素等进行分析，采用非条件 Logistic 回归法分析乳腺癌患者住院费用的影响因素，得出影响住院费用的主要因素依次为付费方式、住院天数、病理类型、药占比、化验费占比（均有 $P<0.05$）。

当前中国的主要支付方式仍然是按服务项目支付收费为主，因此，上述国内文献也均是在按服务项目付费的背景下展开研究的。但是随着中国医改的推进，国内已有少部分学者开始关注预付制支付方式下的医保费用分析，研究主要集中在单病种和 DRG 这两种支付方式。针对单病种的费用影响因素分析：严金燕等[297]采用 t 检验、方差分析及多元逐步回归分析等统计方法，发现住院费用药品费、住院时间是影响费用的主要因素；程秀兰[298]采用回顾性分析方法，分析了某二级甲等综合医院 2007～2010 年剖宫产费用数据及 2011 年平均住院天数和各项费用，结果显示，该院剖宫产病人的平均费用从 2007 年的 4156.31 元/人次上升到 2011 年的 6467.69 元/人次，各项细分医疗费用随住院天数延长而增长，因此提出有效控制住院天数是单病种成本核算的关键。针对 DRG 的费用分析中：黄茂娟等[299]采用方差分析、回归分析、决策树卡方自动交叉检验对急性化脓性扁桃体炎（非手术）患者住院费用及影响因素进行分析，发现药品费用占比、住院天数、年龄和费用支付方式等因素影响住院费用总额，建议 DRG 研究要求更加准确的疾病分类和完整的病案信息，同时还要控制住院费用措施包括缩短住院天数、关注异常值病例等；刘忻梅[300]运用非参数检验和多元线性回归模型分析恶性肿瘤患者的住院医疗费用的影响因素，并选择其中的显著影响因素做 DRG 病例分组的分类变量，选择决策树分类方法建立 DRG 病例分组模型，在分组的基础上确定各组病例住院医疗费用的标准以及超标费用的阈值。最后对超标费用做进一步分析，利用数据挖掘技术中的关联规则分析方法，挖掘超标费用和产生超标费用的可能因素之间的规则。陈梅等[301]以某院 19 285 例呼吸系统疾病住院病历首页资料为样本，运用决策树模型中卡方自动交叉诊断法形成呼吸系统疾病住院患者病例组合方案，并采用方差减少量检验模型效果，发现年龄是呼吸系统疾病住院费用的重要影响因素；呼吸系统疾病住院患者病例组合方案的分类节点依次为出院第一诊断、年龄、次要诊断。汪笃礼等[302]探讨永新县城镇居民医保中参保儿童与新型农村合作医疗中参保儿童的呼吸系统疾病住院医疗费用差异及其影响因素，发现住院时间、医院等级以及家庭收入水平是影响住院医疗费用差异的主要因素。程沛然等[303]对缺血性脑梗死患者的住院医疗费用的影响因素进行探索，发现药费比、伴随疾病、治疗费比、年龄、检查费比、影像费比和入院情况是住院医疗费用的主要影响因素。谢岱仪等[304]分析某院甲状腺癌患者住院费用情况及影响因素并进行疾病分组探索，发现住院天数、收治科室、治疗方式为住院费用的主要影响因素。

综上所述，中国当前主流的支付方式仍然是按服务项目收费，因此相关的医保费用及其影响因素分析也是基于这一背景展开，总体上对医疗费用及其影响因素分析的研究仍存在一些问题。①研究方法方面：大部分文献在利用医保费用数据进行影响因素分析时，多采用多元统计、回归分析等传统统计学方法，例如罗志敏等[305]探讨慢性阻塞性肺疾病（COPD）患者医疗费用的构成及主要影响因素，分别采用单因素分析和多元线性回归模型分析患者基本特征对治疗总费用的影响。结果显示，年龄、性别、住院时间、有无并发症以及入院季节等是影响其医疗总费用的重要因素（$P<0.05$）。较少利用机器学习的方法，且大多偏向于 BP 神经网络等单一模式。②研究内容方面：上述文献大多数是基于单体医院的某个具体病种患者的医保费用进行研究，缺乏地区间同类数据以及同地区不同医院类型的比较，获得的结果往往不具有广泛性。③研究结果方面：医保费用的影响因素可以概括为患者人口学特征、医疗诊断特征和医疗费用构成这三个方面的信息[306]。但是上述大多数文献利用传统统计方法分析得出影响费用的因素中，往往集中在和医疗费用构成密切相关的指标上，如住院天数、药品费和费用支付方式等，而患者人口学特征和医疗诊断特征很少涉及。

因此，为了更好地管理医保患者的医疗费用，还应该着眼于医疗费用大数据，利用人工神经网络、数据挖掘等多种方法工具，深度分析医疗费用的关键影响因素。这些因素不应该局限于医疗费用构成这一方面，也不用拘泥于某个单体医院。总而言之，对医疗费用及影响因素的分析研究还有很大的空间。一是对医疗费用的研究在方法上有待提高，二是对住院费用的研究在内容上还可以进一步深入。如未来可以考虑利用集成模型，充分挖掘出省级医保费用数据中隐含的潜在信息，从而为卫生行政部门制定正确的卫生经济政策和科学的医疗费用管理方法，探索符合我国国情的合理收费标准提供科学有力的依据。

5.2.2　医疗费用预测研究现状

近年来，随着人民生活水平的提高，世界各国居民对医疗健康的重视程度逐渐提升，医疗卫生事业为适应市场经济需求，规模、设备不断扩张，技术水平、业务能力迅速提高，医疗卫生的总费用也在逐步增加[307,308]。因此，世界各地的医疗管理人员正在努力降低医疗费用，提高医疗、护理质量，而准确预测医疗费用是解决这一难题的关键。

目前，根据预测费用的属性来分，可概括为：样本总体或个人医疗总费用预测、患者个人医疗费用等级预测。对于前者，利用可靠的医疗数据预测样本总体的费用，将有助于医疗卫生决策者规划支付系统和资源分配[309,310]，合理定价。而对于医疗费用等级预测，如果能够准确预测患者医疗费用等级，将有助于医疗健康管理人员、医疗保险公司以及医疗需求者制订更好的计划和策略，降低全社会的医疗费用，提高医疗健康资源的利用率。

20世纪80年代，运用医疗保险数据预测医疗费用成为研究的主题[311]，许多研究都建立了基于医疗保险数据的医疗费用预测模型[312-314]，这些研究表明基于医疗保险数据对患者医疗费用的预测是可行的。从短期医疗费用预测的模型方法来看，现采用的研究方法主要分为三种：一般统计学方法、风险调整与预测模型研究方法和数据挖掘方法，下面将从不同方法层面综述相关文献。

1. 一般统计学方法

用于医疗费用预测的一般统计学方法主要包括Logistic回归分析、多元线性回归模型、时间序列预测法等，其中最常见的是Logistic回归分析和多元线性回归模型。回归分析是研究一个变量(被解释变量)关于另一个(些)变量(解释变量)的具体依赖关系的计算方法和理论。回归分析法在应用分析时比其他方法更简单、方便，所以受广大学者的喜爱，如Friedman等[315]使用多元回归分析法描述和测试不同慢性病条件的数量对病人住院费用的影响，Wettermark等[316]运用线性回归预测某地区病人治疗药物价格的增长。

Logistic回归分析是最常用的统计方法之一，它是根据单个或多个连续或离散自变量来分析和预测离散型因变量的多元分析方法[317]，用于患者医疗费用的分类和预测研究。Logistic回归分析是一种有效的数据处理方法并被广泛应用，尤其在生物医学、生态工程、社会调查等领域[318]。许多关于病人的医疗费用预测的研究都使用了Logistic回归模型：Leininger等[319]基于MEPS(美国医疗费用面板调查)中2001～2011年的数据，运用多元Logistic回归模型预测患者明年的医疗总费用。Png等[320]将多变量逻辑回归用于识别与早期和晚期计划外重新入院相关的风险因素，同时使用广义线性模型来估计直接医疗成本，还进行了敏感性分析，并研究新加坡二型糖尿病患者早期相关的危险因素和直接医疗成本。对于国内的研究，华来庆等[321]用 SAS 6.12 软件对我国南方某市 5 年来近 21 万条住院病例进行统计分析，随后用 Logistic 回归分析找出影响费用的因素，分析结果后得出，利用 Logistic 回归模型能判断和预测住院病例医疗费的高低，可以及时地了解费用控制情况。王明高和孟生旺[322]对线性混合效应模型进行扩展，根据医疗费用数据中变量之间的非线性关系，建立了多项式混合效应模型，并将其应用于一组医疗费用数据进行实证研究。马晓敏等[323]针对医疗费用的偏峰、厚尾分布特征，探讨有限混合模型(finite mixture model，FMM)在识别肝硬化患者住院费用异质性、提高医疗费用预测精度等方面的可行性，为准确估计和预测医疗费用提供统计方法学支持。韩红丽等[324]运用多因素 Logistic 回归分析北京市某三级甲等心血管疾病综合医院规律就诊的冠心病患者的次均门诊费用现况及影响因素。胡青坡等[325]以上海市某医院在职员工作为研究对象进行问卷调查，应用 Logistic 回归分析探讨医务人员腰背痛发生的影响因素。发现医务人员腰背痛发生率与组织管理、职业防护培训、个体特征、工作环境有关，建议采取综合措施预防和控制医务人员腰背痛。

2.风险调整与预测模型的研究方法

风险调整是一门由医药管理、公共卫生和计量经济学等多个学科共同构成的交叉学科，在美国等发达国家已经有逾 20 年的研究历程[326]。自 20 世纪 80 年代开始，大量的风险调整研究文献致力于预测患者未来的医疗费用[311]。风险预测衍生于风险调整，以后者的学术框架为基础。

风险调整和预测模型大致由两部分组成：医药编码分类系统和计量模型[326]。对医药编码进行系统分类的方法有很多，美国联邦政府的老年保健医疗计划管理系统和德国医疗健康资源调配都采用校正后的 DCG/HCC 分类系统，它是由 20 世纪 90 年代初美国波士顿大学和哈佛大学医学院的几位专家学者共同研究提出。计量方法主要来自计量统计学和经济学，最常见的有以最小二乘法为代表的广义和普通线性模型(ordinary least squares and generalized lease squares)、Logistic 回归模型、样条函数模型(spline models)等[326]。Zhao 等[311]结合门诊药物保险和诊断数据运用风险调整模型预测总的医疗费用，取得较好的预测效果。Chang 等[327]使用中国台湾医疗保险数据，在比较不同变量构成的风险调整预测模型的性能后，最后得出使用当年费用信息的风险调整模型比基于诊断信息的预测模型性能更优。美国学者 Sales 等[328]使用一种与临床相关的、开放源码的风险调整系统——RxRisk-V，通过获取药房数据为医院专有系统提供合理的替代方案，该系统灵活性高，可适应特定问题或不同人群的需求。

3.数据挖掘方法

随着互联网技术的迅猛发展，人们积累的医疗健康数据量急剧增长，如何利用这些高维度、数量庞大的数据成为医疗健康研究的焦点[329]。与此同时，数据挖掘技术也迅速发展，它已成为一种可以从巨大的数据中发现有趣知识的强大工具。数据挖掘(data mining，DM)，一般是指从大量的、不完全的数据中通过某些算法搜索隐藏于其中的信息和知识的过程。它融合了数据库、统计学、机器学习、在线分析处理等诸多方法和技术[330,331]。

现有研究中结合电子病历记录、国家医疗保险等医疗数据，通过数据分析，建立贝叶斯决策规则分类模型、决策树和人工神经网络模型等，确定与医疗费用相关的危险因素，根据患者的就诊信息预测下一阶段成为高花费患者的概率，以及对比不同数据挖掘方法所对应模型的预测性能[332]，以更好地对需求进行预测，进而更好地进行预防治疗，降低医疗费用，做好应对措施，提高医疗健康资源利用率。

Phillips-Wren 等[333]基于 1999 年美国医保数据，对比了线性回归、决策树和人工神经网络三个癌症病人资源利用率评估模型的预测性能，最后得出决策树和人工神经网络，尤其两者结合使用，可以产生很好的预测效果，并且比单独的回归方法更容易描述模型并引导医疗决策。Shenas 等[334]基于 MEPS 数据库，运用神经网络和决策树(C5.0、CHAID)三种数据挖掘方法预测高花费病人，得出运用 CHAID 算法建立的模型性能更优。Toscano 等[335]提出研究的目的是估计巴西每年治疗糖尿病足病(Diabetic foot disease，DFD)的费用。他们开发了一种决策分析树，在考虑到每个病例估计花费的同时，考虑了从全国调查、二次数据和文献中获得的流行病学参数，来估计巴西全国的 DFD 花费。

综上所述，对于医疗费用的预测，大多数研究主要运用风险调整与预测模型或 Logistic 回归模型对患者的费用进行预测，并对预测的指标进行筛选。近几年随着数据挖掘方法的快速发展、医疗数据的不断增长，运用数据挖掘方法预测医疗费用的研究逐渐出现在国内外的研究中，但国内的研究相对较少。数据挖掘技术可以从原始数据中提取新的医疗信息，建立有用的医疗决策的计算机模型，确定患者的费用等级。由于医疗数据的储存量和维度越来越大，运用数据挖掘技术将成为医疗费用预测最主要的方法。因此，为了对医保费用更好地管理，降低全社会的医疗总费用，应结合我国医保数据的特点，利用前沿的数据挖掘方法，建立准确预测患者医疗费用的模型，从而为医保政策制定者提供科学的管理工具。

5.2.3　医疗保险费用管控策略研究现状

姚胜男[336]从供方、需方、第三方综述了国外控制医疗保险费用的策略措施。从供方来讲，美国最早进行探索，美国在 1983 年推出按疾病诊断相关分组预付款付费方式(DRG-PPS)。DRG 对同一分组内的患者无论接受何种医疗服务都按照同一标准支付费用，这就意味着医院只有在实际提供的服务费用低于 DRG 规定的标准费用时才能有所收益。该制度在美国各家医院广泛实施后，迫使医院主动探寻有效控制成本和费用的服务模式。1992 年美国哈佛大学研究出的一种新型的医生支付方法——资源基础性相对价值计测法(RBRVS)在美国试行。这种支付方式主要依据医疗服务中投入的资源要素成本规定每项诊疗行为的相对价值，通过对临床人员实施的每项诊疗项目进行价值估算，评估临床人员的绩效奖金，是一套可以跨科系、跨医院使用的支付方法。这一系列方法施行后，美国平均住院天数由 1982 年实施 DRG 前的 10.2 天缩短到五年后的 8.9 天，在各种费用管控措施的联合作用下，2010 年美国平均住院天数已缩短至 4.8 天。美国通过对供方实施管控从而达到医疗费用合理控制的一系列措施在各国引起广泛的重视，各国纷纷效仿，形成了具有各国特色的供方控制策略。从需方来讲，由于医疗服务需方在接受医疗服务之后由医疗保险机构共同承担费用，若是患者本人承担的部分过少，患者就会愿意接受更多的医疗服务，造成不必要的浪费，1974 年，美国联邦政府委托兰德公司进行的医疗保险实验研究已经证实了这一点。目前，国外增加医疗服务需方负担的做法主要有：①采用费用封顶做法，规定医保支付上限；②从报销目录中剔除不必要药品；③增设处方费或服务费；④依据药品主要治疗的疾病和人群，制定所有药品的报销率；⑤取消部分免费医疗服务，增加个人自付比例；⑥提高个人缴纳保险的费用基数等。从第三方来讲，美国的管理式医疗（managed care）则把医、患、保三方权益紧密结合起来，医疗保险部门开始参与管理医疗服务的角色——保险公司根据参保者的意愿将一定数量的参保者安排给医院，与医院签订服务协议，患者所有在协议范围内的医疗服务都由其协议医院负责，保险公司采用 DRG、按人头付费、总额预付等支付方式对协议医院实施费用补偿，对医院产生的费用超支不补、结余留用，这种模式下医院必须节支收益。

国内的医疗保险费用控制研究主要包括对国家或政府医疗保险费用宏观控制的研究及对医院医疗保险费用内部控制的研究。下面将逐一介绍。

对国家或政府医疗保险费用宏观控制的研究主要指对国家医疗体制改革的研究。近年来国家医疗体制改革正不断加大力度，也取得了明显的成效。其主要措施有：①支付体制改革。目前，通过借鉴国外发展经验，结合我国发展实际，我国已由按服务项目付费的后付制支付方式转变为总额预付、DRG 付费、按单病种预付、按人头预付等多种预付制支付方式。预付制的实施，去除了以往按服务项目付费的费用刺激因素，对遏制我国医疗保险费用急速增长产生了重要作用。②单病种费用控制。由于单病种治疗方法相近，卫生部门对目前国内治疗比较成熟和诊疗较多的单病种实施单病种费用控制，即通过对单病种费用价格实施封顶，规定单病种最高诊疗费用，以此控制医疗保险费用的增长。③管办分开。管办分开是指将政府部门医疗机构监管职能和办医职能分离，把监管职责委托第三方负责，将医院管理转变为企业化管理，有助于更加客观、专业地推进医疗卫生事业发展。④医药分离。医药分离主要是通过取消药品费用加成、切断药品流通过程中的利益链以控制目前以药养医的局面，促进药品的合理应用，遏制药品费用的增长。

对医院医疗保险费用内部控制的研究主要包括医院为适应医疗体制改革所采取的一系列有效控制医院内部医保费用的管理措施的研究。目前国内医院采取的主要措施有：①住院医疗保险费用分科定额控制。主要是指医院管理者将医保部门下达给医院的住院费用指标分解给各个科室，有些科室领导甚至会将相关指标分解至个人，有利于明确责任，调动各科室管理者控制医保费用的积极性，从而促使全院人员主动参与费用控制。②实施单病种费用控制及临床路径费用控制。单病种费用控制主要是依据中华人民共和国国家卫生健康委员会下达的指标并结合医院实际情况对相关单病种进行费用控制，制定每例单病种最高限额标准，超出限额则由科室或个人自行承担（除非有合理的理由），结余则给予一定奖励。③对临床人员医保费用指标进行绩效考核及管理。由于临床人员在费用规制下会出现道德行为改变，出现"钻空子"行为，不利于医院长远发展，因此医院管理人员需严格监督，通过对科室或个人实施关键绩效指标考核，严格兑现奖惩，以达到有效控制医疗费用不合理增长的同时严格管控医生行为的目的，并形成常态长效机制。但目前很少有学者致力于研究配合医疗保险费用控制的绩效考核方案，尚缺乏普遍公认的绩效考核体系。

商文学[337]运用博弈论模型分别从患者、医疗机构、保险机构和政府四个方面提出管控建议。患者方面，可以适当增加患者个人的缴费比例和数量、支付处方费，增强患者费用意识；医疗服务机构方面，加强对医疗机构的监督考核，有计划有步骤地引进和发展医疗设备，实行医疗服务机构不定点的制度；保险机构方面，建立健全医患档案信息的管理制度，增加对医疗档案的掌握程度，同时提高自身的医疗业务水平；政府方面，建立合理的奖惩机制，规范医方的行为。

毛瑛[338]详细分析了医疗保险四方三角关系中存在的问题及控费举措。文献指出，政府补偿方面，存在政府对医院投入不足、补偿不到位等问题，政府一方面应该加大对医院的投入，另一方面应该将医生的诊疗行为和药品的销售行为分开。医疗服务提供者方面，医疗服务提供机构一方面存在诱导服务消费、分次门诊、分次住院、医药养医等问题，加速了医疗服务的增长；另一方面，为了应对来自医疗保险机构的约束，又存在减少医疗服务、降低医疗服务质量的问题，医疗保险机构应该逐渐转变控制、监督为主的模式，加强医疗服务提供机构自身的管理。医疗保险机构与医疗服务提供机构之间的关系方面，各种支付方式都存在各自的优缺点，应实行总额预付制度下的多种复合支付方式。医疗保险机构与被保险人之间的关系方面，现有的医疗保险制度存在抑制合理医疗费用增长的问题，建议逐渐用共付比例取代起付线和封顶线。被保险人方面，重复参保问题严重，建议加快医保城乡统筹，加快医保信息平台建设。政府方面，对各方缺乏必要的规范和协调，政府一方面要不断完善医保制度在就诊规范性、审核监督、结算方式等方面的管理漏洞；另一方面，还应该担负起寻找降低医疗费用方法的重任。

王燕华[339]从供方、需方、供需方三方面对医疗保险费用及其控制策略进行综述。需方方面，黎民[340]认为我国的城镇职工医疗保险服务费用，主要应放在筹资控制上，即通过医疗保险费率和税率，控制资金从缴费者到医疗保险机构的流程。刘国恩等[341]利用镇江医疗保险数据库中 2000~2007 年的数据，进行建模分析，认为设立医疗保险个人账户可以成为医疗费用需方控制的手段之一。供方方面，1979 年，美国耶鲁大学的 Mills、Fetter、Riedel 及 Averill 共同研究出了"按疾病诊断相关组分类付费办法（DRG）"，此后，德国、英国、日本、韩国、新加坡以及巴西等国家也开始研究 DRG，中国也在 1993 年开展了"诊断相关分类法"方面的研究。供需方结合方面，Laurence 利用 1986~1990 年美国 3141 个县的数据进行实证研究，发现随着 HMO 组织市场份额的扩大，医疗保险费用呈下降趋势，当市场份额为 20%~30%时，医疗费用的下降为 3%~7%。后来，Dean 和 Charles 对 PPO系统下费用控制的作用进行了研究，指出医疗费用的下降可达 10%。目前，管理式医疗保险在美国占据了医疗保险的主导地位，而且在世界范围内也得到了广泛借鉴和应用。总之，在医疗保险费用增长的原因方面，学者基本已达成共识，认为医疗保险费用的影响因素可分为不可控因素和可控因素两个方面，不可控因素如疾病谱的变化、老龄化趋势等；可控因素如道德风险、不合理的支付方式等。李晓燕[342]提出通过弹性预算事前做好医保规划，事中通过因素分析法加强费用跟踪与反馈，事后通过加强分析与质控进行全方位管控，最终达到医保控制预算目标。李佳[343]提出只有科学合理地实施医保费用管理，妥善处理患者、医保机构及医院三者之间的关系，才能平衡医保收支、有效落实医保政策、实现医院健康教育。那么，医院方面如何强化实施医保费用管理及控制呢？该研究提出三点合理化建议：①建立健全的医疗保险管理制度及医疗保险管理体系；②加强医保管理宣传到位；③加强医保收费管理，控制医保费用超支。

　　综上，国内外医保费用管控经验表明，为促进医疗卫生事业的发展，政府和社会必须加大公共卫生支出，减少人均卫生费用负担；应该逐步深化卫生体制改革、支付方式改革，向 DRG 支付方式过渡；应当充分发挥医疗保险服务第三方的监督管理作用，进一步控制医疗保险费用的不合理增长；应积极探索多种费用管控措施，互补所缺，协同控制医疗费用的不合理增长。

　　虽然我国已逐渐深化医药卫生体制改革，在医疗保险费用控制方面也取得了一定的成效，但离整体目标还有很大差距。推进医改的主要动力是医疗机构和临床工作人员。因此，从国家医疗卫生体制改革的长远目标来看，医院必须加强内部管理，寻找能够有效控制医疗保险费用的管理机制，并逐步细化和完善，形成精细化、常态化的长效管理机制。

5.3　大数据在医疗保险费用管理中的作用及意义

　　随着医保信息系统技术的发展，我国医保大数据呈几何级增长。医保数据以人群数据为基础，能够代表大部分的群体[344]；医保大数据是客观存在的数据，独立于人的主观记忆，可以避免由于现场调查或者访问等导致的人为因素偏倚[345]；除此之外医保大数据的覆盖范围广，其不仅含有非常详细的医疗费用结算信息，对一些罕见病，尤其是包含年龄、性别或医疗条件等亚组信息的患者数据相比于其他数据库更容易获得。因此，医保大数据在健康领域的运用具有非常显著的优势。近年来，医保大数据的应用研究越来越深入，其范围不仅局限于费用的预测和管控，也逐步应用于更广泛的内容。面对海量的医保数据以及该数据独有的优势，充分利用大数据挖掘技术实现对医保数据的"增值"，对医疗服务机构、医保管理部门以及医药和保险公司均具有重要意义[346]。

5.3.1　医疗服务机构

　　面对每天在医疗服务过程中产生的数据，医疗服务机构可以充分利用大数据技术来挖掘数据价值，以进一步提高医疗服务能力。目前医疗服务机构运用大数据进行医保费用管理的主要应用在以下三点。

　　（1）评估最合理的治疗方法。分析包括患者体征、治疗方案、费用和疗效等数据，应用"比较效果研究"（comparative effectiveness research，CER），帮助医生评估在实际临床应用中最有效或成本效益最高的治疗方法。如 Werner 等利用医保数据制定衡量医疗质量的不同指标，如预防性治疗、诊断性治疗以及疾病管理[347]。

　　（2）指导医疗服务机构合理用药。①分析用药结构是否合理，统计分析中西药用药结构、国产药物与进口药物占所用药品的比例、抗生素使用量、中成药使用比例、销售金额靠前的药品种类等，评价用药结构是否合理。②药品之间关联分析，分析中药配方之间或配方与单味中药之间的联系，以寻求最佳的中药组合。③分析抗菌药物的使用与细菌耐药性之间的关联性，采取干预措施调节处方行为，降低院内感染的发生。

(3)推动内部政策进行再评估和调整。医保大数据还广泛应用于政策评估领域。因为医保大数据是基于报销的目的而产生，对于评估政策改变前后临床治疗、疾病负担分析以及经济负担的改变尤为重要。结合临床数据和财政数据，分析出病人年龄、财政情况、身份等引起住院日期延长和医院亏损的因素，促进医疗机构现有政策的评估与调整。如Soumerai 等[348]利用 36 个月的 Medicaid 数据分析限制医疗补助中可报销药物的数量是否会增加住院和疗养院的风险，结果发现医保政策的改变增加了体弱者、低收入者以及老年人进入疗养院的风险。

5.3.2 医保管理部门

根据国务院改革方案，2018 年 5 月 31 日，新组建的医疗保障局(简称医保局)正式挂牌成立。将医疗、医药、医保功能相衔接、相协调的医疗保障局的作用将是举足轻重的。随着医保管理部门的统一，医保局作为参保人唯一的代理人，在控制医疗费用方面更具话语权。此外，其对医药价格与医疗行为实现更加有效的直接管治。医保局可以通过对数据的挖掘，对医疗机构、医务人员的参保人员的医疗行为以及药品定价进行监控，从而科学评价医保基金使用质量和效益。

(1)加强违规指标的监控，降低医保基金风险。从医保大数据中筛查可能出现的违规行为，提升医保监管水平，促进事后监管向事前、事中转变，加大对医保违规行为的监管，尤其是欺诈骗保行为的惩戒和威慑力度。①医保局可以分析医疗服务机构是否过度使用医保基金。如审计医保患者配药时间、卡号、年龄、性别、配药时间间隔、配药品种或类别、配药数量、药物剂量、疾病诊断、就医科别等，发现和制止医疗服务机构恶意配药行为。②监督参保人就医行为，有效防范基金风险。如分析各类药品最大日用量，计算出相应给药天数，判断是否超过医保报销规则，以减少代开药品、倒卖药品等欺诈行为的发生。

(2)辅助决策制定。①药物治疗的成本效果分析。分析特定人群特定疾病药物治疗的成本效果，将成本效果好的药物纳入医保用药目录中，以便有效地将药物费用的增长幅度控制在政策规定的范围内。②医保费用与就诊时间、医院间的关联分析。分析参保人就诊数据，得出医保费用与季节、发生医院之间的关系，为医保中心每季度向定点医院统筹拨付预算提供依据。如医保数据还可以用于建立慢性病评分指标来衡量慢性病的患病状况，慢性病评分在医学研究中适用于医保支付标准调整以及定价[349]。③医院等级评定分析。检测医生是否超范围用药、超范围检查、滥用抗生素、过度治疗等为数据，为医保中心的医院等级评定提供数据。

5.3.3 医药企业和保险公司

医药企业和保险公司作为医疗服务中的第三方公司。他们和医保部门在发展医疗保险的过程中，如何更好地与医疗服务机构合作，以获得更多的医疗信息和临床数据，建立科学合理的医保支付评审机制，并控制自身的成本，成为摆在医药企业和保险公司的一道难题。

(1)为新药研发提供决策支持。在新药研发上，药品企业可以对某种疾病患者人群的组学数据进行建模分析。一方面有助于识别生物靶点和研发药物，另一方面可以协助决策人员确定最佳投入产出比。

(2)辅助药品定价。企业在进行药物产品价格调整时，通过比较该产品在不同地区的价格、往年的市场份额、占总购药金额百分比情况等，制定出合理的药品单价，提高企业的市场竞争力。

(3)药物不良事件检测。通过分析用药安全信息，提出实验室检验数据与药物利用数据间的关联假设并加以检验，以此发现和监测尚未被认识的药物毒性作用、临床延迟作用等，有效完成长期的临床试验以及对医保患者的长期跟踪。有学者用"药物不良事件"以及"医保数据或行政管理数据"作为关键词搜索已发表的文献，1990～2000年有23篇文献公开发表，2000～2010年有388篇文献，2010年以后有312篇文献。近年来的研究显示医保数据是新药上市后监测以及药物成本效用分析的可靠数据来源。最著名的医保数据应用研究是 Graham 等[350]利用加州凯泽永久保险公司的医保数据研究严重冠心病患者使用罗非昔布后患病风险是否增加。研究者还用医保大数据开发了药物上市后的主动监控系统，监测药物和疫苗的安全性[351-353]。在监控系统的设计中，医保数据由于体量大、范围广，有助于识别罕见事件发生。

(4)结果预测。保险公司可以通过医保数据挖掘出影响患者疾病发病、费用增长的信息，进而提出有针对性的保险策略。例如，医保大数据中的诊断和诊断代码通过计算机程序实现并发症筛查，可以识别医疗过程中潜在的并发症致病因素[354]。在疾病负担评估的研究中，高血压、糖尿病、脑卒中和不同类型心脏病等疾病成为热门研究对象[355-357]。随后医保大数据被应用于构建并发症指数，用以预测病人的死亡率、住院时间和住院费用[358-360]。基于医保数据，结合期望寿命预测生命全周期医疗保险费用，Cai 等[361]发现中年慢性病肥胖患者与保持正常体重的人相比，其终生医疗保险费用将会增加。

5.2 节对医疗保险费用管理的研究现状进行了综述，由此可以发现医保大数据在医疗费用的预测方面已经获得了相当多的成果，同时也对医疗费用管理发挥了巨大的作用。但大数据对于医疗保险费用的作用不仅限于此，不同的部门(医疗服务机构、医保管理部门、医药企业和保险公司)均需要以"大数据"理念对医保数据进行深度挖掘和分析，才能及时发现医疗服务、医保经办、基金运行和医药开发过程中存在的突出问题，以便动态调整政策策略和提供决策支持。

5.4　大数据驱动的慢性病高花费患者医疗费用预测研究

5.1 节介绍了服务项目支付的优点是医疗服务供给者可以获得全额补偿，操作方便，适用范围较广。同时也存在着以下缺点：缺乏提高效率和降低支出的激励机制，对医疗保险机构来说，存在医疗支出不可预测，医疗服务项目繁多，审核量大，管理成本较高等[362]。近年来中国医疗卫生总费用逐步增加，2006 年我国医疗卫生总费用为 9843.34 亿元，而 2014 年我国卫生总费用上升至 35 312.4 亿元(如图 5-2 所示)。因此，针对目前国内大多数区域使用的服务项目付费模式的控费研究也层出不穷。各国医疗保险的经验和教训都一致表明，支付制度的改革和完善，是合理控制卫生费用的唯一也是最有效的方法。纵观各国控制卫生费用的方法，无非是支付制度的宏观体制或模式的完善，如官波[363]、徐长妍[364]、闻烈等[365]，或者微观支付方式和标准的改革研究，如关晓明[366]、贾红英[367]等。本节主要利用数据挖掘方法，以某类慢性病高花费患者为研究对象，对基于服务项目付费模式的住院费用进行预测，从而为医保的微观支付方式和标准调整提供参考，提高医疗健康资源的利用率。

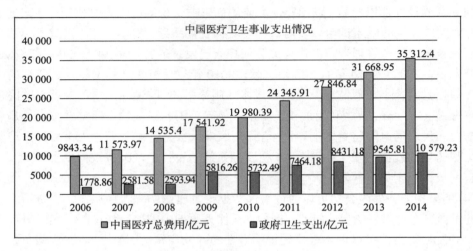

图 5-2　中国医疗卫生事业支出情况

注：数据来源于《中国统计年鉴》(2015)。

5.4.1　研究背景

近几年，随着我国经济的高速发展，环境污染问题已经到了刻不容缓的地步，特别是近年来的空气污染使得雾霾天气频现，严重影响到了社会公众的身心健康。研究显示，环境因素对诱发肿瘤等恶性病影响占 80%以上[368]。2013 年世界卫生组织机构研究认为大气污染是致使癌症发病率逐年增长的主要因素，对诱发慢性疾病的影响为 70%~90%。日益恶化的环境对我国有限医疗健康资源的优化配置提出了新的挑战。我国呼吸系统疾病的现状不容乐观，国家疾病控制局和疾病控制中心数据显示，慢阻肺居我国疾病死亡率第三位，但我国对慢阻肺的确诊率只有 35.1%。根据全国 3800 万病人和实际就诊率测算，我国广义慢阻肺(包括慢阻肺、慢支、肺气肿、肺心病 4 类病人)负担一年的费用至少有 448 亿，占卫生总费用的 1.4%。如果算上总的医疗负担，慢阻肺导致的花费可能为 1000 亿至 5000 亿[369]。

随着信息技术的高速发展，大数据分析逐渐出现在各行各业，其中包括医疗行业。面对呈爆发式增长的大数据，有效使用医疗大数据对提高医疗质量、强化患者安全、降低风险、降低医疗成本等方面发挥巨大作用[370]。自 20 世纪 80 年代开始，运用医疗保险数据预测患者医疗费用就成为研究的主题，医疗费用预测是指运用一定的方法、模型和患者的诊疗信息对患者未来一段时间内的医疗费用进行测算。在医疗费用预测研究方面，国内外的学者做了大量的研究[316,317]，5.2 节中综述的研究表明基于保险数据对患者医疗费用的预测是可行的。

　　根据现有研究显示，少部分慢阻肺患者花费的总费用占所有慢阻肺患者总费用的绝大部分，符合 20/80 原则[371]。那么，如果能够结合海量的患者就诊数据，运用大数据分析方法尽早识别出高花费风险的患者，制定相对应的措施，将有助于医保管理人员、环保部门、医疗保险公司制定更好的计划和策略，从而提高医疗健康资源利用率。综上，本小节使用医疗保险数据，以慢阻肺疾病患者为例，对患慢阻肺疾病的高花费人群进行预测。使用医疗保险数据主要有以下优势：①可以解释其在医疗保健研究中的日益普及。它们是基于人群的海基患者数据，并且对于大群体通常具有代表性和完整性。②索赔数据具有允许长期患者随访时间的广度，因此在对慢性病的纵向研究中非常有用。本案例的研究路线如图 5-3 所示。

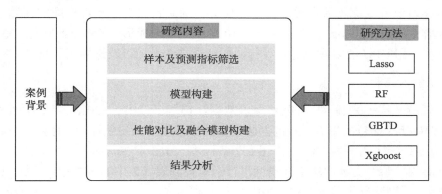

图 5-3　案例研究路线

5.4.2　模型构建与分析

1.基于大数据的研究方法

　　数据挖掘（data mining，DM），又译为资料探勘、数据采矿，一般是指从大量的、不完全的数据中通过某些算法搜索隐藏于其中的信息和知识的过程。它融合了数据库、统计学、机器学习、在线分析处理等诸多方法和技术。现有研究中大多结合电子病历记录、国家医疗保险等医疗数据，通过数据分析，建立贝叶斯决策规则分类模型、决策树和人工神经网络模型等，确定与医疗费用相关的危险因素，根据患者的就诊信息预测下一阶段患者的医疗费用等级，以及对比不同数据挖掘方法所对应模型的预测性能[372]。本研究主要用到的模型有 Lasso（least absolute shrinkage and selection operator）、随机森林（random forests，RF）、GBDT（gradient boosting decision tree）算法和 Xgboost（extreme gradient boosting）算法，下面主要对其中的 Lasso、随机森林、Xgboost 三个算法进行简要介绍。

　　（1）Lasso。Lasso 是由 Robert Tibshirani 于 1996 年首次提出，该方法是一种压缩估计。它通过构造一个惩罚函数，压缩一些系数，同时设定某些系数为零，从而得到一个较为精炼的模型。该方法保留了子集收缩的优点，是一种处理具有复共线性数据的有偏估计[373]。

(2)RF。RF 由 Leo Breiman 和 Adele Cutler 提出，并将 "Random Forests" 注册为商标。这个术语是 1995 年由贝尔实验室的 Tin Kam Ho 所提出的随机决策森林而来的。此算法结合了 Breiman 的 "bagging" 想法和 Ho 的随机选择特征以建造决策树的集合。这种方法利用 bootstrap 重抽样方法从原始样本中抽取多个样本，对每个 bootstrap 样本进行决策树建模，然后组合多棵决策树的预测，通过投票得出最终预测结果[374]。它具有很高的预测准确率，且不容易出现过拟合，在医学、生物信息、管理学等领域有着广泛的应用。随机森林作为一种机器学习的方法，不需要对数据进行任何假设，它脱离假定分布、假设检验、P 值的经典统计过程。此外，该方法对复杂数据具有良好的适应性，能够有效地对数据进行处理，分析各个自变量对应变量作用的重要性。

(3)Xgboost 算法。Xgboost 是 Gradient Boosting Machine 的一个 C++实现，由华盛顿大学机器学习研究专家陈天奇提出。他在研究中深感自己受制于现有库的计算速度和精度，因此着手搭建 Xgboost 项目，并于 2014 年夏天逐渐成形。Xgboost 最大的特点在于，它能够自动利用 CPU 的多线程进行并行，同时在算法上加以改进提高了精度。

2.模型输入指标

本研究所选样本来自 C 市医疗保险数据，提取了 2011～2013 年主诊断为慢阻肺（ICD-10 编码 J44.901）的患者，并包含这些 COPD 患者的人口统计学、住院信息和患病信息指标，共 53 个指标，其中 2011 年 16 157 条样本，2012 年 20 828 条样本，2013 年 20 842 条样本；对相关参考文献中的主要指标进行汇总得到表 5-2 中的主要指标[319]。通过对数据进行预处理，剔除异常数据，并将 2011 年的数据按 7∶3 随机分为训练集和验证集，2012年的数据作为测试集，见表 5-3。

表 5-2　主要指标

指标	变量	指标	变量
人口统计学	年龄	住院信息	医院类型
	性别		手术次数
	区域		ICU 次数
	医疗保险类型		住院次数
患病信息	高血压		住院天数
	冠状动脉疾病		年总住院费用
	心脏病		年总药品费用
	慢性支气管炎		年总报销费用
	癌症		
	糖尿病		

3.模型结果

在分析模型的预测性能之前,先对模型性能指标进行简要介绍。本研究主要选择灵敏度(sensitive)和受试者操作特性曲线下的面积(area under receiver operating characteristics,AUC)两个指标来反映模型的预测性能。

将 2011 年 COPD 患者的下一年住院费用分为高、低两个等级(下一年住院总费用前20%的患者为高费用),4 个预测模型的预测性能指标见表 5-4。通过表 5-4 可见,单模型中 Xgboost 算法构建模型的预测性能最优,AUC 值为 0.756;Lasso 次之,其 AUC 值为0.743;GBDT 的 AUC 值为 0.740;排在最后的 RF,其 AUC 值为 0.701。

表 5-4　模型所对应的测试集预测性能

模型	方法	灵敏度	AUC
单模型 M1	Lasso	0.667	0.743
	RF	0.701	0.701
	GBDT	0.706	0.740
	Xgboost	0.711	0.756
集成模型 M2	GBDT+Lasso	0.725	0.760

为了将预测模型的性能进一步提升,选择其中两个单模型融合为一个模型。为了找到更适合融合的两个单模型,对模型之间的最大信息系数 MIC 的计算是必要的。4 个单模型分别对应的相关混淆矩阵如图 5-4 所示,两个模型相关性越小,模型之间差异性越大,融合得到效果越好。通过混淆矩阵可视化,颜色越浅,相关性越小,从图 5-4 可知 Lasso和 Xgboost 的相关性较大,其他单模型之间的相关性较小。所以将 4 个单模型两两融合,得到 GBDT 和 Lasso 组成的融合模型最优,其灵敏度(sensitive)为 0.725,AUC 值为 0.760,相比单模型,融合模型性能提升较大。

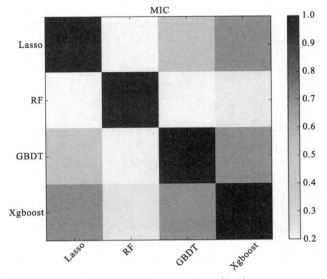

图 5-4　4 个模型的相关混淆矩阵

表 5-3   2011 年 COPD 患者各指标占比

变量	分类	百分比/%
性别	男	54.94
	女	45.06
年龄段	≤17	0.01
	18~34	0.06
	35~49	2.28
	50~64	19.68
	≥65	77.96
医保类型	城乡	54.70
	城镇	45.30
医保区域	0	14.98
	7	6.45
	9	15.75
	10	7.03
	12	8.94
	17	5.46
	其他区域	41.39
医院等级	三级甲等	8.64
	三级乙等	7.50
	二级甲等	36.92
	二级乙等	3.14
	一级甲等	15.32
	一级乙等	28.48
ICU 次数	0	95.90
	1	3.94
	≥2	0.17
手术次数	0	96.78
	1	1.80
	≥2	1.41
并发症	高血压	11.65
	冠状动脉疾病	1.39
	心脏病	25.32
	慢性支气管炎	1.02
	癌症	0.71
	糖尿病	4.28

Xgboost 可以通过 Gini 指数计算出指标的重要性排名，这些指标的排名如下：年住院费用、住院总时长、药品费用比例、报销比例、日均费用、年龄、区域、医院等级、手术次数、住院次数、医保类型、ICU 次数、心脏病、慢性肺源性心脏病、高血压、性别、慢性支气管炎、冠状动脉疾病、糖尿病、癌症、关节炎、胆固醇。

从上面的指标排名可以发现，年住院费用、住院总时长、药品费用比例、报销比例、日均费用这些指标是预测模型的重要因素，而性别、慢性支气管炎等指标对于模型的预测性能来说，重要性低。

5.4.3　研究结论

预测效果好坏是选择模型的主要依据，4 个模型中 RF 模型对费用等级预测的性能低于其他三个模型。单模型中，Xgboost 模型的预测性能最优，可以到达应用要求。本研究提出的组合模型，对潜在高费用慢阻肺患者的识别预测性能更好，相关管理部门可以根据模型的预测，更好地对慢阻肺患者疾病管理、护理管理和资源利用率进行审查。通过对预测模型的指标重要性打分，可以得出本年住院总费用、报销比例、住院时长、日均费用等因素对高费用慢阻肺患者的识别，具有重要的作用。

此外，基于大数据的预测模型及其结论将有助于医保管理人员、环保部门、医疗保险公司制定决策，并带来如下的管理意义[371]。

(1) 为医疗政策制定者提供参考。医疗政策制定者可以用预测模型来设计当地或国家的调查内容，根据调查研究结果制订慢阻肺病人报销政策，以及更有针对性的医疗预算方式。

(2) 为医疗保健人员提供参考。医疗保健人员可以发现高花费群体并进行追踪，在他们寻求医疗帮助之前，制订好相应计划，做好安排，从而做好相应的预防及应对措施，将会有效缓解医疗健康资源供需矛盾。

(3) 为患者预后提供指导。患者根据其所处环境情况和模型预测结果，改变生活地点或不良生活习惯，降低成为高费用病人的风险。

5.5　大数据驱动的老年慢性病患者医保费用管控策略研究

在 5.2.3 节介绍了目前学者所提出的医保费用管控策略，一般都是从医疗卫生体制改革和支付方式改革切入，这也是国内外控制医疗保险费用较为成功的控制方法，即从后付制支付方式到预付制支付方式的转变，改变后付费制度中以工作收益决定补偿额度的费用刺激因素。而这只是从医疗保险支付三方中的一方即供方来分析的，在大数据背景下，面对海量的医保系统报销记录数据，可以从医疗服务需求的需方即患者方进行切入，通过分析社保系统中患者的报销记录，分析哪些病种的患者是过度利用了医疗健康资源，进而过度利用了医保的报销资金，造成不必要的浪费。

因此本节针对老年慢性病患者，基于医保系统中的医疗保险报销数据，分析各病种的老年慢性病患者过高使用医疗健康资源的可能性。

5.5.1　研究背景

慢性病已经成为当今世界的头号杀手，据世界卫生组织的统计报告，全球每年约有 3800 万人死于慢性病，占所有死亡人数的 60%以上。并且，慢性病的死亡主要发生于低收入和中低收入的发展中国家。我国是发展中的大国，是世界上人口最多的国家。伴随着工业化、城镇化、人口老龄化进程加快以及受不健康生活方式等因素影响，我国慢性病发病人数也快速上升，2012 年我国确诊的慢性病患者已经超过 2.6 亿人，因慢性病而导致死亡的人数占到总死亡人数的 85%，慢性病导致的疾病负担约占总疾病负担的 70%。由于出生率的下降以及人口预期寿命的延长，人口老龄化问题也已经成为世界各国普遍关注的问题。我国人口老龄化的形势也格外地严峻。据统计，截至 2017 年底，我国 60 周岁及以上人口达到 2.4 亿，占比已经提高到 17.3%，其中，65 岁以上的人口达到 1.58 亿，占比上升到 11.4%。

随着人口老龄化程度的加剧，我国老年人口的绝对数量显著增加。老年人由于身体抵抗力变差以及身体各项功能的衰退，容易招致各种疾病。而慢性病又是老年群体中的多发疾病，有调查显示老年人慢性病的患病率是全人群的 4.2 倍。在我国已经确诊的 2.6 亿慢性病患者中，65 岁以上老年人口占了一半以上。所以在我国存在超过 1.3 亿的 65 岁以上的老年慢性病患者。由于慢性病本身具有病程长期性以及无法彻底治愈性，所以慢性病患者需要长期占用一定量的医疗健康资源，包括医疗保险费用的报销、医生的接诊时间、医疗检查设备等资源。老年慢性病患者这一群体由于往往是多种慢性病并发，所以对各种医疗健康资源的依赖性更强。有国外的研究表明，退休职工的医疗费用与在职职工之比约为 3∶1，有的甚至达到了 5∶1。我国也有研究数据显示，占人口总数 1%的最不健康人群和 19%的慢性病人群耗用了 70%的医疗健康资源，而最健康的 70%人群，仅仅只占用了 10%的医疗健康资源。所以有理由认为，我国的老年慢性病患者这一庞大的群体，有着巨大的医疗服务需求并且长期占用着大量的医疗健康资源。有调查显示，我国 80%的医疗费用用在了那些可以预防的疾病上，也就是说老年慢性病患者占用的大量医疗健康资源很大程度上是可以从预防的角度出发来减少或者降低其对医疗健康资源的占用。为了减少老年慢性病患者对医疗健康资源的占用，我们可以挖掘出那些容易导致患者消耗较多医疗健康资源的病种，以便提前进行管理和干预，减少后期患者较高消耗医疗健康资源的可能性。

5.5.2　模型构建与分析

1.医疗健康资源较高使用者的定义

对于医疗健康资源使用高还是低，并没有一个明确的划分指标。参考相关医疗花费的研究，有的将医疗花费较高的 5%的群体作为医疗高花费者[375]。这种划分的标准有一定的道理，但是仅仅根据医疗费用一个维度的指标，其说服力不强。在某种程度上，医疗费用并不能完全代表医疗健康资源的利用，因为存在着一些价格较高的医疗器械或药品。所以本研究所采用的并非医疗费用这一个指标，而是根据医保数据库中记录的患者在该年度入院的次数、经历抢救的次数、经历重症监护的次数、使用救护车入院的次数等指标来作为医疗健康资源使用高低的划分标准。所规定的 4 种重要医疗健康资源（入院、救护车使用、抢救、重症监护室）本身就和所要研究的门诊特殊病种等慢性病有较强的联系。这些慢性病如果在特殊门诊中得到科学的护理和维持，本身不应该或者很少会产生对住院以及与住院相关的医疗健康资源的需求。本研究认为应该先根据前文所述的标准提取数据，并做具体的分析，不能仅仅根据个人感受的强烈程度进行划分，所以本研究首先统计出样本中 4 种关键医疗健康资源的消耗情况，如图 5-5 和 5-6 所示。

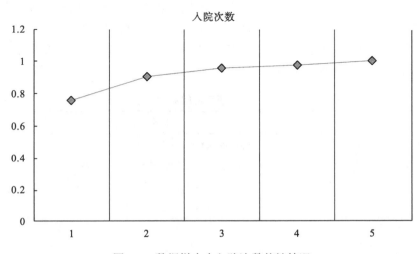

图 5-5　数据样本中入院次数统计情况

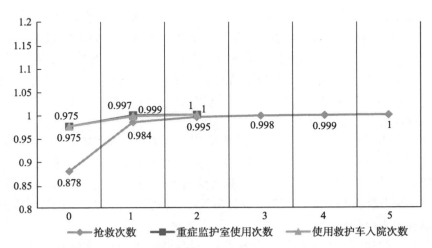

图 5-6　数据样本中其余三类资源(经历抢救的次数、经历重症监护的次数、
使用救护车入院次数)使用次数统计

从所提取出的数据样本中可以得到，约90.4%的患者一年内因为某一种门诊特殊病种入院的次数都在两次以下，约87.8%的患者一年内都未因为某一门诊特殊病种而经历抢救，约97.5%的患者一年内都未因为某一门诊特殊病种而经历重症监护，约97.5%的患者一年内都未因为某一门诊特殊病种而使用救护车入院。所以本研究综合实际情况和所提取数据中统计的结果，规定将"一年内因某种门诊特殊病种住院大于等于3次"或者"一年内在住院期间至少经历过一次抢救"或者"一年内在住院期间至少经历过一次重症监护"或者"一年内至少有一次使用救护车入院的记录"的患者归为医疗健康资源较高使用者的群体。这也是符合实际情况的，因为一年内住院的次数过多，就相当于长期占用着病床这种关键的医疗健康资源；经历过抢救、重症监护治疗意味着要调动一批与抢救或者重症监护相关的医疗健康资源，如相关的医生和护士、急救室、大型医疗设备等；而使用救护车入院的患者更是要占用社会急救体系中的关键医疗健康资源。因此，本研究拟划定医疗健康资源高的使用者的衡量标准见表5-5。

表5-5 各类型医疗健康资源较高使用者划分标准

类型	标准
类型A	一年内因为某种门诊特殊病种住院大于等于3次
类型B	一年内在住院期间至少经历过一次抢救
类型C	一年内在住院期间至少有过一次重症监护
类型D	一年内至少有一次使用救护车入院的记录

2.医疗健康资源较高消耗者群体的年龄性别和病种分析

用优势比来分析患者的年龄和性别对患者成为医疗健康资源较高使用者的影响，也就是说什么样的性别、处在什么年龄段的老年慢性病患者更容易成为医疗健康资源的较高使用者。优势比的英文缩写为OR（odds ratio）。OR表示影响因素对事件发生的影响能力和影响方向的大小。OR>1表示该因素的取值越大，该事件发生的可能性越大，又称为危险因素；OR<1表示该因素的取值越大，事件发生的可能性越小，又称为保护因素；OR=1表示该因素与事件的发生没有关系。

考虑样本中患者的年龄和性别，年龄以75岁为分界点分为"年龄65～74岁"和"年龄≥75岁"两组，性别分为男性和女性。样本中的每个患者都有一个标签，分别是医疗健康资源较高的使用者和医疗健康资源非高的使用者。也就是说这时样本中的每个个体有三个属性，分别为患者的年龄、性别和是否为医疗健康资源较高的使用者。这时所作出的列联表可以称为多维列联表。

计算不同年龄层或者不同性别对患者成为医疗健康资源较高使用者的优势比时，可以将年龄和性别看作自变量，将是否为医疗健康资源较高使用者作为因变量做Logistic回归分析，具体见表5-6。

表 5-6　医疗健康资源较高与非较高使用者年龄和性别统计

2014 年	男		女	
	年龄≥75 岁	年龄 65～74 岁	年龄≥75 岁	年龄 65～74 岁
较高	10 765	8935	9986	6573
非较高	27 915	27 898	32 053	30 485
总计	38 680	36 833	42 039	37 058

上表描述的因变量 Y，即是否为高的医疗健康资源使用者，与性别因素 (X_1) 和年龄因素 (X_2) 间的关系，可以转化为表 5-7。

表 5-7　性别和年龄统计后的变量化处理

序号	X_1(男性＝1，女性＝0)	X_2(年龄≥75 岁＝1，年龄 65～74 岁＝0)	Y(较高的使用者＝1，非较高的使用者＝0)	人数
1	1	1	1	10 765
2	1	1	0	27 915
3	1	0	1	8935
4	1	0	0	27 898
5	0	1	1	9986
6	0	1	0	32 053
7	0	0	1	6573
8	0	0	0	30 485

本书将 $(X_1＝0，X_2＝0)$ 的情况设为基准状况，也就是将女性、年龄 65～74 岁的样本为参考对象，来计算其他三种组合相对于基准状况时成为高的医疗健康资源使用者的优势比。其他三种组合分别为：

①$(X_1＝1，X_2＝0)$，即男性、年龄 65～74 岁；

②$(X_1＝0，X_2＝1)$，即女性、年龄≥75 岁；

③$(X_1＝1，X_2＝1)$，即男性、年龄≥75 岁。

计算组合①的 OR 值时，相当于控制了年龄这一因素，只需考虑性别这一因素对患者成为高的医疗健康资源使用者的影响。计算组合②的 OR 值时，相当于控制了性别这一因素，只需考虑年龄这一因素对患者成为高的医疗健康资源使用者的影响。计算组合③的 OR 值时，相当于考虑了年龄和性别的交互因素对患者成为高的医疗健康资源使用者的影响。

本书利用 R 语言软件中的 Epicalc 包来计算上述相关 OR 值[376]。经计算，输出如下结果（见表 5-8）。

表 5-8　计算优势比输出结果

	Crude OR (95%CI)	Adj.OR (95%CI)	P (Wald's test)
X_1 (性别)	1.33 (1.3，1.36)	1.49 (1.43，1.54)	<0.001
X_2 (年龄)	1.3 (1.27，1.33)	1.44 (1.4，1.5)	<0.001
$X_1 : X_2$	—	0.83 (0.79，0.87)	<0.001

可以看出所有的 P 值都是小于 0.001，表明所有计算得到的 OR 值都是显著的。相对于基准组合，组合①的 OR 值为 1.49，组合②的 OR 值为 1.44，组合③的 OR 值为 0.83×1.49×1.44=1.78.

此外，同样的方法，本书还考虑了年龄和性别因素对成为医疗健康资源较高使用者各个分类别高的医疗健康资源使用者的优势比，得到表 5-9（括号中为优势比的置信区间）。

表 5-9　各类型下的优势比输出结果

	总的较高使用者群体	类型 A	类型 B	类型 C	类型 D
男性年龄≥75 岁	1.78 (1.58~2.01)	1.64 (1.42~1.92)	1.86 (1.70~2.16)	1.44 (1.07~1.96)	2.23 (1.60~3.10)
男性年龄 65~74 岁	1.49 (1.43~1.54)	1.56 (1.49~1.63)	1.31 (1.25~1.37)	1.48 (1.36~1.63)	1.93 (1.75~2.13)
女性年龄≥75 岁	1.44 (1.4~1.5)	1.21 (1.16~1.27)	1.69 (1.62~1.77)	1.17 (1.06~1.28)	1.43 (1.29~1.58)

$$\text{relative risk} = \frac{\text{患有某病且成医疗资源较高使用者的概率}}{\text{不患某病且成为医疗资源较高使用者的概率}} \tag{5-1}$$

与前文同样的方法，本研究又计算了在只考虑患者入院第一诊断的情况下，各个病种对使患者成为医疗健康资源较高使用者的相对风险 RR (relative risk)，结果见表 5-10。

表 5-10　考虑第一诊断各病种相对风险及置信区间

排序	病种名称	2^P 人数	RR	RR (95%CI)
1	癫痫	241	2.06	(1.87,2.27)
2	精神分裂症	220	1.96	(1.77,2.17)
3	恶性肿瘤	6049	1.93	(1.88,1.97)
4	慢性肾脏病肾衰竭	1118	1.89	(1.8,1.98)
5	风心病	322	1.52	(1.39,1.67)
6	再生障碍性贫血	62	1.4	(1.14,1.73)
7	地中海贫血	84	1.34	(1.11,1.61)
8	肝硬化	383	1.28	(1.17,1.39)
9	阿尔茨海默病	108	1.17	(0.99,1.38)
10	慢性阻塞性肺疾病	13912	1.14	(1.12,1.17)

续表

排序	病种名称	2^p 人数	RR	RR（95%CI）
11	肾病综合征	50	1.1	(0.87,1.41)
12	肺源性心脏病	896	1	(0.94,1.06)
13	慢性缺血性心脏病	4956	0.95	(0.92,0.97)
14	肺结核	136	0.81	(0.7,0.95)
15	重症肌无力	5	0.74	(0.33,1.67)
16	脑血管意外后遗症	341	0.72	(0.65,0.79)
17	哮喘	213	0.72	(0.63,0.81)
18	双向情感障碍	7	0.69	(0.35,1.36)
19	系统性红斑狼疮	5	0.66	(0.29,1.5)
20	高心病	119	0.61	(0.52,0.72)
21	糖尿病	1909	0.59	(0.57,0.62)
22	慢性活动性肝炎	36	0.57	(0.42,0.77)
23	干燥综合征	6	0.53	(0.25,1.14)
24	原发性高血压	3451	0.52	(0.5,0.54)
25	类风湿性关节炎	101	0.51	(0.42,0.61)
26	甲状腺功能亢进或减退	24	0.47	(0.32,0.69)
27	硬皮病	1	0.35	(0.05,2.32)
28	帕金森病	59	0.34	(0.26,0.43)
29	抑郁症	17	0.33	(0.21,0.52)

可以看到，按照 RR 值从大到小的排序来分析，相对风险大于 1 且置信区间不包含 1 的病种一共有 9 个，即最有可能消耗更多医疗健康资源的病种分别为：癫痫、精神分裂症、恶性肿瘤、慢性肾脏病肾衰竭、风心病、再生障碍性贫血、地中海贫血、肝硬化、慢性阻塞性肺疾病。即第一诊断为这些病种的患者更容易成为医疗健康资源较高的使用者。

同样，为了探索在只考虑第一诊断的时候，不同类型的医疗健康资源较高使用者群体中，相对风险大于 1 的病种是否不同，本研究还计算了在不同的医疗健康资源较高使用者的类型中各个病种的相对风险。

只考虑第一诊断时，对成为医疗健康资源较高使用者类型 A 的相对风险大于 1，且置信区间不包含 1 的病种见表 5-11。

表 5-11　考虑第一诊断 A 类各病种相对风险及置信区间

排序	病种名称	人数	RR	RR（95%CI）
1	精神分裂症	552	3.93	(3.52,4.38)
2	恶性肿瘤	16 793	2.81	(2.72,2.9)
3	阿尔茨海默病	454	2.11	(1.76,2.53)
4	慢性肾脏病肾衰竭	2948	1.73	(1.59,1.88)
5	慢性阻塞性肺疾病	62824	1.51	(1.46,1.55)
6	肝硬化	1475	1.16	(1.01,1.34)

只考虑第一诊断时，对成为医疗健康资源较高使用者类型 B 的相对风险大于 1，且置信区间不包含 1 的病种见表 5-12。

表 5-12　考虑第一诊断 B 类各病种相对风险及置信区间

排序	病种名称	人数	RR	RR（95%CI）
1	癫痫	575	3.1	(2.78,3.44)
2	慢性肾脏病肾衰竭	2948	2.39	(2.25,2.53)
3	地中海贫血	308	2.01	(1.65,2.44)
4	风心病	1042	1.98	(1.78,2.21)
5	再生障碍性贫血	217	1.82	(1.42,2.34)
6	肝硬化	1475	1.51	(1.36,1.69)
7	肺源性心脏病	4405	1.37	(1.28,1.47)
8	恶性肿瘤	16 793	1.24	(1.2,1.29)
9	慢性阻塞性肺疾病	62 824	1.13	(1.10,1.16)

只考虑第一诊断时，对成为医疗健康资源较高使用者类型 C 的相对风险大于 1，且置信区间不包含 1 的病种见表 5-13。

表 5-13　考虑第一诊断 C 类各病种相对风险及置信区间

排序	病种名称	人数	RR	RR（95%CI）
1	癫痫	575	3.68	(2.84,4.77)
2	慢性肾脏病肾衰竭	2948	2.78	(2.43,3.19)
3	恶性肿瘤	16 793	2.76	(2.57,2.95)
4	慢性缺血性心脏病	25 505	1.97	(1.84,2.11)
5	风心病	1042	1.87	(1.42,2.46)

只考虑第一诊断时，对成为医疗健康资源较高使用者类型 D 的相对风险大于 1，且置信区间不包含 1 的病种见表 5-14。

表 5-14　考虑第一诊断 D 类各病种相对风险及置信区间

排序	病种名称	人数	RR	RR（95%CI）
1	癫痫	575	5.13	(4.14,6.36)
2	地中海贫血	308	3.85	(2.74,5.42)
3	肝硬化	1475	1.88	(1.49,2.37)
4	慢性肾脏病肾衰竭	2948	1.33	(1.09,1.62)
5	慢性阻塞性肺疾病	62 824	1.28	(1.21,1.36)
6	恶性肿瘤	16 793	1.27	(1.10,1.32)

同样，本节也统计了只考虑第一诊断的情况下，在医疗健康资源较高使用者各个分类型中各个病种出现的次数，如图 5-7 所示。

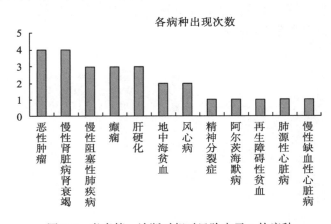

图 5-7　考虑第一诊断时相对风险大于 1 的病种

5.5.3　研究结论

对于总的高医疗健康资源使用者来说，男性且年龄≥75 岁的群体更容易成为高医疗健康资源使用者；对于医疗健康资源高使用者类型 A 和类型 B 来说，仍然是男性且年龄≥75 岁的群体的风险最大。由此可以得出，老年慢性病的患者中，男性且年龄稍长的患者更容易产生住院的需求。对于医疗健康资源较高的使用者类型 C 和类型 D 来说，无论是何种年龄段，都是男性的 OR 值较高，说明男性更容易消耗更多的救护车和 ICU 资源。另外，不管男性还是女性，年龄较大的患者更容易消耗较多的抢救资源而成为医疗健康资源较高使用者。研究可以看出第一诊断为癫痫、精神分裂症、恶性肿瘤、慢性肾脏病肾衰竭、风湿性心脏病、再生障碍性贫血、地中海贫血、肝硬化和慢性阻塞性肺疾病的患者相较于第一诊断为其他病种的患者有更大的风险成为医疗健康资源较高使用者，即这些病种可以看作是导致患者成为医疗健康资源较高使用者的关键病种。

医保费用的控制，现有的控制方法多从医院的角度切入，从医保支付方式的改革与转变方面着手。本研究提供了一个视角，就是从患者预防的角度，对那些容易成为医疗健康资源较高消耗者的患者，分析他们的年龄和性别特征以及所患的病种。参考分析结果，对那些较容易成为医疗健康资源使用者的病种或者特定的年龄层的患者进行早期有针对性的干预，减少他们后期过多消耗医疗健康资源的可能性，进而减少医疗费用，从而控制医保费用的支出。

5.6　本章小结

随着近几年信息技术的发展，医疗与健康行业成为大数据应用的重要领域，在国内外正受到越来越多的关注。采用大数据处理手段和方法，对医疗与保健机构、保险公司等组织存在的大量数据进行深度分析，进一步挖掘大数据驱动下的医疗保险费用的影响因素，通过大数据方法预测并发现某些特定疾病患者的费用趋势、变化规律等，从而帮助医疗服务部门提供更好的费用管控策略和个性化服务，无疑对增加医疗健康资源利用率，降低全社会的医疗费用起到至关重要的作用。

第6章 大数据驱动的全社会医疗健康资源配置优化

有限的医疗健康资源供给和无限增长的医疗卫生需求是我国乃至全世界面临的巨大难题。如何从全社会的角度实现医疗健康资源的有效整合、配置与优化，对于以需求为中心的价值最大化和有限医疗健康资源分配的公平化显得尤为重要。随着"线上+线下"的智慧医疗健康新型服务模式的出现，我国提出双向转诊、分级诊疗和慢性病管理的政策导向，以充分发挥各个层级、各区域以及各利益主体医疗机构的协同作用。因此，建立在双向转诊基础上的三位一体的新型医疗健康服务圈，即以社区和乡镇医疗机构为中心的半小时康复圈、以区县级医疗机构为中心的一小时大病医疗圈和以大型综合医院为中心的2~3小时的疑难复杂医疗圈，是实现全社会医疗健康资源配置优化的主要途径。此外，由于全社会医疗健康资源具有多维不确定性与时空性，其配置优化必须以区域卫生信息化和数据平台的整合为支撑，而大数据驱动方法与技术则是实现全社会医疗健康资源配置由"数字化"向"智能化"转变的重要手段。大数据驱动的全社会医疗健康资源配置优化是当前医疗运作管理的前沿与核心问题。一方面，在医疗卫生需方、供方、支付方数据库建立与整合以及数据分析的基础上，主要对有限的全社会医疗健康资源进行协同配置优化；另一方面，研究不同医疗机构与健康数据平台整合的数据集成方法体系，实现"线上+线下"的智慧医疗健康新型服务模式下不同医疗卫生机构和人员间互联通共用的工作模式。

本章首先就大数据驱动的全社会医疗健康资源配置优化的内涵进行定义，并就其所包含的三个重要研究问题：跨区域医疗健康资源配置优化、不同层级医疗机构间医疗健康资源配置优化以及不同管理主体间医疗健康资源配置优化的研究现状进行阐述。然后，介绍了两个主要内容：大数据驱动的医疗健康资源需求预测研究和大数据驱动的医疗保险参与的慢性病管理资源分配研究。其中，大数据驱动的医疗健康资源需求预测研究以目前最紧缺的门诊和住院医疗健康资源为研究对象，探讨门诊和住院医疗健康资源需求的规律和预测方法；大数据驱动的医疗保险参与的慢性病管理资源分配研究，主要研究医疗保险和疾病预防与控制中心这两个利益相关者之间如何配置有限的医疗经费以实现更好的社会福利。上述两个方面是本章的核心内容。

6.1 大数据驱动的全社会医疗健康资源配置优化的内涵

在研究全社会医疗健康资源配置优化时，定义全社会医疗健康资源为：在一定社会经济条件下，国家、社会和个人为了向有健康需求的顾客提供不同层次的医疗保健服务，而采用的能够为有健康需求的顾客和医疗保健服务机构带来实际收益的社会资源综合投资的总和。全社会医疗健康资源管理则是站位于医疗健康服务体系中需方、供方、支付方和机构方多方，以个性化医疗健康服务模式构建为目的，分别从费用(医保)支付与资源配置优化两个维度促进医疗卫生服务需方与供方的动态匹配与调节。全社会医疗健康资源的配置优化问题是全社会医疗健康资源管理的重要组成部分，一直以来都是提升医疗服务体系运行效率，提高民众生命质量的关键问题。

从世界范围来看，众多西方发达国家发现提高医疗机构效率和竞争力的关键在于医疗服务系统中各种资源的相互协作。英国政府的国家卫生服务体系(National Health Service，NHS)将医疗健康服务向社区进行实质性转移，提出将 1500 万医院门诊患者的服务转由社区卫生服务机构来提供，充分发挥国家医疗机构与社区医疗体系之间医疗健康资源的协同配置优化。美国、加拿大、澳大利亚、德国、日本等国家都是通过施行分级诊疗策略以实现各层级医疗机构间分工协作、全社会医疗健康资源合理配置和患者管理服务精细化。就美国而言，社区医院占医院总数的 60%以上，社区医院病床数量占总床位数的 70%以上[377]，这为社区医院和综合医院分级诊疗服务职能的实现提供了硬件保障，而医疗保险支付体系则是引导患者分诊的软件支撑。

在我国，国务院办公厅印发的《全国医疗卫生服务体系规划纲要(2015—2020 年)》(以下简称《规划纲要》)，部署促进我国医疗卫生资源进一步优化配置，提高服务可及性、能力和资源利用效率，指导各地科学、合理地制定实施区域卫生规划和医疗机构设置规划。《规划纲要》指出：开展健康中国云服务计划，积极应用移动互联网、物联网、云计算、可穿戴设备等新技术，推动惠及全民的健康信息服务和智慧医疗服务，推动健康大数据的应用，逐步转变服务模式，提高服务能力和管理水平。加强人口健康信息化建设，到 2020 年实现全员人口信息、电子健康档案和电子病历三大数据库基本覆盖全国人口并实现信息动态更新。全面建成互联互通的国家、省、市、县四级人口健康信息平台，实现公共卫生、计划生育、医疗服务、医疗保障、药品供应、综合管理六大业务应用系统的互联互通和业务协同。积极推动移动互联网、远程医疗服务等发展。

继"互联网+"上升为国家战略且国务院印发了《关于促进和规范健康医疗大数据应用发展的指导意见》之后，国务院于 2016 年 10 月 25 日正式印发《"健康中国 2030"规划纲要》。同时，为推进和规范健康医疗大数据的应用发展，国家卫计委公布确定福建省、江苏省及福州、厦门、南京、常州为健康医疗大数据中心与产业园建设国家试点工程第一批试点省市[378]。大数据的利用能帮助医疗卫生机构提高生产力并节约成本，美国于 2010 年通过颁布总统令等措施开始了医疗健康行业大数据的建设。此外，大数据等信息化技术的快速发展，为优化医疗卫生业务流程、提高服务效率提供了条件，必将推动医疗卫生服务模式和管理模式的深刻转变。医改的不断深化也对公立医院数量规模和资源优化配置提出了新的要求。

全社会医疗健康资源配置优化，是指在时间和空间层面直接调度医疗机构之间以及医疗机构与其他社会单元之间的稀缺资源(资金、人力资源、空间等)或为稀缺资源制定相应的配置或交易规则，以在全社会层面上实现更高福利水平。医疗健康资源的需求和供给存在差异性，这种差异性主要体现在地理区域、服务对象以及资源使用目的上。地理区域深刻影响医疗健康资源的需求与供给。以东西部差异为例，西部医疗健康资源的需求与供给长期以来均远远低于东部地区。然而，在医疗健康资源依旧稀缺的今天，有限的医疗健康资源应倾向于能带来更高经济收益的东部还是更能缓解基本医疗供需矛盾的西部是一个值得研究的问题。服务对象的重叠是另一个影响医疗健康资源供需的重要因素。根据我国《医院分级管理办法》的规定，三级医院(包括三级特等，三级甲等，三级乙等以及三级丙等)被定义为向几个地区提供的高水平专科性医疗卫生服务和执行高等教育、科研任务的区域性以上的医院；一级医院(包括一级甲等，一级乙等以及一级丙等)是指直接向一定人口的社区提供预防、医疗、保健、康复服务的基层医院、卫生院。然而在现实生活中，医疗健康资源的需求与最初的目标方向相去甚远，本该提供专业专科医疗服务的三甲医院时常被患有严重程度较低、不具有特殊性疾病的患者所挤满。此外，医疗健康资源可以用于不同的利益主体以达到不同的目的。人力资源和社会保障部下属的医疗保险管理局以及国家卫生和计划生育委员会下属的疾病预防控制中心，分别是医疗健康资源用于疾病预防和疾病治疗的最终管理者。然而，由于上述两个部门互不隶属，缺乏统一的系统分析和规划，医疗健康资源在上述两个部门间的配置需要进一步优化。综上所述，全社会医疗健康资源配置优化，应当从跨区域医疗健康资源配置优化、不同层级医疗机构间医疗健康资源配置优化以及不同管理主体间医疗健康资源配置优化展开。

跨区域医疗健康资源配置优化，主要研究医疗健康资源在不同区域间的直接调度、流转规则以及配置原则等。其要解决的主要问题为，平衡区域间医疗健康资源供给，缩小区域间供需差异，从而实现国家层面上的医疗健康资源最优配置。跨区域的医疗健康资源配置方式大致可分为两类：其一，首次对不同区域间进行医疗健康资源的分配；其二，在不同区域间，根据具体情况分别进行调度，再次配置。当决策者从宏观层面进行资源配置时，影响其决策的因素主要有：区域间医疗健康资源配置优化的准则及原则、不同区域间的医疗健康资源配置公平性，以及在有限医疗健康资源的约束下运用最优化理论，使得社会总福利(如 QALYs，即质量调整生命年)最大化，或最小化社会成本。不同层级医疗机构间医疗健康资源配置优化，主要研究医疗健康资源在不同层级医疗机构之间的配置，以在适应医疗健康资源需求的同时，引导当前不合理的医疗健康资源需求回归合适的途径。这种不合理的医疗健康资源需求主要体现在：部分人群以牺牲社会总体效率为代价，盲目追求高质量医疗服务。该研究要解决的主要问题为，通过医疗健康资源配置对需求的反作用，在满足公平性的前提下，引导社会公众合理选择满足自身需要的医疗健康资源。医疗健康资源和医疗服务的供给能力是不同层级医疗机构分工合作的重要因素。然而，医疗健康资源的配置错位和医疗服务供给能力的差距，同时在居民群众长期固定观念的影响下，大部分的医疗需求都集中在三级医疗机构当中，最终导致了进一步的资源配置错位以及医疗服务供给能力的差距，各个医院中形成了非良性的竞争。为了解决这个问题就要将主要医疗健康资源在不同层级医院之间的合理配置，以在适应医疗健康资源需求的同时，引导当前不合理的医疗健康资源需求回归合适的途径，也就是让病人流进行分流。分级诊疗制度就是基于病人流分流的问题上提出的，防止本该提供专业的专科医疗服务的三甲医院时常被患有严重程度较低、不具有特殊性疾病的患者所挤满。这个制度被视为优化医疗健康资源配置，解决"看病难，看病贵"的关键措施之一。不同管理主体间医疗健康资源配置优化，主要研究不同管理主体间如何通过协商、沟通以及交易规则的制定，更好地整合全社会医疗健康资源，以实现更高效的医疗健康资源使用效率。该研究的难点在于，不同管理主体的软约束及决策目标是不易定义且不一致的。对于不同利益主体间的配置，以最大的两个利益主体疾病预防与控制中心和医疗保险管理局为例，两者均占有可观的医疗健康资源，而两者目标却又不完全一致。如对医疗保险管理局目标的解读为在当前预算约束下生命质量的最大化；而对于疾病预防与控制中心而言，其目标为在当前预算约束下，新增疾病暴发量与现有患者发病控制情况的一个折中。因此，如何运用合理的资源配置手段，最大化二者在各自目标约束下的社会福利就显得格外重要。然而，在以往的研究中，由于缺乏大数据手段，只能对局部的、细微的医疗健康资源进行分析，不能从全局角度对全社会医疗健康资源进行系统的分析。

随着大数据技术手段的不断发展，以大数据为支撑的智慧医疗模式，将通过多种方式打破现有医疗模式的缺陷，更好地帮助实现全社会医疗健康资源配置优化。具体应用而言，大数据在医疗服务体系的应用主要包括电子病历共享、远程会诊、网上预约挂号、辅助诊疗等系统。通过这些系统的建立与应用，充分实现医疗机构之间信息点共享和综合利用，进一步缓解"看病难、看病贵"等问题，降低医疗成本，实现资源配置最大化。对科学研究而言，大数据技术和手段更好地记录和反映了医疗健康资源的规律，能够更好地支持上述研究问题。对政策方向而言，结合大数据和智慧医疗是深化我国医疗改革的重要手段，尤其是解决目前资源配置存在的不均衡问题的重要方法，也是我国新型城镇化，特别是智慧城市建设的重要组成部分；体现了人类健康需求，符合医院发展趋势，给医院的建设提供了新认识和新思路，也是未来医疗卫生信息化的主要发展趋势。

6.2   大数据驱动的全社会医疗健康资源配置优化研究现状

本节共分为两个小节，分别阐述传统的和大数据驱动的全社会医疗健康资源配置优化研究。传统的全社会医疗健康资源配置优化研究，主要集中在跨区域、不同层级医疗机构间以及不同管理主体间的医疗健康资源配置优化。跨区域医疗健康资源配置优化研究，主要对不同区域间的医疗健康资源使用量、利用率、成本效益等效率指标进行分析，在此基础上运用成本效益分析、净收益分析等手段来论证跨区域医疗健康资源调度的经济可行性。不同层级医疗机构间的医疗健康资源配置优化研究，对门诊量、入院量等医疗健康资源需求信息进行整理、统计以及分析，在此基础上刻画患者的效用曲线，并基于该曲线对不同层级医疗机构间的医疗健康资源进行配置优化。不同管理主体间的医疗健康资源配置优化研究，主要分析同一单位医疗健康资源被不同管理主体掌控时所带来的社会效用差异，探索医疗健康资源在不同管理主体间转移的有效机制。此外，还有不少研究运用大数据手段和技术，以更深入、更精确地通过大数据分析方法对上述三个方面进行了更深一步的探讨。

本小节将主要从研究目标、方法工具、客观约束等方面分析传统的全社会医疗健康资源配置优化在跨区域、不同层级医疗机构间以及不同管理主体间的研究现状。

6.2.1　跨区域的医疗健康资源配置优化研究

在依靠医疗健康资源配置优化的准则和原则情况下，决策者从宏观层面关注不同区域间的医疗健康资源配置公平性。英国学者 Townsend[379]于 20 世纪 70 年代在世界著名医学杂志《柳叶刀》上发表了关于卫生服务提供不均等问题的文章；美国学者 Smith[380]认为卫生部门在初级卫生保健服务的提供种类上存在不均等现象，倾向于在贫困地区提供慢性病筛查和家庭医生保健服务，而在富裕地区却更多提供康复、精神卫生服务等。之后，国外学者对卫生资源配置的区域差异化研究逐步增多。Rosero-Bixby[381]研究 1995～2000 年的哥斯达黎加卫生服务公平性发现，卫生体制改革对门诊服务的可及性产生积极影响，使用 3 项指标来衡量卫生服务公平性：4km 内门诊服务，25km 内住院服务和医疗服务需求人均时间小于 0.2 小时/年。Horev[382]分析了 1970～1998 年间美国各地区在卫生资源配置的不均等性和历史发展趋势，特别指出由于卫生保健组织计划在西部的实施，使得医师资源的配置更加公平。Gesler[383]发现农村化程度高的地区不一定带来卫生服务可及性低，毗邻市区的农村地区社区卫生服务可及性更高。Janković[384]认为塞尔维亚存在卫生服务的不均等现象，主要体现在人口学特征、收入、社会阶层、教育程度等社会经济因素、健康状态等方面。Kreng 和 Yang[385]发现中国台湾北部的县市由于卫生资源配置的失衡导致地区间差异化明显，大型医院机构均分布在大都市内，而农村地区的卫生服务可及性差，并认为全面健康保险系统的单方付费制度对提高卫生服务的公平性有很大的益处。Yang[386]发现甘肃省和浙江省都是倾向于富裕人口的卫生服务利用不公平，富裕省的不公平现象比贫困省更严重，其中收入不同是最主要的决定因素，另外，医疗保险覆盖范围、服务供给方式和个人现金支出比例也是决定因素。不少研究者认为，我国有些地区的医疗卫生资源按人口分布的公平性要显著优于按地理分布的公平性，区域间差异是影响卫生资源配置公平性的重要因素之一。在区域经济不平衡情况下，国内医疗均呈现出不公平现象，但具体而言，国外医疗上的不公平主要为健康保健及精神卫生服务间的区别，国内不公平则体现为医疗健康资源技术上的不同。

在区域经济不平等导致的医疗不平衡情况下，韩宗保和韩建[387]主张应当加大国家医疗投入总量，变革投入方式，完善投入体制，强化投入资金使用的评估监督。韩雪梅等[388]提出政府应逐步加大对经济落后地区的经济建设及医疗健康资源投入，缩小各类地区间资源配置的差距。何宁和马蔚姝[389]主张以农村为重点加大卫生资源投入，加强护理人员和药学技术人员队伍建设，处理好公平与效率的关系。但 Mckinnon 等[390]在对国外其他地区进行研究后，认为加大人力和财力投资并不一定能解决这种不均等。Liu 等[391]指出要改变中国西部农村地区产妇卫生服务的不均等状态，不但要缩小收入差距，还要提高少数民族的受教育水平。Li[392]提出要提高低收入和低文化程度的妇女群体的居民收入和预产妇卫生服务利用率。Chen 等[393]提出了可加大农村地区公共卫生资源的投入，增加政府财政支出比例等措施来减缓我国的医疗卫生资源配置区域差异化问题。Xie 等[394]提出要增加居民收入税收累进制和对社会资本重新分配以提高贫困地区低收入群体的社会福利。Ricketts 等[395]提出了一个基于理论的数据驱动方法替代健康专业人员短缺领域(HPSA)和医疗缺失地区(MUA)两个系统。作者使用描述初级医疗保健利用情况和从业人员分布情况的数据,对人口和社区特征对初级医疗保健的使用情况进行估计,开发了一个评估系统,估计每个社区有效获得初级保健情况,最终的结果由利益相关者组织进行了审查。最终结果表明可以开发和使用基于数据驱动的理论度量来计算地理区域和地理特征人口的相对需求。

6.2.2　不同层级医疗机构间的医疗健康资源配置优化研究

从部分发达国家的医疗服务制度中发现,美国、英国等国家都有相对比较完善的医疗健康资源分配分级诊疗制度。在美国,一般的家庭都有家庭医生,家庭医生对患者进行详细诊疗后,填写转诊单给患者,安排病人转诊到专科医生那里去。同时,美国的医疗体系是由大型医学中心和社区医院构成的医联体组成,比如哈佛大学贝斯以色列医院与社区医院合作,对社区医生、护士进行培训和资源整合,提高社区医疗服务水平,当患者需要住院的时候就可以很顺利地转诊到哈佛大学贝斯以色列医院,让大型医院的资源、服务深入社区。英国是最早推行分级诊疗制度的国家之一,有一个非常严格的全科医师首诊制,全科医生对常见病和多发病进行诊治,承担了英国 90%的就医需求,但仅仅只消耗了 8%的英国医疗经济费用,大型医院(专科医师)不接受任何没有全科医生推荐的转诊病人。在我国,党的十八届三中全会《中共中央关于全面深化改革若干重大问题的决定》明确提出,完善合理分级诊疗模式,建立社区医生和居民契约服务关系。国家相关文件也多次提出建立有序的分级诊疗制度,全国范围的分级诊疗制度也在逐步建立当中。但还有许多问题等待解决,各个层级医院的资源、利益、技术分配,患者长期固定观念都导致我国的分级诊疗制度还有很长的一条路要走。

分级诊疗制度是否能够有利于资源的分配,受到很多学者的关注。Chao 等[396]关注患者平均等待时长、遗失率、空缺率等评价服务标准等指标,通过数据分析的优化模型研究如何在多个层级医院之间进行资源分配才能到达最好的配置效率,最终发现最优的资源分配方案是形成"一个大医院,几个小医院"的医疗体系。"一个大医院,几个小医院"的医疗机构模式也就是传统意义上的分级诊疗模式,研究再一次论证分级诊疗模式能够对资源的合理分配起到推动作用。

对于患者分流,防止医院需求的堆积是分级诊疗制度的目的之一。当病人疾病情况与医院医疗水平不匹配时就会造成大型医院的拥堵和小型医院的空闲,这是一种资源的不合理利用,也会影响各医院的发展。Qiu 等[397]认为与医院水平不匹配的病人会导致医院资源的大量消耗,提出了基于有序变换的仿真优化方法和最佳采样的多保真度优化算法,目的是评估病人流的分配问题。将不同需求的病人流分向不同医院,从而不断提高分级医疗服务体系。并且通过与其他常见的仿真模型比较,发现多保真度模型能够进一步节约医院开支。对与病人如何合理分流的研究也有很多,Song 等[398]介绍了中国城市的总医院和社区卫生服务中心相结合的医疗服务体系。作者在研究过程中引入博弈论的方法,同时考虑静态和动态的保健设施对患者医院选择的影响因素,提出了一个不完全信息的非合作博弈模型。该模型的目的是对患者选择医院进行预测,筛选患者医院选择的影响因素,最终缓解病人拥堵,平衡了大型医院和社区卫生服务中心的人流量。

分级诊疗制度能使资源分配以及患者流分散,这都是好的方面,但是还受到很多方面的限制。其中最大的限制就是病人观念的影响,Paltiel 等[399]利用数据分析的方法挖掘淋巴癌患者分诊的影响因素。作者使用 1987~1992 年医院共 716 个患者信息进行分析,发现转诊病人的临床和社会人口学特征与非转诊病人不同,但最终治疗结果并没有显出差异,这说明患者的人口学特征和临床疾病情况并不影响患者的就医医院的选择。经过分析得到,患者对于医院选择多因为医院资源的选择。患者分流和资源分配是相互影响的关系,患者与医院匹配才能促进医疗健康资源合理分配,医疗健康资源的合理分配能够促进患者分流。Song 等[400]认为不同级别的医疗机构之间的不平衡发展已经成为中国城市医疗体制的社会问题,这导致了病人流量分配不合理。该研究将离散事件仿真、多目标优化和模拟预算分配方法结合在一起,以求解近似的帕累托最优病人流量分布。其研究结果显示,该近似帕累托最优病人流量分布可以改善医疗系统整体中各层次子系统的服务效率。因此,分级诊疗制度的推行是非常有必要的,能够有效推进不同层次医疗健康资源的配置优化。

6.2.3　不同管理主体间的医疗健康资源配置优化研究

为了缓解增长的医疗保险费用,许多发达国家纷纷采取措施。有研究表明全世界大部分的医疗支出都用在了可以预防的疾病上。而英国国民健康服务制度(NHS)在 2008 年已经将重心转移到预防疾病上,英国卫生事业从“治病救人”机制向“预防优先”转型。20世纪 60 年代末在美国兴起的健康管理的核心就是对个人及人群的各种健康危险因素进行全面监测、分析、评估、预测并进行计划、预防和控制[401]。而我国医保制度建立得较晚,还不够完善,目前处于被动医疗状态,仅仅在疾病发生后给予费用补偿。从医保经费划分一定比例对慢性病患者进行个性化的指导和干预以有效降低发病率,提高医保资金的利用率是医保改革努力的方向[402]。

成本效益分析(cost-benefit analysis)是通过比较项目的全部成本和效益来评估项目价值的一种方法。在许多国家,成本效益分析被用于在干预中优先考虑医疗健康资源。在全球范围内,越来越强调预防医学遏制慢性病对社会的影响,而美国在预防医学方面的工作开展较早,在法律上还设立预防和公共卫生基金,以维持必要的基础设施进行预防性护理。Chambers 等[403]在研究中回顾了成本效益分析在医疗保险预防服务覆盖面中的作用,并将其与缺乏这方面考虑的治疗覆盖面相对照。结果发现成本效益分析在医疗保险预防服务方面发挥着长期作用,帮助确保以合理的成本实现健康收益。在回顾医疗保险预防服务时也发现,从 1980 年开始,美国目前已有 23 项服务纳入医疗保险预防性服务的计划中,而其中大部分都是从 2005 年开始增加的。

干预措施的有效性和经济性常常需要衡量,部分学者研究医疗干预措施的成本效益。随着艾滋病感染人数增加,医疗资源管理者越来越难用有限的预算来阻止艾滋病的传播和蔓延。而成本效益和建模分析可以帮助确定哪些艾滋病干预措施可能具有最佳价值。Jacobsen 等[404]研究了最近公布的关于艾滋病预防策略,并对其进行了成本效益分析。结果发现大多数已发表的研究证明了成本效益;然而并不是所有的干预措施都可以负担。Russell[405]研究发现在成本效益分析首次应用于医疗卫生以来的四十年中,数百项研究表明,预防通常会增加医疗费用,而不是减少医疗成本。治疗高血压和胆固醇升高的药物,防止糖尿病的饮食和运动,癌症的筛查和早期治疗都增加了更多的医疗费用。然而,对于人群的精细化干预能够提升干预措施的成本效益,甚至能够降低总的医疗费用。

理论是系统化的科学知识,关于健康保险的一些理论也需要不停地拓展分析。基本经济理论认为,健康保险覆盖面可能导致预防活动的减少,但实证研究尚未提供很多证据来支持这一预测。Dave 等[406]通过允许健康保险对健康行为有直接(事前道德风险)和间接影响的可能性,来拓展分析健康保险对健康行为的影响。结果发现获得健康保险可以减少预防,增加老年男性的不健康行为。此外,证据表明医生的咨询成功地改变了健康行为。Ellis 等[407]在研究中重新审视了基于效率的最优健康保险理论,扩展了经典分析,分别考虑了预防和治疗的最佳覆盖面。结果证明,如果个人消费者忽视他们的预防保健对健康保险的影响,预防性医疗保险总是需要的。减少有效收入的无补偿损失为预防和治疗,以及医疗保险的覆盖面提供了新的基础论据。此外,预防和治疗的最佳共同保费率并不相同。

关于健康保险如何影响儿童获得预防性护理的认识还不多,这些儿童一般都能接受常规的儿科护理,特别是在较不发达的环境中。Wehby 等[408]评估了儿童健康保险对接受常规儿科护理的儿童健康状况的影响(以儿童是否接受所有年龄适当的免疫接种计算),发现有保险的儿童(不论保险类型)与没有保险的儿童相比,获得免疫状态的可能性要高出 2.5个百分点。这项研究提供证据表明,健康保险可以加强对幼儿的预防保健。

心血管疾病是全球死亡的主要原因,其预防工作的重要性也日益突出。2006 年,德国法定健康保险公司提出了一项新颖的个性化预防计划,重点是冠心病(CHD)筛查、风险因素评估、早期检测和二次预防。Aljutaili 等[409]研究评估了 CHD 风险亚组中的个性化预防计划,并分析了不同个性化预防策略的成本效益。根据法定健康保险公司的常规数据,利用准 β 回归模型对风险分组进行风险预测,结果表明个性化预防计划与重大的健康益处相关联,但也显著增加了成本。然而,所有亚组无法显示统计学意义。根据目标群体,个性化预防计划的成本效益差异很大。根据支付意愿,向有进一步心血管风险的患者提供个性化预防计划是合理的。这个高风险群体可以从常规法定健康保险数据中确定。而个性化预防计划的长期后果仍然需要进行评估。

综上所述,成本效益分析和干预措施密切相关,经常应用于医疗卫生行业的研究,包括医疗保险预防服务。而预防的相关理论和长期后果也需要我们不停地进行拓展分析、研究。

6.2.4　大数据驱动的全社会医疗健康资源配置优化研究

在传统医疗健康资源配置无法满足患者需求的现状下,迫切需要提升医疗健康资源服务的产能,而大数据方法应时而生,也带来了进一步优化医疗健康资源配置的可能性。

部分医疗健康资源具有高度的动态性,如急诊资源。急诊强调患者对及时、适当治疗的需求度,然而急救部门因患者到达的随机性、资源的有限性,通常无法满足患者需求。为了解决这个问题,He 等[410]通过从急诊科中获取的患者流量数据,提出了一种混合鲁棒随机方法来研究患者到达时间和停留时间,依靠混合方法提供了一种计算友好的公式,为患者调度问题制订满意的解决方案。

Whitt 等[411]选取以色列一家含有 45 个医疗科室大型医院——Rambam 医院,对综合急诊科中最大的紧急内科科室(EIMU)患者到达情况进行了 25 周的研究。该研究采用单因素模型及因子回归分析,研究每日的患者总体到达量,通过时间序列模型、预测方法和更多的背景知识,来寻找对日常患者流量总计模型的改进,以增强急诊医疗健康资源的配置优化。

Kim 等[412]为了建立合适的排队模型,以在预约到达的服务系统中有效地提供良好的服务,认真考虑了随机到达过程模型的适用性。在研究中通过仔细检查内分泌诊所的预约和到达数据,特别提供了创建随机到达过程模型的指南或模板。此外,还创建了可用于模拟到达过程并分析系统性能的详细随机模型,制定了可用于比较预约系统及其表现的分类方案。

He 等[413]研究了日常工作量不确定时,医院手术室的护士人员配置的问题。工作量是指某一天使用手术室进行手术的次数,可变成本包括在实际工作量超过预定时间时,按正常费率和加班费率计算的工资。考虑在决策时使用不同信息集来确定最佳的人员配置水平问题,为日常工作量的分布开发经验模型。使用这些模型根据历史数据得出了最佳的人员配置规则。

综上所述,数据分析方法为医疗健康资源在医疗机构内部的资源配置提供了有力的支撑。然而,对于真正运用大数据手段和技术进行全社会医疗健康资源配置优化的研究还有待完善。

6.3　大数据驱动的医疗健康资源需求预测研究

医疗健康资源需求预测是全社会医疗健康资源配置优化的前提条件和保证。只有掌握医疗健康资源需求规律,医疗健康资源的配置优化才是合理、可行的。此外,门急诊资源是整个医疗健康资源系统中十分重要的部分,具有总量大、使用频繁的特点。因此,本节主要基于机器学习方法,就门诊和住院医疗健康资源需求进行预测。本节所包含的具体内容为:基于 GMDH 特征筛选的呼吸系统疾病门诊到达量预测研究,空气污染对哮喘病人日入院量的影响及预测研究以及基于搜索指数的哮喘病床资源需求预测研究。

6.3.1　基于 GMDH 特征筛选的门诊到达量组合预测

在整个医院服务就诊流程中，门诊科室扮演着相当重要的角色，它是医院服务于外界的窗口，是医院服务流程的首要环节，也是医院接触患者时间最早、人数最多、病种最广泛的核心窗口。据卫计委《2016 年我国卫生和计划生育事业发展统计公报》统计，2016 年我国医疗卫生机构总诊疗人次达到 79.3 亿人次，较 2015 年上涨 3.1%，约 2.4 亿人次，增长率较去年上涨 1.8 个百分点，其中门诊费用较 2015 年增加 5 个百分点；同时，医院诊疗人次 28.5 亿人次，12.2 亿人次是由公立二级医院接待，占比达 39.6%，较 2015 年诊疗人次上涨 4.3 个百分点，其中呼吸系统疾病门诊到达量占比较大。

此外，研究显示，呼吸系统疾病大多与环境污染和气象条件相关，如 Burney 等[414] 利用广义加性模型研究了荷兰空气污染（包括短期臭氧、黑烟、二氧化硫、二氧化氮、悬浮颗粒物）与不同群体疾病发病率的关系，结果显示各污染物对不同群体疾病死亡率存在不同程度的影响；Barnes[415]，Armah[416] 和 Foote[417] 等许多研究者均指出儿童呼吸道受能源燃烧产生的室内空气污染的影响巨大，文中用相对风险描述了空气污染对儿童发病率的影响。本书研究医院所在地地处盆地中心，四面环山，尤其在秋冬季和春季，受气候和环境的影响，呼吸系统疾病患者入院量起伏不定，导致医疗资源管理者不能对病人到达量进行有效估计，进而导致治疗过程中资源配置不合理，造成患者就医混乱低效。因此，本书在考虑环境污染指标和气象条件的情况下对 L 医院肺炎、慢性阻塞性肺病（以下简称"慢阻肺"）和哮喘疾病三种病种的呼吸系统疾病门诊到达量进行预测研究，目的是通过解决门诊到达量的不确定性进而为医院后续科室相关资源的合理配置呼吸系统疾病的预防和防治工作提供更科学的引导依据。

L 医院所在城市（以下记为 C 市）位于盆地中心，受当地秋冬季节和夏季环境及气候，如冬季雾霾、冷空气以及其他因素的影响，呼吸系统疾病患者人数呈不平稳趋势。本书研究主要是对当前 C 市的环境现状以及 L 医院门诊现状进行描述性分析和总结，然后构建预测模型的构建。

本书数据来源于 C 市市级区域公立综合型 L 医院门诊信息系统 2014 年 1 月 1 日至 2015 年 12 月 31 日两年的哮喘、慢阻肺及肺炎门诊数据，共计 13 775 条记录，字段包括诊断描述、性别、年龄、就诊编号、就诊科室、家庭住址、就诊时间等。

对数据进行如下筛选处理，对无效、冗余（包括重复）记录进行删除。由于数据来源的限制，此处只获得三种病种信息，此书暂以此三种病种的呼吸系统疾病门诊到达量作为该院呼吸系统疾病门诊到达量的代表。另外，该医院大致能满足当地人群的需求，因此该院呼吸系统疾病门诊到达量的变化对当地哮喘、慢阻肺以及肺炎患者情况能进行较好的反应，进而对该医院各资源配置的影响较为直观。其中该医院哮喘病 2014、2015 年门诊人次分别为 1488、1628 人次，合计 3116 人次；慢阻肺 2014、2015 年门诊人次分别为 1100、1498 人次，合计 2598 人次；肺炎在 2014、2015 年门诊人次分别为 3584、1518 人次，合计 5102 人次，表 6-1、表 6-2、表 6-3 分别表示 2014～2015 年哮喘、慢阻肺、肺炎呼吸系统疾病门诊到达量分布及构成比。

表 6-1　2014-01～2015-12 年哮喘呼吸系统疾病门诊到达量分布及构成比

年份	门诊人次	均值/天	构成比
2014	1488	4.33	0.478
2015	1628	4.55	0.522
合计	3116	4.44	1.00

表 6-2　2014-01～2015-12 年慢阻肺呼吸系统疾病门诊到达量分布及构成比

年份	门诊人次	均值/天	构成比
2014	1100	3.61	0.423
2015	1498	426	0.577
合计	2598	3.38	1.00

表 6-3　2014-01～2015-12 肺炎呼吸系统疾病门诊到达量分布及构成比

年份	门诊人次	均值/天	构成比
2014	3584	10.12	0.702
2015	1518	4.5	0.298
合计	5102	7.31	1.00

　　本书环境数据和气象数据均是开放性数据，来源于 C 市气象局和 C 市生态环境网站。环境数据是从 2014 年 1 月到 2015 年 12 月两年的数据，共计 730 条记录。环境指标数据包括 AQI、O_3、CO、$PM_{2.5}$、PM_{10}、SO_2、NO_2 日/月平均数据、当日 AQI 排名数据以及空气质量综合等级数据。由于数据来源的局限性(只有全市总体环境指数历史数据，无对应区县历史数据)，因此用市区综合数据代替区域数据。而气象数据有对应区县数据，所以从天气报告数据中获得 2014 年 1 月至 2015 年 12 月每日的气象数据，共计 720 条记录，包括每日最高气温、最低气温、天气、风向和风力 5 个指标。

　　通过对 L 医院的门诊到达数据和该医院所在区域的环境数据及气象条件描述性统计分析可知，呼吸系统疾病门诊到达量波动性较大，但是秋冬季节门诊到达量普遍高于夏季。

　　通过文献综述和实地调研可知，许多医院医生资源的排班情况是以周为单位进行调整的，因此选择按周为单位求和的门诊到达量作为原始时间序列，同样的环境指标数据及气象条件数据也应该按周进行处理。环境数据和气象条件按照表 6-4 的标准进行处理，按周处理后的门诊到达量、环境指标数据和气象指标数据结果分别如图 6-1、图 6-2、图 6-3 所示。

表 6-4　因变量和自变量按周取值依据

变量	门诊量	AQI/$PM_{2.5}$/PM_{10}/SO_2/NO_2/CO/O_3	最高气温	最低气温	天气/风向/风力
周取值	总量	均值	最大值	最小值	众数

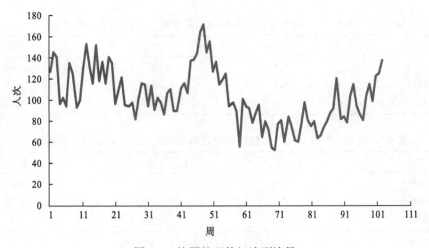

图 6-1   按周处理的门诊到达量

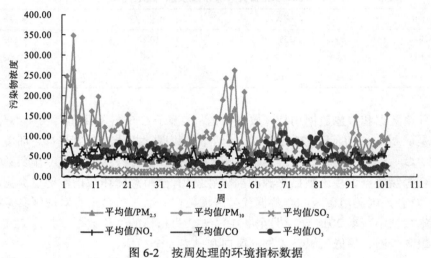

图 6-2   按周处理的环境指标数据

注：CO 单位为 mg/m^3，其他环境指标数据单位为 $\mu g/m^3$。

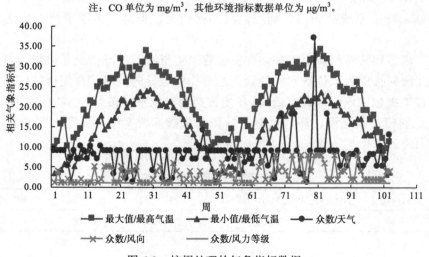

图 6-3   按周处理的气象指标数据

　　构建模型所用到的数据是经过处理后的数据包括三个部分，即 2014～2015 年的呼吸系统疾病门诊到达量(哮喘、肺炎及慢阻肺)原始时间序列 $y_t = y_1, y_2, \cdots, y_m$，环境指标(AQI，$O_3$，CO，$PM_{2.5}$，$PM_{10}$，$SO_2$，$NO_2$)及气象条件(每日最高气温，最低气温，天气，风向，风力)数据 $X_t = (x_1^t, x_2^t, \cdots, x_{11}^t)$ 以及非线性趋势(即原始呼吸系统疾病门诊到达量时间序列与 ARIMA 线性趋势拟合结果的差值) $u_t = y_t - \hat{l}_t$。

　　本节是针对 L 医院呼吸系统疾病中的肺炎、哮喘及慢阻肺门诊数据与该医院所在地区的环境指标及气象条件数据进行的预测，此组合预测研究具备以下两个特点：第一，ARIMA 预测过程只考虑原始时间序列，不考虑其他的环境影响因素；第二，用 GMDH 对非线性时间序列部分和原始序列分别进行特征筛选以及用 SVR 对原始序列和非线性时间序列部分进行预测时，均考虑环境因素。本节主要内容如下：首先对 L 医院 2014 年 1 月 6 日到 2015 年 12 月 28 日共计 103 周的呼吸系统疾病(肺炎、哮喘及慢阻肺)门诊数据进行描述性分析，并将其作为原始序列 y_t，其中呼吸系统疾病门诊到达量的特征分析包括三个病种数量分布、季节分布、性别分布、科室分布以及门诊时段分布。

　　总体来说步骤如下：

　　(1) 获得原始序列的非线性子序列。利用自回归综合移动平均模型(autoregressive integrated moving average model，ARIMA)对 y_t 进行线性预测得到预测结果 $\hat{l}_t$，并获得非线性趋势 u_t。

　　(2) 特征筛选。将环境指标(AQI，O_3，CO，$PM_{2.5}$，PM_{10}，SO_2，NO_2)和气象指标(最高气温，最低气温，天气，风向，风力等级)作为数据分组处理(group method of data handling，GMDH)的输入变量，原始序列 y_t 作为模型的输出变量，并进行特征筛选，并依据不同的外准则筛选出多种不同的影响因素特征组合。

　　(3) 最优特征筛选外准则的获得。利用筛选出的特征作为 SVR 回归模型的输入变量，呼吸系统疾病门诊到达量原始序列作为输出变量，并用 RMSE 和 MAPE 对模型性能进行评估，选出最优的模型 GMDH-SVR，记此模型对应的 GMDH 外准则为最优外准则。

　　(4) 利用步骤 3 获得的最优外准则针对原始序列的非线性趋势部分 u_t，建立组合预测模型 ARIMA-GMDH-SVR。以非线性子序列作为筛选出来的 GMDH-SVR 模型的输出变量，以上述的环境和气象指标为输入变量，依据步骤 3 中选出的性能最优的 GMDH-SVR 所对应的外准则，选出合适的特征，并作为 SVR 的输入变量，进行预测建模，将所得结果加到 ARIMA 线性预测结果上，最后根据模型性能评价指标 MAPE 进行组合预测模型与其他模型的对比评价。

　　本书选取 2014～2015 年呼吸系统疾病门诊到达量作为研究对象，根据该医院 2014～2015 年的呼吸系统疾病门诊到达人数可以作出以周为单位的时间序列 y_t，如图 6-4 所示。

　　门诊到达量序列图未呈现显著的趋势性和周期性。本书选取前 22 个月共 80 周，即 2014 年 1 月 6 日到 2015 年 8 月 2 日数据作为训练集，剩余 23 周，即 2015 年 8 月 3 日到 2015 年 12 月 31 日数据作为测试集用来验证预测模型的性能。对该时间序列用 ARIMA/ARMA 建模，建立的具体步骤如下：

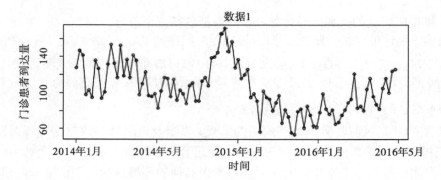

图 6-4　门诊按周到达量时间序列图

(1)序列平稳性检验和白噪声检验；

(2)模型的识别与定阶；

(3)模型的诊断检验；

(4)模型预测及性能评估。

模型建立完毕之后，需要对 23 周的测试集数据进行预测，并在测试集上计算相应的评级指标见表 6-5。

表 6-5　时间序列 ARIMA 模型的预测性能

模型	RMSE	MAPE/%	RRSE
ARIMA	14.54	0.14	0.71

进一步把根据 ARIMA 模型得到的拟合序列和实际序列合并在一起，如图 6-5 所示，其中预测值记录为 $\hat{l}_t$，即是时间序列线性趋势，此时可以得出设定的时间序列非线性趋势 $u_t = y_t - \hat{l}_t$。由图 6-5 可以看出，在随机波动比较大的地方(比如春节期间)，拟合误差较大，表明该模型对于随机波动较大的序列识别能力一般，预测精度仍需进一步提高。

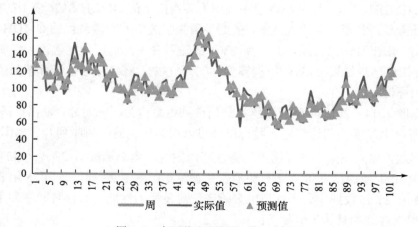

图 6-5　实际值和预测值对比时序图

接下来的研究第一部分主要是筛选 GMDH 模型最优外准则；第二部分主要是建模预测。

本小节将依据多种不同的外准则分别对原始时间序列 y_t，非线性时间序列 u_t 与同样的环境序列 X_t 作 GMDH 特征筛选模型，建立最优复杂度模型 y^* 筛选合适的特征。筛选出不同外准则对应的特征之后，再用 SVR 和 BP 神经网络建立相应的回归模型，并依据下文介绍的模型性能评价指标进行相应的评估。由于本节主要是以 SVR 预测模型为主，而BP 神经网络是起对比作用，所以对 BP 神经网络不进行赘述。

表 6-6 给出了原始序列与环境指标及气象条件之间多种不同版本的外准则所筛选出的特征，将不同外准则下特征筛选结果相同的划分到一起，并指定对应的特征筛选模型名称。

表 6-6　原始序列特征筛选结果

外准则	特征筛选结果	GMDH-SVR-RMSE 预测模型
均方根误差（RMSE） 对称的正则化准则（SR） 对称最小偏差准则+最小平方误差 绝对平均百分比误差（MAPE）	CO，O_3，AQI，最高气温，天气	GMDH1-SVR
对称最小偏差准则（ME） 对称最小偏差准则+平均正则化准则 非对称的正则化准则	CO，O_3，天气	GMDH2-SVR
最小偏差准则+对称正则化准则	O_3，AQI，最高气温，天气	GMDH3-SVR
非对称最小偏差准则（AME） 对称绝对抗干扰准则 非对称绝对抗干扰准则	PM_{10}，风力等级	GMDH4-SVR
非对称稳定性准则	AQI，O_3，CO，PM_{10}，SO_2，NO_2，最高气温，最低气温，天气，风向	GMDH5-SVR
平均正则化准则（MR）	AQI，O_3，CO，$PM_{2.5}$，PM_{10}，最高气温，最低气温，天气，风向	GMDH6-SVR
对称稳定性准则	AQI，O_3，CO，PM_{10}，最高气温，最低气温，天气，风向	GMDH7-SVR
未筛选序列	AQI，O_3，CO，$PM_{2.5}$，PM_{10}，最高气温，最低气温，天气，风向	GMDH8-SVR

由表 6-6 可以看出，不同准则选出的自变量指标不同。因此，根据不同的外准则本节共选取了多个不同版本的混合特征筛选模型，并根据筛选出的不同特征组合模型建立多种对应的 SVR 和 BP 预测模型，随后根据评价模型性能的指标对模型进行评价。在上表中，GMDH 模型根据不同的外准则筛选出多种不同的特征组合，根据上述 7 种不同的特征筛选组合结果分别建立不同输入变量的 SVR 模型，在特征筛选结果相同的小组中，选出一个外准则作为代表，因此共选出 7 种不同的外准则及其对应的特征筛选结果作为接下来的进行 SVR 预测建模工作的输入，并分别建立 GMDH-SVR-RMSE 预测模型：GMDH1-SVR、

GMDH2-SVR 模型、GMDH3-SVR 模型、GMDH4-SVR 模型、GMDH5-SVR 模型、GMDH6-SVR 模型、GMDH7-SVR 模型、GMDH8（未经过特征筛选）-SVR 模型（后文用 GMDH8-SVR 模型表示），记录其预测或者模型性能结果。选取 2014～2015 年前 83 周环境和气象数据时间序列作为输入，对应的呼吸系统疾病门诊到达量作为输出，此处经过多次尝试，发现当模型滞后期 k 取值为 0 时，模型性能最佳，基于原始序列在不同外准则筛选出的特征而建立的 SVR 模型预测结果性能的比较见表 6-7。

表 6-7 SVR 模型预测结果性能表

特征筛选结果	BP 神经网络-RMSE（测试）	SVR-RMSE（训练）	SVR-RMSE 排序	SVR-MAPE/%（训练）	SVR-MAPE 排序	SVR-RMSE（测试）	SVR-MAPE/%（测试）
GMDH1-SVR	0.2837	0.2951	2	0.1242	2	0.305	0.1119
GMDH2-SVR	0.1910	0.0945	1	0.1209	1	0.1768	0.0725
GMDH3-SVR	0.3848	0.3675	6	0.1781	7	0.2826	0.1424
GMDH4-SVR	0.3320	0.3778	7	0.1759	6	0.3308	0.1513
GMDH5-SVR	0.4888	0.3983	8	0.199	8	0.4851	0.2315
GMDH6-SVR	0.3034	0.3476	5	0.1609	5	0.2921	0.1482
GMDH7-SVR	0.3541	0.3348	3	0.15832	3	0.337	0.193
GMDH8-SVR	0.3356	0.3398	4	0.1628	4	0.3169	0.1567

由表 6-7 和图 6-6 各 SVR 预测模型性能测试集预测结果对比图均可以看出对原始时间序列和环境因素、气象因素自变量进行特征筛选并预测的 GMDH2-SVR 模型性能最优，于是：①后文选择 SVR 模型进行组合预测研究，舍弃 BP 神经网络。②接下来的研究选择其对应的外准则（包括对称最小偏差准则（ME），对称最小偏差准则+平均正则化准则，非对称的正则化准则）对非线性序列进行特征筛选，进而预测非线性趋势部分预测结果，并与其他模型进行比较。

依据性能最好的 GMDH2-SVR 模型所对应的特征选择外准则，并根据此外准则对原始时间序列和 ARIMA 非线性子序列与环境及气象指标进行特征筛选，选出的特征均为 CO、O_3、天气，以选取的特征作为 SVR 的输入变量，以 ARIMA 非线性子序列作为预测对象，即输出变量，经过多次尝试，滞后期 k 为 0 时，模型性能较为理想。

基于上述选出的最优外准则对原始时间序列和 ARIMA 非线性子序列进行 GMDH 特征建模筛选，并对结果进行预测，将 SVR 模型非线性预测结果加上 ARIMA 线性预测结果（即混合模型预测结果）$\hat{y}_{t1}$ 对比前面的最优模型，基于原始序列的组合 GMDH-SVR 神经网络模型最优的模型预测结果 $\hat{y}_t^w$，原始序列未进行特征筛选的模型 SVR8 预测结果 $\hat{y}_t^1$，未经特征筛选的时间序列非线性趋势 SVR 预测结果 $\hat{u}_t^2$ 加上 ARIMA 序列预测结果 $\hat{l}_t$ 记录为 $\hat{y}_{t2}$，ARIMA 单一预测模型预测结果 $\hat{l}_t$ 的性能比较如图 6-7 所示。

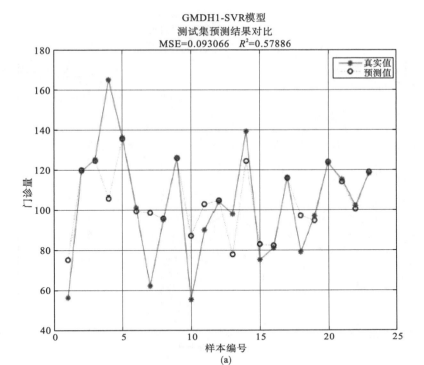

(a)

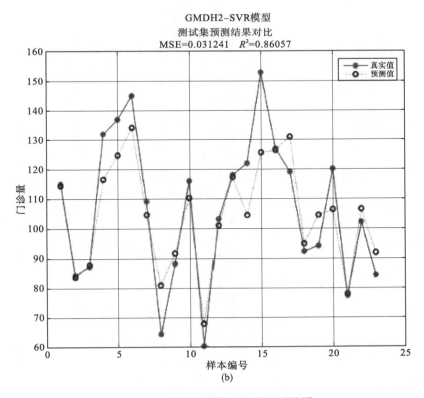

(b)

图 6-6　各模型测试集预测结果对比图

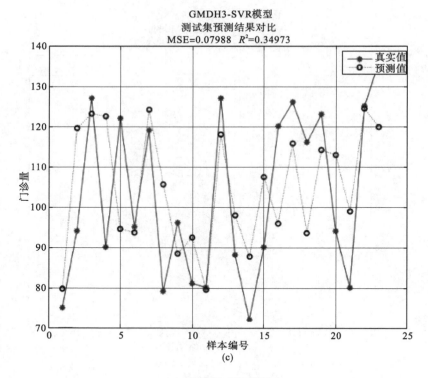

(c)

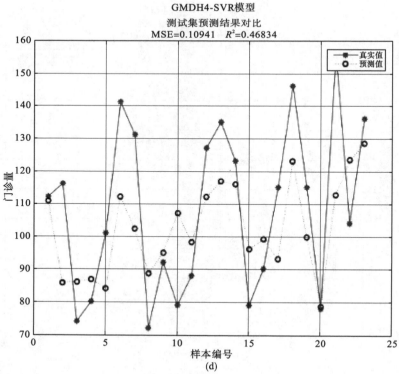

(d)

图 6-6　（续）

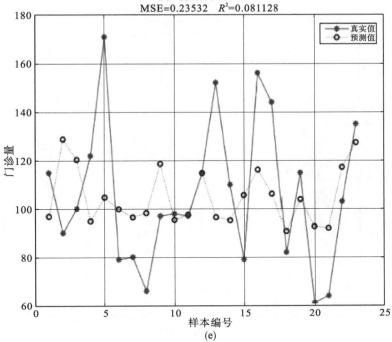

(e)

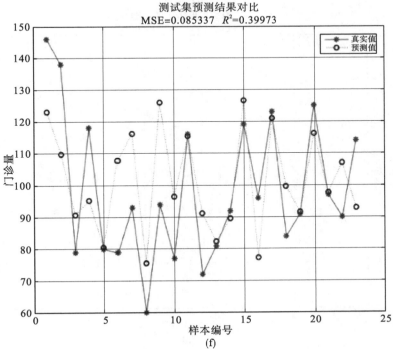

(f)

图 6-6　（续）

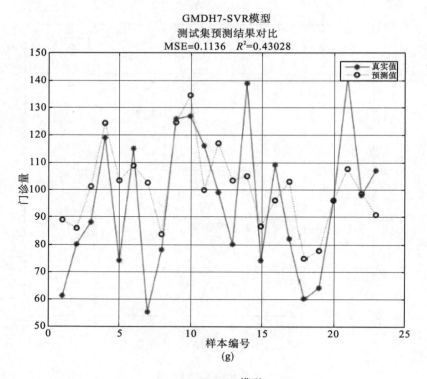

(g)

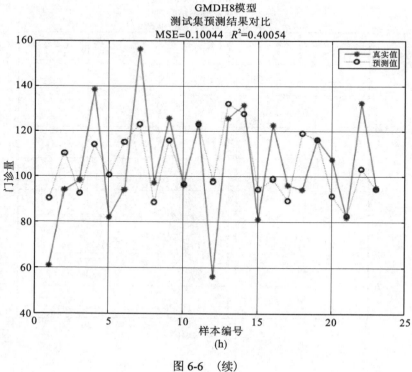

(h)

图6-6 （续）

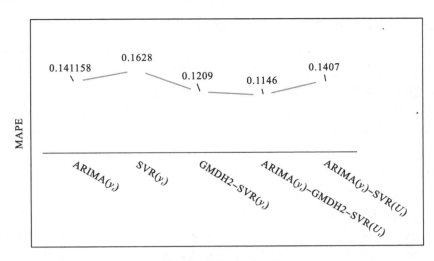

图 6-7　模型性能比较图

其中 ARIMA y_t，SVR y_t，GMDH2-SVR y_t，ARIMA y_t -GMDH2-SVR u_t，ARIMA y_t -SVR u_t，对应的预测结果分别对应预测结果记为 $\hat{l}_t$，$\hat{y}_t^1$，$\hat{y}_t^w$，$\hat{y}_{t1}^1$，$\hat{y}_{t2}^1$。

不难看出：①选用不同的评价指标，多种不同版本的 GMDH-SVR 模型的性能排序并不一致，其中组合外准则筛选的特征构建的 SVR 模型预测性能可能优于单一外准则筛选的特征构建的 SVR 模型的预测性能，所以可以扩展研究多种不同的外准则下模型的性能；②部分经过特征筛选的 GMDH-SVR 相比较于未进行特征筛选的 SVR8，性能更优，但是存在部分效果更差，所以特征筛选时外准则的选择可能对模型最后的预测效果有一定的影响；③SVR 模型的性能大部分优于 BP 神经网络模型的预测结果；④线性预测模型和非线性预测模型的组合预测结果优于其他单一（线性和非线性）模型预测的结果。

总的说来，通过各模型的 MAPE 指标可以看出组合模型的性能是最优的，MAPE 指标值排序大小依次为组合预测 ARIMA-GMDH2-SVR1 模型，最优特征选择预测模型 GMDH2-SVR 次之，而后是 ARIMA 和未经过特征筛选的支持向量回归模型 SVR8。

综上所述，不同模型（单一的线性和非线性模型，组合模型，混合模型）对时间序列的预测性能不同，探究性能较好的模型对存在不确定性的时间序列进行预测，能够提前对未来的一些资源配置起到良好的引导作用，既可以提升医疗健康资源利用率，又可以提高病人的就诊满意度，进而可以缓解医患矛盾。因此，选择性能良好的预测模型对门诊患者可能到达量进行合理的预测是实现门诊患者到达量与医院资源（人力、设备及其他医护资源）科学匹配的有效前瞻性研究途径之一。

6.3.2　空气污染对哮喘病人日入院量的影响及预测研究

近几年，虽然对哮喘的预防工作已初有成效，但近 20 年的数据显示，空气污染对哮喘疾病的影响尤为显著，我国哮喘发病率仍以每 10 年 20%～50%的比率增长，发病趋势不断上升。大量流行病学研究证实，空气污染可诱发并加剧哮喘症状，哮喘发病率随空气

中 O_3、颗粒物、NO_2、SO_2 等污染物浓度的增加而增加[418]。《柳叶刀》杂志发布的一篇名为《论哮喘病的控制》的文章中指出：大量研究显示，长时间处于空气质量较差、污染较重的环境中患哮喘病的概率会大幅增加。即使在低浓度的空气污染物环境下，仍会发现公众哮喘、慢性阻塞性肺疾病等疾病的发病率呈上升趋势[419]。

　　在中国，空气污染与疾病发病率、死亡率、入院量等之间的关系已经在几个城市和地区进行了研究，包括北京[420]、重庆[421]、上海[422]、沈阳[423]、香港[424]、兰州[425]、广州[426]、台湾[427]等，但不同地区的研究结果目前仍存在一些差异，这主要与污染源类型差异造成污染物构成成分的不同、人群构成以及不同地区人群对大气污染的敏感性不同有关[428]。另外，相同污染物对同一系统中的不同类型疾病的影响也存在差异，因此应着重分系统、分疾病研究，这在以往的研究中都是较为少见的。相比欧美等发达国家，无论是理论研究还是实践探索，我国尚处于研究发展的初期，有必要进行更深入的研究。哮喘疾病有着易复发、并发症、受季节影响、对及时治疗要求高的特点。因此，把握哮喘患者的就诊规律，减少病人等待就诊的时间，合理调配卫生资源和各种仪器设备，提高医院工作的效益具有重要作用。

　　本节基于时间序列分析、BP 神经网络和支持向量机的理论，首先探明空气污染对特定人群(哮喘患者)的影响，为后续哮喘入院量的预测挑选污染物参数提供依据，并在此基础上建立基于 BP 神经网络和最小二乘支持向量机(least squares support vector machine, LSSVM)的预测模型。在分析哮喘日入院量的多种预测模型以及 LSSVM 和组合预测模型算法的优缺点后，本节提出了基于 LSSVM 的组合预测模型。首先采用 BP 神经网络和 LSSVM 的哮喘日入院量预测值作为组合模型的输入，实际观测值作为组合模型的输出。各模型的预测性能均采用平均绝对误差、平方绝对百分比误差、均方根误差和预测准确率进行衡量。

　　本节选取的哮喘日入院就诊资料来源于 C 市医保数据库的病案记录，2014 年全年每日哮喘患者入院就诊资料，共 7503 例。收集的就诊病例信息包含患者就诊编码、个人社保号、年龄、性别、入院日期、主诊断代码(选取 ICD-10 疾病编码中 J45.901 和 J45.903 作为哮喘病研究对象)、医保类型、诊断描述、家庭住址等。因患者具体的发病日期无法统计，故把病人的入院就诊日期视为病人发病日期。

　　同期该地区空气质量检测数据来源于 C 市环境保护局的空气质量日报资料，收集的信息包括日期、逐日的 $PM_{2.5}$ ($\mu g/m^3$)、PM_{10} ($\mu g/m^3$)、SO_2 ($\mu g/m^3$)、NO_2 ($\mu g/m^3$)、CO (mg/m^3) 和 O_3 ($\mu g/m^3$) 浓度。气象数据资料来源于 C 市 2014~2015 年 13 份国家气象观测站日报资料，包括日期、日均温度(℃)、最高(低)温度(℃)、日均风速(km/h)、相对湿度(%)等。2014 年 C 市主要空气污染物 PM_{10}、$PM_{2.5}$、SO_2、NO_2 和 O_3 的日均浓度、气象因素和哮喘日入院量的描述性统计分析结果，见表 6-8。

　　对研究期间各空气污染物与气象因素进行 Spearman 相关性分析，结果见表 6-9。空气污染物与气象要素间的相关性越强，表示空气污染物的形成和扩散与气象因素的联系越大。因此，在研究空气污染对人群健康效应时，气象因素是重要混杂因素或效应修饰因素。

表 6-8　2014 年 C 市哮喘入院量、空气污染物及气象要素描述性统计分析表

类别	指标	均值±标准差	最小值	PM$_{25}$	PM$_{75}$	IQR	最大值
哮喘日入院量 /(人次)	总人群	20.56±6.52	2.00	16.00	25.00	9.00	44.00
	男性	8.10±3.51	1.00	6.00	10.00	4.00	24.00
	女性	12.45±4.65	1.00	9.00	15.00	6.00	32.00
	>65 岁	4.35±2.33	0.00	3.00	6.00	3.00	13.00
	14~65 岁	14.62±5.18	0.00	11.00	18.00	7.00	33.00
	<14 岁	1.59±1.64	0.00	0.00	2.00	2.00	9.00
	暖季	21.02±6.27	8.00	16.00	25.00	9.00	44.00
	冷季	20.09±6.74	2.00	16.00	25.00	9.00	36.00
污染物 /(μg/m³)	PM$_{2.5}$	72.70±53.38	11.00	37.00	89.50	52.50	396.00
	PM$_{10}$	117.15±73.21	21.00	67.00	148.50	81.50	562.00
	SO$_2$	18.08±9.90	4.00	11.50	21.50	10.00	61.00
	NO$_2$	52.68±15.88	20.00	41.00	61.00	20.00	108.00
	O$_3$	82.76±43.38	15.00	47.00	112.00	65.00	249.00
气象因素	平均温度/℃	18.02±7.29	2.00	12.00	24.00	12.00	30.00
	最低温度/℃	14.65±7.09	-1.00	9.00	21.00	12.00	26.00
	最高温度/℃	21.39±7.83	4.00	15.00	28.00	13.00	37.00
	相对湿度/%	70.83±9.44	30.00	65.00	78.00	13.00	92.00
	日均风速/(km/h)	4.41±2.02	0.00	3.00	5.00	2.00	15.00

注：Q1 和 Q3 分别表示第 25 和 75 百分位点；IQR（Inter-quartile Range）表示四分位距，IQR=Q3-Q1。

表 6-9　2014 年 C 市污染物与气象要素间的 Spearman 相关分析

	PM$_{2.5}$	PM$_{10}$	SO$_2$	CO	NO$_2$	O$_3$	平均温度	最低温度	最高温度	平均湿度	日均风速
PM$_{2.5}$	1										
PM$_{10}$	0.969**	1									
SO$_2$	0.698**	0.718**	1								
CO	0.749**	0.687**	0.645**	1							
NO$_2$	0.715**	0.733**	0.642**	0.677**	1						
O$_3$	-0.171**	-0.174**	-0.227**	-0.343**	-0.114*	1					
平均温度	-0.491**	-0.502**	-0.450**	-0.492**	-0.309**	0.742**	1				
最低温度	-0.530**	-0.549**	-0.468**	-0.503**	-0.351**	0.623**	0.971**	1			
最高温度	-0.423**	-0.427**	-0.410**	-0.452**	-0.247**	0.822**	0.974**	0.900**	1		
相对湿度	-0.133*	-0.242**	-0.260**	0.120*	-0.190**	-0.428**	-0.043	0.1	-0.169**	1	
日均风速	-0.506**	-0.518**	-0.391**	-0.541**	-0.615**	0.172**	0.223**	0.259**	0.178**	-0.016	1

注：**在置信度（双测）为 0.01 时，相关性是显著的；*在置信度（双测）为 0.05 时，相关性是显著的。

为定量评估空气污染物对哮喘患者入院量的影响，选用 Poisson 回归的广义加性模型（GAM）控制时间趋势、星期几效应、气象因素等混杂因素，从滞后效应（Lag0～Lag6）和累积效应（Lag01～Lag06）两个层面分析空气污染物对哮喘病人入院量的影响程度。通常假定空气污染物浓度与其呈非线性关系。同时采用平滑函数来表示日历时间、气象因素等与健康效应的关系。

采用滞后天数最大效应值作为空气污染物对哮喘入院量影响的暴露风险估计值。本研究采用的空气污染物的相对危险度 RR 是指大气污染物浓度每上升 10%，增加的哮喘患者入院量。

表 6-10 显示了污染物每增加 $10\mu g/m^3$ 不同滞后天数就诊效应的单污染物模型统计表。可以看出，$PM_{2.5}$、PM_{10}、SO_2、NO_2 和 O_3 都是哮喘的可能危险因素。滞后效应（Lag0～Lag6）和累积滞后效应（Lag01～Lag06）的分析比较中，就总人群而言，$PM_{2.5}$ 在滞后期第 3 天（Lag3）与哮喘入院总量关联的 RR 值达到最高值，即以滞后 3 天（Lag3）的污染物浓度估计 $PM_{2.5}$ 对哮喘日入院总量的影响；PM_{10} 在滞后 1 天（Lag1）与哮喘入院量关联的 RR 值达到最大，则以滞后 1 天（Lag1）的污染物浓度评估 PM_{10} 对哮喘日入院量的影响；SO_2 和 NO_2 表现出"即时效应"，即当天（Lag0）的浓度与哮喘门诊总量关联的 RR 值达到最大，且滞后天数增加，RR 逐渐减小；O_3 在滞后 6 天（Lag6）对哮喘日入院量的影响最大。在最佳滞后时间下，$PM_{2.5}$、PM_{10}、SO_2、NO_2 和 O_3 浓度每增加 $10\mu g/m^3$，对应的哮喘日入院总量的相对危险度为 1.021（95% CI：1.016～1.026）、1.024（95%CI：1.020～1.028）、1.037（95% CI：1.008～1.066）、1.016（95% CI：0.997～1.035）和 1.011（95% CI：1.004～1.017）。五种污染物均存在不同程度的累积效应。

按照性别分层来看，污染物对哮喘女性患者入院量的影响较男性患者更为明显，$PM_{2.5}$、PM_{10}、SO_2、NO_2 和 O_3 浓度每增加 $10\mu g/m^3$，女性哮喘患者入院量分别增加 2.2%、2.5%、5.4%、2.1%和 1.3%，且均有统计学意义（$P<0.05$），而男性患者入院量分别增加 1.4%、1.7%、0.9%、0.9%和 1.0%。

按照年龄分层来看，污染物与老年人群（＞65 岁）的关联性较成年人群（14～65 岁）和儿童（＜14 岁）显著，对老年人群的影响均有统计学意义（$P<0.05$）。对老年人群，$PM_{2.5}$、PM_{10}、SO_2、NO_2 和 O_3 浓度每增加 $10\mu g/m^3$，对应的老年哮喘患者门诊量分别增加 3.8%、3.6%、10.6%、5.2%和 2.5%，均有统计学意义。且老年人群分析结果所体现的滞后效应和累积滞后效应结果很相近。就成年人群和儿童患者来看，$PM_{2.5}$、PM_{10} 和 O_3 对成年人群哮喘入院量的影响较儿童患者入院量更为明显，而 SO_2 和 NO_2 对儿童入院量的影响相对成年人群显著。从分层分析中可以看出，污染物在不同性别不同年龄段对哮喘的影响存在差异。在后续的多污染物模型和哮喘门诊量预测研究中，均采用最佳滞后期所对应的空气污染物作为研究变量进行分析。

不同季节对哮喘入院量的影响程度也不相同。本节以 4 月至 9 月作为暖季，1 月至 3 月和 10 月至 12 月作为冷季，冷暖季大气污染物浓度变化对哮喘入院量的单污染物模型结果见表 6-11。$PM_{2.5}$、PM_{10} 和 O_3 在冷季对哮喘患者入院量的影响更为显著，而 SO_2 和 NO_2 在暖季对哮喘入院量的作用更强。

表 6-10　2014 年 C 市污染物浓度每增加 $10\mu g/m^3$，不同性别和年龄段的哮喘
日入院量增加百分比及 95%置信区间（95%CI）（单污染物）统计表

污染物	分层	滞后效应		累积效应	
		滞后时间	RR（95%CI）	滞后时间	RR（95%CI）
$PM_{2.5}$	总人群	3	1.021（1.016,1.026）**	01	1.018（1.012,1.023）**
	男性	3	1.014（1.006,1.022）*	03	1.006（0.996,1.015）**
	女性	1	1.022（1.016,1.029）**	01	1.019（1.012,1.026）**
	>65 岁	1	1.038（1.028,1.048）*	01	1.038（1.027,1.049）
	14～65 岁	6	1.022（1.015,1.028）*	01	1.015（1.008,1.022）**
	<14 岁	4	1.003（0.983,1.022）**	04	0.971（0.945,0.996）**
PM_{10}	总人群	1	1.024（1.020,1.028）**	01	1.021（1.017,1.025）**
	男性	3	1.017（1.010,1.023）*	04	1.010（1.003,1.018）*
	女性	1	1.025（1.019,1.029）*	01	1.022（1.016,1.027）**
	>65 岁	1	1.036（1.028,1.043）*	01	1.035（1.026,1.044）
	14～65 岁	6	1.023（1.018,1.027）*	01	1.020（1.014,1.024）**
	<14 岁	4	1.018（1.004,1.032）*	04	0.994（0.976,1.013）**
SO_2	总人群	0	1.037（1.008,1.066）**	01	1.031（0.999,1.063）
	男性	0	1.009（0.963,1.056）*	01	1.011（0.960,1.063）
	女性	0	1.054（1.017,1.091）**	01	1.043（1.002,1.084）*
	>65 岁	0	1.106（1.045,1.167）**	01	1.100（1.032,1.172）**
	14～65 岁	0	1.039（1.005,1.074）*	01	1.036（0.997,1.075）
	<14 岁	4	1.078（0.988,1.173）	01	1.074（0.979,1.178）**
NO_2	总人群	0	1.016（0.997,1.035）*	01	1.011（0.993,1.030）*
	男性	1	1.009（0.984,1.034）*	01	1.008（0.978,1.039）
	女性	0	1.021（0.997,1.045）*	01	1.014（0.989,1.038）
	>65 岁	0	1.052（1.011,1.094）*	01	1.050（1.010,1.091）*
	14～65 岁	0	1.013（0.990,1.035）	01	1.006（0.984,1.029）*
	<14 岁	4	1.020（0.966,1.076）*	04	0.964（0.890,1.043）*
O_3	总人群	6	1.011（1.004,1.017）**	01	0.996（0.985,1.005）**
	男性	6	1.010（1.000,1.021）	06	0.995（0.978,1.013）**
	女性	2	1.013（1.004,1.023）*	01	1.004（0.992,1.017）**
	>65 岁	6	1.025（1.010,1.040）*	06	1.022（0.999,1.047）
	14～65 岁	6	1.011（1.003,1.019）*	02	0.999（0.987,1.010）**
	<14 岁	4	0.989（0.964,1.014）**	01	0.914（0.880,0.950）**

注：*表示 $P<0.05$；**表示 $P<0.01$。

表 6-11　2014 年 C 市不同季节污染物浓度对哮喘入院量的单污染物模型的 RR 及 95% CI

季节分层	最佳滞后期	污染物	单污染物模型
	3	$PM_{2.5}$	1.014(1.000,1.027)*
	3	PM_{10}	1.009(1.000,1.017)*
暖季	2	SO_2	1.215(1.104,1.336)**
	5	NO_2	1.016(0.992,1.041)
	2	O_3	0.991(0.983,1.000)*
	3	$PM_{2.5}$	1.023(1.018,1.029)*
	4	PM_{10}	1.015(1.011,1.019)*
冷季	1	SO_2	1.022(0.989,1.055)
	0	NO_2	1.002(0.978,1.025)
	6	O_3	1.002(0.988,1.016)*

注：*$P<0.05$；**$P<0.01$。

据单污染物模型滞后效应分析的结果显示，$PM_{2.5}$ 和 PM_{10} 分别滞后 3 天(Lag3)、滞后 1 天(Lag1)的浓度对哮喘日入院量的影响最大，SO_2 和 NO_2 当日浓度对哮喘日入院量的影响最大，O_3 滞后 6 天(Lag6)的浓度对哮喘入院量的影响最显著。故选择滞后 3 天(Lag3)的 $PM_{2.5}$、滞后 1 天(Lag1)PM_{10}、当天(Lag0)的 SO_2 和 NO_2 以及滞后 6 天(Lag6)的 O_3 进行多污染物模型拟合，多种污染物交互作用对 C 市哮喘日入院量的影响结果，见表 6-12。

表 6-12　2014 年 C 市污染物浓度每增加 $10\mu g/m^3$，哮喘日入院量增加百分比及 95%置信区间(95%CI)(多污染物模型)统计表

模型	RR(95%CI)	模型	RR(95%CI)
$PM_{2.5}$	1.021(1.016,1.026)**	PM_{10}	1.024(1.020,1.028)**
+PM_{10}	1.024(1.018,1.029)*	+$PM_{2.5}$	1.026(1.022,1.031)*
+SO_2	1.020(1.015,1.025)**	+SO_2	1.021(1.017,1.025)**
+NO_2	1.021(1.016,1.026)**	+NO_2	1.023(1.019,1.027)**
+O_3	1.022(1.017,1.027)**	+O_3	1.024(1.020,1.028)**
+PM_{10}+SO_2	1.024(1.018,1.030)	+$PM_{2.5}$+SO_2	1.024(1.019,1.028)**
+PM_{10}+NO_2	1.024(1.018,1.030)	+$PM_{2.5}$+NO_2	1.025(1.021,1.030)*
+PM_{10}+O_3	1.024(1.018,1.030)	+$PM_{2.5}$+O_3	1.026(1.022,1.031)
+SO_2+NO_2	1.020(1.015,1.025)**	+SO_2+NO_2	1.022(1.017,1.026)**
+SO_2+O_3	1.021(1.016,1.026)**	+SO_2+O_3	1.021(1.017,1.025)**
+NO_2+O_3	1.022(1.017,1.027)**	+NO_2+O_3	1.023(1.019,1.027)**
+PM_{10}+SO_2+NO_2	1.024(1.018,1.030)*	+$PM_{2.5}$+SO_2+NO_2	1.024(1.019,1.029)**
+PM_{10}+SO_2+O_3	1.025(1.019,1.031)	+$PM_{2.5}$+SO_2+O_3	1.023(1.019,1.028)**
+PM_{10}+NO_2+O_3	1.025(1.019,1.031)	+$PM_{2.5}$+NO_2+O_3	1.025(1.020,1.030)*
+SO_2+NO_2+O_3	1.021(1.015,1.026)**	+SO_2+NO_2+O_3	1.022(1.017,1.026)**
+PM_{10}+SO_2+NO_2+O_3	1.025(1.019,1.030)	+$PM_{2.5}$+SO_2+NO_2+O_3	1.024(1.019,1.029)*

续表

模型	RR (95%CI)	模型	RR (95%CI)
SO_2	1.037(1.008,1.066)*	NO_2	1.016(0.997,1.035)*
+$PM_{2.5}$	1.044(1.015,1.073)**	+$PM_{2.5}$	1.017(0.998,1.036)*
+PM_{10}	1.060(1.029,1.092)**	+SO_2	0.996(0.973,1.020)*
+NO_2	1.050(1.014,1.087)**	+PM_{10}	1.028(1.008,1.049)**
+O_3	1.036(1.008,1.066)*	+O_3	1.015(0.996,1.034)*
+$PM_{2.5}$+PM_{10}	1.059(1.027,1.091)**	+$PM_{2.5}$+PM_{10}	1.025(1.004,1.046)**
+$PM_{2.5}$+NO_2	1.059(1.022,1.097)**	+$PM_{2.5}$+SO_2	0.994(0.971,1.018)**
+$PM_{2.5}$+O_3	1.043(1.014,1.073)*	+$PM_{2.5}$+O_3	1.016(0.997,1.036)*
+PM_{10}+NO_2	1.065(1.028,1.103)**	+PM_{10}+SO_2	1.005(0.981,1.029)*
+PM_{10}+O_3	1.060(1.029,1.092)**	+PM_{10}+O_3	1.027(1.007,1.048)**
+NO_2+O_3	1.051(1.014,1.088)**	+SO_2+O_3	0.995(0.972,1.019)*
+$PM_{2.5}$+PM_{10}+NO_2	1.066(1.029,1.104)**	+$PM_{2.5}$+PM_{10}+SO_2	1.001(0.977,1.026)*
+$PM_{2.5}$+PM_{10}+O_3	1.058(1.027,1.090)**	+$PM_{2.5}$+PM_{10}+O_3	1.024(1.004,1.045)**
+$PM_{2.5}$+NO_2+O_3	1.059(1.022,1.097)**	+PM_{10}+SO_2+O_3	1.004(0.980,1.028)*
+PM_{10}+NO_2+O_3	1.065(1.028,1.104)**	+$PM_{2.5}$+SO_2+O_3	0.993(0.970,1.017)*
+$PM_{2.5}$+PM_{10}+NO_2+O_3	1.066(1.029,1.105)**	+$PM_{2.5}$+PM_{10}+SO_2+O_3	1.001(0.976,1.025)*
O_3	1.011(1.004,1.017)**	+$PM_{2.5}$	1.012(1.005,1.019)*
+PM_{10}	1.011(1.004,1.018)**	+SO_2	1.011(1.004,1.018)**
+NO_2	1.011(1.004,1.018)**	+$PM_{2.5}$+PM_{10}	1.012(1.005,1.018)*
+$PM_{2.5}$+SO_2	1.012(1.005,1.019)*	+$PM_{2.5}$+NO_2	1.012(1.005,1.019)*
+PM_{10}+SO_2	1.011(1.004,1.018)*	+PM_{10}+NO_2	1.011(1.004,1.018)*
+SO_2+NO_2	1.011(1.004,1.018)*	+$PM_{2.5}$+PM_{10}+SO_2	1.012(1.005,1.018)*
+$PM_{2.5}$+PM_{10}+NO_2	1.012(1.005,1.018)*	+PM_{10}+SO_2+NO_2	1.011(1.004,1.08)*
+$PM_{2.5}$+SO_2+NO_2	1.012(1.005,1.019)*	+$PM_{2.5}$+PM_{10}+SO_2+NO_2	1.012(1.005,1.018)*

注：**$P<0.01$；*$P<0.05$。

在多污染拟合模型中，$PM_{2.5}$ 的单模型中纳入 PM_{10}、NO_2 和 O_3 时，对应的 RR 值均有增大；O_3 单模型中纳入 $PM_{2.5}$ 时，结果的关联性都增强，且均有统计学意义，而纳入一种或多种污染物时，关联强度均未发生改变；当 SO_2 单模型中纳入除 O_3 外其他组合污染物后，结果关联强度均增强。由此可以看出，即使污染物之间存在显著的正相关，但各污染物相互作用时，影响效果并非一定是加强，也可能会减弱。

大量研究表明，机器学习方法在构建和挖掘大型临床数据库方面有着不可比拟的优势，能更高效地进行临床决策，而目前我国对此的研究相对较少。本书选择机器学习中的 BP 神经网络和 LSSVM 来捕捉污染物与哮喘入院量之间的非线性变化规律。一方面是因为样本形式和数据结构决定了必须选择监督式学习的模型；另一方面，上述两种方法在建立预测模型时，可以有效地避免像传统的统计学方法一样设计精确的数学模型，而使用算法来解析数据，计算过程简单且成本低。相比其他监督学习方法，在预测精度方面能够得到有效保证，且在医学研究领域有较成熟的应用。

本节依托 MATLAB 软件实现 BP 神经网络的算法设计和反复训练，当隐含层节点设为 14 时，对应的网络稳定性最好，且模型拟合效果也最好。利用训练好的模型对剩下 20% 的样本进行预测模拟，结果如图 6-8 所示。

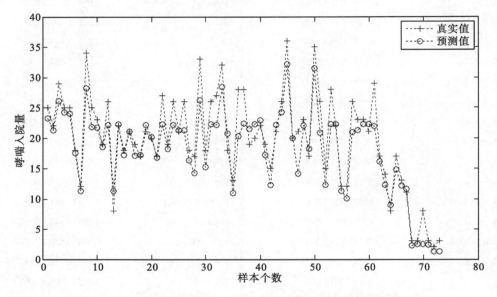

图 6-8　基于 BP 神经网络的 C 市哮喘入院量预测值与实际值的比较

从图 6-8 中可以看出，哮喘门诊量的预测值与实际观测值的波动趋势基本吻合，但整体上，预测值较实际值略微偏小，对拐点的捕捉不是很稳定，仍需进一步提高预测精度。图 6-8 为网络训练的最终结果，运行经过 8 步达到预测精度目标。为了客观地评价 BP 神经网络对哮喘门诊量的预测能力，本节采用平均绝对误差（MAE）、平均绝对百分比误差（MAPE）、均方根误差（RMSE）和预测准确率（P）四种评价指标，将所有样本进行回归预测模拟，预测效果如表 6-13 所示。

表 6-13　BP 神经网络预测效果

模型	P	MAE	MAPE	RMSE
BP 神经网络	72.19%	5.71	31.97%	7.29

LSSVM 的学习能力和泛化能力在很大程度上取决于核参数 σ^2 和惩罚因子 γ。在高维特征空间中，由于采用了核函数，使得计算复杂度大大降低，且加强了 LSSVM 非线性拟合的能力。目前，常用的核函数包括线性核函数、多项式核函数、径向基核函数（RBF 核）和 Sigmoid 核函数。本节拟选取 RBF 核函数，一方面其他三种核函数在处理问题时均有一定的局限性；另一方面，RBF 核函数能够实现非线性映射，且参数的数量相对较少，降低了函数的复杂程度，从而提高了算法的训练速度。

　　同 BP 神经网络模型类似，选取 C 市 2014 年的数据样本进行预测研究，共 365 个样本，以前 80%的样本量作为模型的训练样本，后 20%的样本用于检验模型的预测效果。LSSVM 预测模型的参数设定 Gam＝10，sig＝0.01，type＝'function estimation'。基于 LSSVM 的 C 市哮喘入院量预测结果如图 6-9 所示。可以看出，当哮喘入院量出现较大的波动时，LSSVM 对哮喘入院量的波动突变点的捕获能力较 BP 神经网络较强，总体预测效果较好。

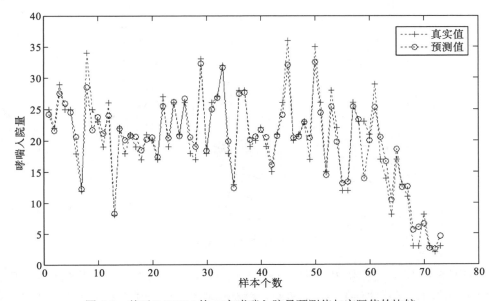

图 6-9　基于 LSSVM 的 C 市哮喘入院量预测值与实际值的比较

　　基于 LSSVM 模型的预测效果评价方法与 BP 神经网络模型的预测效果评价方法一致，评价指标仍采用平均绝对误差(MAE)、平均绝对百分比误差(MAPE)、均方根误差(RMSE)和预测准确率(P)，见表 6-14。

表 6-14　LSSVM 预测效果

模型	P	MAE	MAPE	RMSE
LSSVM	75.40%	5.05	35.48%	6.38

　　前面分别利用 BP 神经网络和 LSSVM 两种方法对 2014 年 C 市哮喘入院量进行了建模和预测。从这种单项预测方法的结果来看，虽然在哮喘入院量预测问题中有一定的效果，但是终究存在一些局限性，无法充分挖掘数据中潜藏的有价值的信息，或者说数据分析的方法不同，对数据中隐藏的信息挖掘的程度不同，使这些数据分析方法不免存在一些缺陷。因此，为克服单项预测模型的缺点，降低哮喘入院量预测误差，提出了一种基于 LSSVM 的组合预测模型。

　　本节在不考虑气象条件的前提下，根据空气污染物浓度的变化，利用两种算法的机器学习能力，通过对历史数据的不断学习，构造空气污染物浓度和哮喘入院量之间的依赖关系或近似的函数关系,从而依据空气污染物浓度的变化过程来推演未来哮喘入院量的变化趋势。该组合模型采用 BP 神经网络和 LSSVM 的哮喘入院量预测值作为输入,实际哮喘入院量作为输出,建立基于 LSSVM 的组合预测模型。

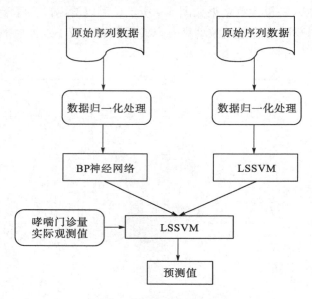

图 6-10　组合预测模型结构

根据图 6-10 所示,采用 BP 神经网络和 LSSVM 对原始序列数据进行预测后,分别获得相应的预测值,然后凭借 LSSVM 算法对两个预测结果组合求互相的权值,获得哮喘入院量的组合预测模型,具体步骤如下:

(1)对原始数据进行标准化处理,将其投射到 0—1;

(2)采用 BP 神经网络对哮喘入院量进行预测,收集全年预测序列 $\{x_1\}$;

(3)采用 LSSVM 对哮喘入院量进行预测,收集全年预测序列 $\{x_2\}$;

(4)$\{x_1, x_2\}$ 为输入向量,实际观测值 $\{x_i\}$ 为输出向量,然后将输入向量和输出向量作为二次样本输入 LSSVM 算法中,重新学习和运算,最终获得的输出即为 C 市哮喘入院量的最终预测结果。

本书选用径向基函数作为 LSSVM 的核函数,以前面两小节的预测模型回归得到的预测结果作为输入,实际哮喘入院量观测值作为输出,共 365 个样本,其中前 80% 的样本作为学习样本,参与模型的训练及建立,后 20% 的样本用于检验模型的预测效果。组合预测模型的预测结果如图 6-11 所示。

由图 6-11 可以看出,在检验集上组合模型的预测值和实际值几乎完全一致,除个别突破较大的点,其余的点基本上重合。

为了更加客观地评价几种预测方法的预测能力,通过预测准确率(P)、平均绝对误差(MAE)、平均绝对百分比误差(MAPE)、均方根误差(RMSE)四种评价指标对各方法进行评判,结果见表 6-15。

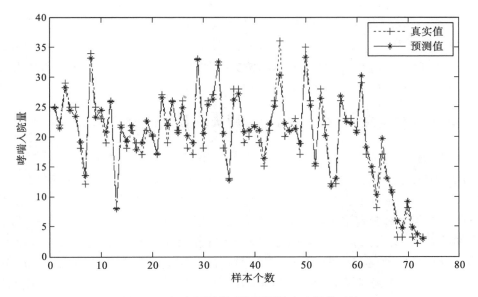

图 6-11 组合预测模型的预测值和实际值对比

表 6-15 几种预测方法的预测效果对比

模型	P	MAE	MAPE	RMSE
BP 神经网络	72.19%	5.71	31.97%	7.29
LSSVM	75.40%	5.05	35.48%	6.38
组合模型	83.86%	2.77	30.80%	5.02

从表 6-15 中可以看出,组合模型对 C 市哮喘入院量的拟合效果整体好于 BP 神经网络和 LSSVM 对 C 市哮喘入院量的拟合效果。正如前面所述,组合模型有效地规避了传统单个预测模型进行预测的缺陷,分散预测风险,与单个预测模型相比,预测性能更好,模型的稳健性更高。除此之外,本书只考虑了空气污染物浓度的变化对哮喘入院量的影响,而哮喘入院量还受到个体差异、教育水平、生活质量、气象条件、并发症等其他因素的影响,情况较为复杂。而建模并未考虑到这些因素的影响。另外,就 BP 神经网络和 LSSVM 两个单项预测模型而言,LSSVM 预测对应的 P、MAE、MAPE、RMSE 误差值均小于 BP 神经网络的预测误差值,说明利用 LSSVM 对相关疾病进行预测时比 BP 神经网络更具优越性,能够较好地模拟出哮喘入院量与空气污染物浓度不规则的变化规律。

本书选用 LSSVM 的组合预测模型,一方面 LSSVM 算法遵循结构风险最小化原则,基于核函数的非线性影射,具有良好的预测能力;另一方面,BP 神经网络算法的预测性能与初始权值的选择有关,且易陷入局部最小值,而 LSSVM 能够很好地避免 BP 神经网络算法收敛速度慢、泛化能力与学习能力间的矛盾、局部极小化等问题。因此,选用 LSSVM 的组合预测模型不仅能够获得一个比任何单项预测模型更精确的预测值,同时能够减少预测的系统误差,具有一定的可行性和实用价值。

本节所建 C 市哮喘入院量预测模型，从整体上来看，预测效果较好，但是在辅助管理者进行决策和管理等方面，还尚需进一步提升。今后还需从气象条件、影响因子的权值、并发症等方面进一步完善和优化疾病预测模型，从而为开展基于空气污染物的相关疾病预测提供更科学实用的参考。

6.3.3　基于互联网搜索指数的病床资源需求预测研究

哮喘是一种流行的慢性呼吸道疾病，给个人和社会造成了沉重的负担[429,430]。中国患哮喘的人数最多，而且也是世界各国发病率最高的国家[431]。此外，哮喘的发病率随季节性气候和空气条件而变化，导致哮喘患者的发病严重程度和发病时间差异显著。在这种情况下，医疗机构普遍不能及时、准确地满足哮喘相关医疗健康资源的需求，可能会出现哮喘相关的医疗健康资源短缺，造成医疗援助不及时的情况。因此，哮喘住院的预测可以帮助医疗健康资源管理者提高对资源分配和进度安排做出更合理决策的能力，进而提高医疗服务质量，最终保障哮喘患者及时获得医疗保健的权利，减少社会负担[432,433]。

基于上述背景，已经有较多关于哮喘患者入院预测的研究。Moustris 等[434]应用和开发了人工神经网络（ANN）模型来预测希腊大雅典地区（GAA）每周儿童哮喘的总患病率（CAA）。研究发现，当给予更多可用的相应输入数据时，ANN 的应用可以为儿童哮喘患者提供更可靠的预测。为了预测伦敦每日接受医院哮喘的人数，Soyiri 等[435,436]证明了一个多阶段的分位数回归方法，并且还通过医院统计的回顾性数据——天气和空气质量，发展了两个相关的负二项模型，与一个用来预测医疗服务过度需求的单纯的季节模型相比较。负二项回归模型也被用来衡量每日哮喘住院与环境空气污染浓度之间的关系[437]。在所有现有的哮喘入院预测研究中，历史哮喘入院、天气和空气污染物是哮喘入院预测的常见预测因子。一些研究人员已经证明，当天的哮喘患者的入院数量受到了历史入院情况的影响[438,439]。此外，其他研究也证明，哮喘的入院与天气和空气污染物有关[440,450]。大多数专家认为，在各种气象因素中，可吸入颗粒物（PM_{10}）、细颗粒物（$PM_{2.5}$）、二氧化氮（NO_2）、二氧化硫（SO_2）是哮喘流行最主要的因素[451-454]。

随着科技的进步，互联网已融入人们的日常生活，尤其是在中国。从《中国互联网络发展状况统计报告》可以看出，截至 2016 年 12 月 31 日，全球最大的互联网用户群体在中国，其中有 7.31 亿互联网用户通过手机上网，比例为 95.1%[455]。这些互联网数据能很好地支持行为预测。Artola 等[456]使用互联网搜索的指数来衡量与旅游相关的关键词的相对关系，以预测西班牙的旅游流入量。Amuri 等[457]利用 Google 求职指数作为领先指标，使美国失业动态的预测更为准确。Jun 等[458]利用 Google 洞察中的搜索流量信息来分析消费者对产品的实际态度。由于预测事件发生的强大能力，Google、雅虎等搜索数据在很多领域被广泛应用，如社会、经济、科技等[459-473]。

谷歌趋势和其他搜索引擎也显示了他们在与医疗预测方面的能力。互联网十年来的疾病监测为预测提供了新的数据源。使用谷歌流感趋势（Google flu trends，GFT）的最早和最著名的应用是 2003～2007 年的流感趋势。从那时起，考虑到互联网搜索查询[474-482]，对季节性流感流行进行了大量的工作。Ginsberg 等[483]追踪人群中的流感样疾病，提出了一种分析大量谷歌搜索查询的方法，以准确估计美国各地区的流感活动。Li 等[484]收集登革热百度搜索指数，帮助开发中国登革热预测模型。Wang 等[485]将谷歌趋势的本地互联网搜索数据与原始数据相结合，预测痴呆和痴呆相关门诊访问的发病率。根据 Fatima 等[461]的研究，4/5 的用户正在使用互联网来查找与某些疾病和相关治疗相关的个性化医疗信息。事实上，互联网搜索数据已经被用来预测季节性疾病的发病率和患者的行为，可以认为这是一个提高预测准确性的机会。例如，Ekström[486]使用互联网搜索数据来预测未来一天的急诊部门访问。在他们的研究中，下午 6 点至午夜的网站访问次数与即将到来的急诊访问次数之间的相关性被证明是显著的。大量的网络搜索用户群体使得搜索查询成为监测和预测医疗行为的新途径。将互联网搜索数据作为传统监测数据的一种新补充是合理的[487]，这使得公共卫生机构和卫生专业人员能够更好地应对流行病导致的入院。

当使用互联网搜索数据时，医疗流行病的预测改善了预警并变得更加准确。然而，互联网搜索数据只是预测哮喘患病的因素之一，还有很多其他的相关因素。因此，预测哮喘患者的一个更可行的方法是将搜索指数和传统因素结合起来。

本书创造性地将搜索指数、空气污染、天气数据和历史入院数据结合起来，以机器学习为基础预测哮喘患者的入院率。这种实用的预测模型可以为医疗机构提供先进的预警，医疗健康资源管理者可以根据需求及时调度相应的资源，最终保证医疗健康资源的可及性。

本研究使用的数据为西南某地区(约 1280 万居民)2014 年 1 月 1 日～2014 年 12 月 31 人哮喘病人住院数据。病人的筛选标准为主诊断为哮喘，ICD-10 编码为 J45.001，J45.005，J45.901，J45.903。

从环境监控中心网站获取每天的空气污染数据，主要包括从 2014 年 1 月 1 日～2014 年 12 月 31 日的 $PM_{2.5}$、PM_{10}、SO_2、NO_2 浓度。所有数据均以 kg/m^3 记录，但 CO 单位为 mg/m^3，其他污染物单位为 $\mu g/m^3$。

从气象局获得从 2014 年 1 月 1 日～2014 年 12 月 31 日每个气象监测点的气象平均数据。在本书研究中，考虑最高温度和最低温度，单位为℃。

百度搜索指数是在中国最流行的网络媒体数据，它是大约 80.54%的互联网用户的首选。一些研究人员[438]已经证明，互联网搜索查询百度的数据可用于监测和预测中国的流行事件。本书利用百度搜索指数(http：//index.baidu.com/)获得从 2014 年 1 月 1 日到 2014 年 12 月 31 日在该市哮喘搜索百度搜索量数据(绝对数)。

数据分析由两部分构成：描述性统计和预测过程。

首先，本书对以上四部分数据进行了描述性统计。然后，用最大似然指数测量入院状态与考虑滞后的各预测因子之间的相关性。入院状态分为正常与过量两种。正常状态描述了某一天哮喘入院量低于有限容量的情况，而过量描述高于限制容量的情况。在实验中，有限容量被定义为最高入院量的 80%。

在预测过程中,考虑到 4 种大气污染物($PM_{2.5}$,PM_{10},SO_2,NO_2)被广泛应用于哮喘入院预测中,本研究将这 4 种预测因子定义为基本预测因子,而只有基本预测因子的方案作为基本方案。此外,其他预测因子,如最高气温、最低气温、历史入院量和搜索指数被定义为可选的预测因子。本书尝试了所有 16 种方案,它结合了基本方案和任何可选的预测因子。在实验中也考虑了滞后效应。当使用昨天到 n 天前的数据时,方案的滞后是 n,每个方案的滞后从 1 到 14 不等,定义性能最好的滞后作为最优滞后。为了得到有最优滞后的最佳方案,本书做了 224 个不同的方案和滞后的结合实验,设置训练测试比为 8∶2,并采用 Xgboost 作为分类器预测入院状态,曲线下面积(AUC 是最常用的模型比较统计量)作为研究中的性能指标。

表 6-16 统计了相关数据。从 2014 年 1 月至 2014 年 12 月 31 日共计 7503 位哮喘患者入院,每天的入院人数在 2~44,平均每天入院 20.56 人。污染物每日平均浓度为:$PM_{2.5}$为 71.86$\mu g/m^3$,PM_{10}为 116.28$\mu g/m^3$,SO_2为 17.45$\mu g/m^3$,NO_2为 52.15$\mu g/m^3$。平均最高温度为 21.11℃,平均最低温度为 13.35℃,平均搜索指数为 184.10。

表 6-16　相关数据统计

	观察数量	最小值	最大值	平均	标准差
$PM_{2.5}$	365	10	396	71.86	52.34
PM_{10}	365	20	562	116.28	71.68
SO_2	365	3	61	17.45	9.65
NO_2	365	20	109	52.15	15.73
最高气温	365	4	34	21.11	7.56
最低气温	365	−2	24	13.35	7.40
搜索指数	365	14	282	184.10	28.21
入院量	365	2	44	20.56	6.52

搜索指数与入院数量有相似的趋势,许多搜索指数的高峰和低谷出现在入院数量的前几天。为了研究搜索指数和哮喘入院量的关系,本书采用最大信息系数(MIC)来衡量搜索指数与哮喘入院量之间的紧密性,并在表 6-17 中给出了结果。本书发现,在滞后期小于等于 7 时,搜索指数的 MIC 在除了 PM10 的预测因素外几乎都是最大的。在这种情况下,可以认为用搜索指数作为预测因子来预测入院量是合理的。

表 6-18 描述了每个方案的性能,搜索指数在分析中起着重要的作用。差异表现在几个方面,分别从最佳滞后、训练集性能和测试集性能等方面进行分析。

如实验设置中提到的,本书用 AUC 评估了每个方案的性能。测试组最大 AUC 为 1,最小值为 0.706。几乎所有的 AUC 均大于 0.9,这是一种常见的优秀的分类标准。当考虑了搜索指数后,非搜索指数(NSI)组为 0.807~1,而搜索指数(SI)组为 0.706~1。表 6-19 显示 AUC 在测试组中 SI 组和 NSI 组之间没有显著差异。

表 6-17　考虑滞后的各预测因子与入院量之间的最大信息系数

滞后	NO$_2$	SO$_2$	PM$_{2.5}$	PM$_{10}$	低	高	搜索指数
0	-0.063	0.006	-0.121	-0.116	0.049	0.024	0.165
1	-0.063	-0.027	-0.121	-0.12	0.074	0.045	0.146
2	-0.076	-0.034	-0.102	-0.112	0.081	0.052	0.155
3	-0.094	-0.1	-0.117	-0.122	0.106	0.061	0.121
4	-0.054	-0.087	-0.115	-0.111	0.107	0.069	0.115
5	-0.024	-0.079	-0.1	-0.11	0.098	0.06	0.105
6	-0.049	-0.067	-0.089	-0.1	0.107	0.062	0.129
7	-0.051	0.009	-0.09	-0.096	0.112	0.075	0.119
8	-0.064	-0.058	-0.089	-0.107	0.117	0.09	0.1
9	-0.057	-0.093	-0.109	-0.129	0.111	0.094	0.094
10	-0.084	-0.074	-0.086	-0.113	0.12	0.094	0.086
11	-0.064	-0.058	-0.089	-0.107	0.117	0.09	0.1
12	-0.028	-0.061	-0.085	-0.105	0.124	0.083	0.07
13	-0.005	-0.056	-0.064	-0.087	0.123	0.098	0.05
14	-0.036	-0.051	-0.105	-0.121	0.131	0.11	0.103

表 6-18　考虑滞后的每个方案的最优性能

高	低	总数	搜索指数	测试集 AUC	最佳滞后	训练集 AUC
Y	Y	N	N	0.762	13	0.991
Y	Y	Y	N	0.809	13	0.991
Y	Y	N	Y	0.748	3	0.991
Y	Y	Y	Y	0.832	8	0.991
N	Y	N	N	0.745	10	0.991
N	Y	Y	N	0.743	14	0.762
N	Y	N	Y	0.74	13	1
N	Y	Y	Y	0.815	8	0.991
N	N	N	N	0.8	13	0.996
N	N	N	Y	0.829	9	0.986
N	N	Y	Y	0.761	10	1
N	N	Y	N	0.792	13	1
Y	N	N	N	0.775	9	0.807
Y	N	N	Y	0.71	8	0.706
Y	N	Y	Y	0.789	10	1
Y	N	Y	N	0.789	8	0.948

注：Y，考虑该因素；N，不考虑该因素。

对于训练集上，所有方案的 AUC 范围从 0.740～0.832。几乎所有的 AUC 均大于 0.7。当考虑了搜索指数后，非搜索指数（NSI）组为 0.775～0.829，而搜索指数（SI）组为 0.710～0.832。表 6-19 显示 AUC 在训练集中 SI 组和 NSI 组之间没有显著差异。

总的最佳滞后时间从 3 到 13 不等。NSI 组的范围从 3～10，而 SI 组 8～13。拥有最大的最优滞后的方案都属于 NSI 组，而拥有最小的最优滞后方案属于 SI 组。事实上，几乎所有的 NSI 组最优滞后明显高于 SI 组。表 6-19 表明最优滞后方面 SI 组和 NSI 组之间存在显著差异。

拥有可选预测因子的方案被认为是最优方案（AUC：0.832）。与没有任何可选预测因子的方案（AUC：0.800）相比，这是一个相当大的改进。然而，只有一个可选预测因子的方案并不完全优于没有可选预测器的方案：其中，只具有搜索指数的方案（AUC：0.829）比基准模型更好，而且它接近最优方案。也就是说，当在方案中加入其他三个可选预测因子时，改进率仅为 0.003，而其他含有 3 个可选预测因子的方案的预测结果比原型方案差。

表 6-19　非搜索指数组与搜索指数组的差异

	训练集 AUC		测试集 AUC		最优滞后	
	Mean	P	Mean	P	Mean	P
NSI	0.9581	0.6712	0.777	0.5241	11.625	0.0176
SI	0.9358		0.778		8.625	

注：P，t 检验 P 值，并假设 NSI 的相关系数大于 SI。

搜索指数的优点如下：免费且易于访问；可以在全球 70 多个国家使用，从而可以跟踪不同语言和地区的搜索；每天更新的特性使得更频繁地监测哮喘症状的发作变得可能，有助于及早发现哮喘患者。基于这些优点，搜索指数可为卫生决策者和医院管理人员提供预警，从而开展相应筛查工作，以实现早期发现和治疗，从而节省更多医疗成本。

正如我们在引言中提到的，谷歌趋势（广泛使用的搜索指数）早在 2003 年就为我们提供了一个很好的例子，以说明互联网搜索数据对传染病预测的贡献[442]。然而，谷歌趋势未能成功预测 2012～2013 年美国的季节性流感和大流行性流感[443]。有学者认为，在实践中依靠互联网预测可能扭曲流行病学曲线[443]。一些研究人员在谷歌趋势模型中分析了失败的原因，认为基于互联网的查询系统可作为对传统数据收集和分析的补充，但不能替代传统的数据收集和分析[444]。因此，在这项研究中，选用空气污染为基本预测指标，最低温度、最高温度、历史入院量和搜索指数作为可选预测指标的方案。

此外，Xgboost 是一种功能强大的机器学习方法，在本研究中被用作预测哮喘患者的分类器。尽管机器学习在建模和预测各种复杂的自然现象和不同的社会系统方面有很多的应用，但其在哮喘入院量预测研究中的实用性尚处于探索阶段。本书提出的方法可以准确预测哮喘患者的入院情况，为决策者提供足够的时间加强健康风险管理策略，可以帮助医院相应的规划出入院资源，通过优化供应和人员配置来降低成本，并通过减少入院等待时间来提高服务质量。

6.4　大数据驱动的慢性病医疗保险资源配置优化研究

本节是不同管理主体间医疗健康资源配置优化的重要研究部分,主要分析当前两大医疗健康资源管理主体(医疗保险管理局和疾病预防与控制中心)的医疗健康资源协同管理的可能性,并从管理目标和约束条件出发,探讨大数据驱动的慢性病医疗保险资源配置优化。

6.4.1　研究背景和动机

由于高病死率、低控制率以及沉重的经济负担,慢性病正成为全世界面临的主要健康威胁[488,489]。《中国居民营养与慢性疾病状况报告(2015)》[490]表明,慢性病在城市化、人口老龄化等诸多因素的催化下,已成为中国居民健康的最大威胁。近年来中国慢性病发病率和死亡率呈快速上升趋势。2012 年,有 2.6 亿国人被诊断出患有慢性疾病,约占总人口的 19%;2000 年,慢性疾病造成的死亡人数占全国死亡人数的 80.9%,而这一数字在 2015 年上升到 86.6%[491]。而在所有的慢性疾病中,呼吸系统疾病的死亡率也已经上升到了 11.8%,紧跟在肿瘤和心脑血管疾病之后。随着人们生活方式和水平的急剧变化,慢性病越来越成为医疗卫生系统的主要负担。目前,慢性疾病的经济负担占所有疾病负担的 70%。而其中仅每年在哮喘上的经济支出就达到了 600 亿元人民币,超过了肺结核和艾滋病的支出总和,可见其形势之严峻。虽然有研究表明,慢性病是可以预防和控制的,然而,当前国内的慢性疾病的预防和控制措施没有从根本上解决慢性病蔓延的问题[492]。慢性病管理需要突破传统医学管理模式,采用科技手段提高慢性病管理的效率和质量,帮助人们更好地预防和监测慢性病,获得个性化的预防保健服务。

虽然慢性病不能从根本上治愈,但通过有效的慢性病干预和管理,对慢性病的有效控制是可以实现的。一旦得到控制,慢性病患者可预防大部分急性发作,减少对日常生活的影响。为慢性病患者提供疾病控制干预,有助于减少住院人数,不仅可以提高患者的生活质量,而且可以节约医疗费用,提高医疗健康资源的利用率。当前,我国慢性病防控的主要问题如下。

1.全局性慢性病防控缺位

在欧美发达国家,慢性病很大程度上可以通过有效的干预措施进行预防。关于对慢性病进行早期干预的研究和实践项目已有不少。从 20 世纪 70 年代早期开始发达国家在不同人群中陆续开展了以降低危险因素、改善生活方式为目标的多个干预项目。这些项目通常是以开展心血管病预防为起点的。其中,芬兰的北卡项目被誉为心血管疾病干预成功的典范[493]。随后,美国斯坦福大学开展了三社区研究[494]、明尼苏达心脏健康项目[495]和 Carleton 心脏健康项目[496]。这些干预项目均对目标人群的健康产生了积极影响。

在借鉴国际慢性病防治实践和经验的基础上,我国开展了一系列的慢性病防治工作,经过 40 多年的发展,我国慢性病干预工作经历了从只干预高血压患者到干预多种疾病人群及多重慢性病综合管理的过程，积极探索适合我国国情的慢性病防治模式。1969 年阜外医院在首都钢铁建立了我国第一个人群心血管防治基地，这是我国功能社区防治工作的典范，被 WHO 定义为"首钢模式"。据 1998 年首都钢铁心血管防治总结资料表明，脑卒中发病率从每 10 万人中 139 人下降至每 10 万人中 81 人，脑卒中死亡率从每 10 万人中 53 人下降至每 10 万人中 17 人。自 1997 年起，卫计委疾病控制司陆续在全国不同经济发展水平的地区建立了 32 个慢性病综合防治社区示范点，它以社区为基础，以健康促进和行为危险因素干预为主要技术手段和工作内容，以多种慢性病的综合防治为目的，以提高防治效果和成本效益为工作原则[497]。试点工作开展至今已取得了一定的效果，比如济南市槐荫区[498]、安钢社区[499]、天津市的滨海新区[500]等社区居民慢性病患病率明显降低，行为生活方式明显改善。

目前，关于预防和控制慢性病，许多国家都建立了相关的慢性病管理机构。以哮喘为例，1999 年，美国疾病控制与预防中心(CDC)开始了一项叫作"呼吸更容易"的哮喘控制项目。该项目为预防和控制气道炎症和哮喘发作提供了最佳的科学依据和全面、长期的管理策略，得到国家、州、地方政府和疾病预防控制中心的支持，并由美国疾病控制与预防中心提供关键资金和技术支持[501-502]。2000 年 1 月，英国的卫生资源和服务管理局(HRSA)对哮喘患者进行了社区卫生服务中心参与的护理干预，取得了较好的干预效果[503]。

然而在中国，没有统一的公共卫生管理机构负责管理和控制哮喘。中国疾病预防控制中心(CDC)是在全国范围内提供疾病预防控制和公共卫生技术管理与服务的事业单位，其业务范围涵盖绝大多数常见慢性病，然而哮喘病防控并不属于中国疾病预防控制中心的服务内容。

由此可见，当前我国的慢性病防控实践均为非系统的、缺乏持续支撑的活动；慢性病防控的有效持续、有效开展需要一个统一的、有持续支撑的机构以及科学合理的运营模式。

2.慢性病病预防投入不足与总体医疗费用不断增加并存

当前，我国的慢性病防治整体架构如图 6-12 所示。主要包含预防和治疗两个过程，前者由疾控中心进行决策、基层医疗卫生机构实施，后者由医院实施，医保进行支持。但是这种模式存在很大的问题：①慢性病预防重于治疗，但是当前的慢性病防控工作却是"重治疗，轻预防"，缺乏对致病危险因素控制的指导和预防保健服务，其结果导致患病率不断上升。②慢性病预防经费投入不足。我国目前有 84%的卫生费用用于治疗，14%用于药物等，只剩不到 2%用于预防和公共卫生。③慢性病防治卫生资源配置严重失衡，目前我国 70%的医疗卫生资源集中于城市的大医院。④经费相对充足的医疗保险却只能以病人报销的方式来被动地支持慢性病防治工作，经费冗余、低效。

在过去的十年里，中国人的生活水平在很大程度上得到提升，医疗费用也迅速增加。自 2005~2014 年，中国的医疗总费用以 17%的复合增长率迅速上涨。测算显示，如果没有进一步深化医改，实际医疗支出预计将由 2014 年的 35.31 亿元增加到 2035 年的 158.05 亿元；而医疗卫生支出占 GDP 的比重由 2014 年的 5.6%上升至 2035 年的 9%以上。近年来，国家财政对医疗卫生的投入不断增加。由卫计委颁布的《"健康中国 2020"战略规

划》提出，到 2020 年，主要健康指标将达到中等发达国家水平，其中卫生总费用占 GDP
的比重为 6.5%～7%。

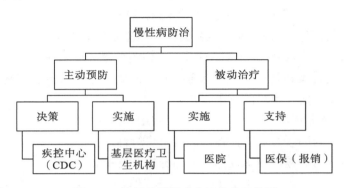

图 6-12　我国的慢性病防治整体架构图

3.慢性病防控的筹资模式单一，制约了哮喘等慢性病防控的全面开展

实现对哮喘病的控制，需要政府的政策和资金支持。长期以来，我国医疗卫生体制仍
处于被动医疗模式，缺乏"全计划、负责、持续""一对一"的主动健康管理模式。为了
控制慢性病的发病率，降低医疗费用，有必要在临床症状发生前对哮喘病患者实施"一对
一"的管理。西方发达国家在慢性病的管理和控制方面积累了许多成功的经验。为了降低
医疗成本，许多医疗保险都投入一定的资金进行健康管理，成为医疗服务体系的重要组成
部分。以美国医保 Medicare 为例，从 1967 年至今，Medicare 逐步增加了 23 种关于慢性
病的预防性医疗服务，覆盖了十余种慢性病的筛查、检测以及患者行为教育[403]。到目前
为止，在中国还没有针对慢性病的有效防控服务模式和稳定的专项资金支持体系。当前我
国医疗保险的筹资模式是"社会统筹与个人账户相结合"，大部分地区医疗保险机构将部
分慢性病病种纳入城镇职工医疗保险和农村新型合作医疗保险，并采用按服务项目收费的
后付制。个别地区如深圳市一些慢性病等专科专病按病种付费的方法，对每个慢性病患者
实行定额包干，多余留用，超支不补；镇江市实行以就诊人头为核心的总额预算管理和单
病种付费等，分别制定慢性病年度门诊药品费用标准，年终根据实际慢性病服务人头和年
度门诊药品费用标准结算。

探索一套符合中国国情的医疗保险和慢性病防控相结合的公共卫生体系，是中国医疗
保险制度改革和公共卫生事业发展的方向。其实，早在 10 多年前刘伟等[402]就发出了医保
资金进入疾病防控业务的倡导，其目标是控制慢性病的发作，减少住院、抢救等不良事件
的发生，从而提高哮喘患者的生活质量，节省医疗保险基金。然而，上述研究仅仅停留在
倡议的层面，没有从实际情况出发科学论证该方案的经济性和有效性，更没有就其疾病防
控的服务模式和策略进行研究。

6.4.2　研究问题

慢性病防控服务模式对整个慢性病防控系统的产出有着十分重要的影响。慢性病防控

措施中的服务模式可以分为两大类：以公平为导向和以效率为导向。以公平为导向的模式，在实际应用中更强调对每个患者个体的公平性，即每个患者均享有相同的接受医疗防控服务的权力，具体体现在所享受慢性病防控服务的数量和质量上；以效率为向导的模式，在实际应用中更强调在有限的资源下使得社会群体的总效益最大化，具体表现为在突破公平性限制的情况下实现最好的防控效果。此外，上述两种服务模式在具体实践中又需要具体运营策略的支撑(运营策略是指在既定服务模式的原则指导下对防控措施的实施对象和时间的挑选原则)，不同运营策略的效果也是不同的。

因此，基于上述分析，本小节将研究内容归纳为两大问题：

(1)医疗保险参与的慢性病防控体系的经济可行性；

(2)医疗保险参与的慢性病防控体系的服务模式选择。

对于该问题的研究可通过数据挖掘、运筹学以及数据包络分析(data envelopment analysis，DEA)的理论方法，进一步讨论当前慢性病医疗健康资源消耗的规律以及慢性病防控措施对医疗健康资源消耗的影响；将慢性病防控医疗服务纳入医疗保险支付范畴的哮喘病防控体系的可行性(即该帕累托最优点是否存在)；在此背景下不同服务模式(以效率为导向或者以公平为导向)的量化特征以及不同情境下运营模式的选择决策。

6.4.3 相关研究——医疗保险参与的哮喘病干预管理优化

本案例研究是节 6.4.2 中的一个具体研究，聚焦于哮喘病的防控及医疗保险资源进入该领域的经济可行性分析。

1.问题描述

哮喘是最常见的慢性呼吸道疾病之一。根据国际呼吸学会论坛所提供的数据，2013年底，全球大约有 2.35 亿哮喘患者[504]。2014 年，在中国有 2000 万人患有哮喘，其中支气管哮喘总患病率为 1.24%[505]。随着全球工业化和城市化进程的加快，环境污染和生态环境变化的影响，哮喘发病率在世界范围内呈逐年上升趋势。据 WHO 预测，到 2025 年全球哮喘患者的增长将超过 1 亿[506]。因哮喘引起的相应疾病负担占世界上所有的伤残调整生命年(DALY) 的 1%[507]。哮喘严重影响患者的生活质量，其产生的直接和间接费用给个人和社会造成巨大的经济负担。2000 年，一项面向英国 12 203 名哮喘患者的研究表明，每名哮喘患者的平均花费为 381 英镑，而那些没有患哮喘的人则为 108 英镑，两者的差距超过了 250%。因此，对哮喘的防治手段和策略进行研究，将有助于制定相关的医疗卫生政策，为医疗卫生资源的合理利用提供参考。

其中，哮喘入院是哮喘急性加重的表现，在很大程度上消耗了医疗健康资源。本研究拟通过提前的公共卫生干预手段(如发放预防性药物、上门查访哮喘用药情况，发放临时的哮喘防护器械等)来减少哮喘入院以达到减少哮喘医疗健康资源消耗的目的。本节研究问题可归纳为：在多周期中，何时对哪些有过哮喘发病史的病人进行干预以最小化住院量。模型所研究的对象是病人整体，所刻画的状态为每个哮喘患者并在该时期内在院的情况，其目标函数是在进行一定的公共卫生政策干预之后，使医疗健康资源(病床)的需求最少。

其决策变量包括在何时以及是否进行公共卫生政策干预。

2.研究设计

本研究的数据来源为西南某市的医疗保险数据库,该数据库涵盖 22 个区县,约 1400 万常住人口。对于哮喘的认定,以患者主诊断为 J45.001,J45.005,J45.901,J45.902 以及 J45.903 作为认定标准,符合该条件的患者纳入数据样本。2011～2014 年该医疗保险数据库所收纳的数据样本高达数亿条,而关于哮喘的数据样本也多达近 30 000 条。本部分的研究目标为,运用 MSM (Multi-State Markov Model),估计每个哮喘患者出院以及再入院的概率分布。

目前,有很多将马尔科夫转移模型应用到哮喘的研究。然而,他们对病人状态或者疾病状态的定义各不相同。例如,在 Saint-Pierre 等[508]的研究中,其假设哮喘满足马尔科夫性并将状态定义为哮喘的控制状态。Chen 等[393]使用马尔科夫模型来研究严重哮喘的自然演化过程和早期风险因素的影响。上述状态定义都是以哮喘严重程度为依据的。

在本节研究中,将状态定义为不同已入院次数下的"在院"和"不在院"。例如,将已经入院两次并且现在不在院的病人标注为第二次出院,那些入院三次并且现在还在医院的病人标注为第三次入院。图 6-13 描述了这些状态的转移过程。第一次出院—第二次入院、第二次出院—第三次入院以及第三次出院—第四次入院是入院过程,而第一次入院—第一次出院、第二次入院—第二次出院、第三次入院—第三次出院以及第四次入院—第四次出院是出院过程。此外,本节使用了相关统计方法来分析年龄、性别以及已入院次数的差异,显著的影响因素将会被用来对病人进行分类。R 软件(Version 3.3.3)及其"msm"包被用来进行上述研究。

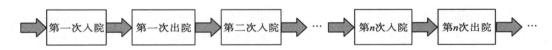

图 6-13　患者状态的转移链

为了简化仿真过程,本书的模型构建基于下列假设。

(1)拟在中国西南某市,设置一个专门的哮喘预防和控制机构以对哮喘患者进行干预。这个机构由医疗保险出资兴建并负责后期运营,而疾病预防与控制中心负责人员和技术支持。该机构提供的哮喘干预服务,能够在一定程度上缓解哮喘的发作,从而减少入院次数进而减少医疗支出。该干预服务包括家庭随访、常规身体检查以及患者教育[509]。这些干预措施的效果均被相应考虑。

(2)在仿真过程中,入院次数超过四次的病人的转移概率等同于入院四次的病人。这是因为,当入院次数增加到一定数量时,出院和再入院概率基本不会发生变化。更多的细节能在后面的结果部分看到。

(3)只有"不在院",病人才会被筛选来接受最多一次哮喘干预。并且,这种干预的效果会随着已入院次数的变化而变化。

(4) 在有限服务能力下，本书将使用不同的筛选策略来挑选病人。这些差异将在后面的结果部分讨论。

(5) 由于哮喘干预服务的长效性，以 14 天为一个回合，连续 13 个回合提供哮喘干预服务(半年)，同时观测 26 个回合内已入院次数的情况。

(6) 相关研究已经证实，目标性弱的干预服务只会增加花费，然而有合理目标的干预服务更可能是成本效益的。在这种情况下，本研究仅针对已经有入院历史的病人进行干预，这样设定是因为他们更可能再犯哮喘，从而具有更高的成本效益。

(7) 从至少有过一次入院记录的病人中进行筛选。此外，新近入院的病人也在考虑范围内。当他们进入病人池时，将会被标注为 IN1。

(8) 随着已入院次数的增加，患者的质量调整生命年(QALYs)逐步减少。

在仿真开始时，总共有 I_0 个有过因哮喘入院的病人。并且随着时间的不断推移，在每个回合会有新的病人加入病人池，病人数会增加到 $I_1, \cdots, I_T$ 人。每个哮喘患者的状态可以是在不同入院次数下的住院或者不住院。每个时期的时间是两周，患者在当前周期开始的状态是已知的。假设 π_i^{t+1} 为在 period$(t+1)$ 期间病人在医院的概率。当 $\pi_i^{t+1} = 0$ 时，患者 I 在 period$(t+1)$ 中是出院状态；当 $\pi_i^{t+1} = 1$ 时，患者 I 在 period$(t+1)$ 是住院状态。患者按两个属性分类：年龄组和住院时间。用 A 表示病人属于的年龄组(Y 表示年轻组，O 表示老年组)；k_i^t 表示患者 I 在 period(t) 的入院时间。用 s_i^t 表示患者 I 在 period(t) 时的状态，其中包括患者 I 是否在医院，患者 I 的入院时间和年龄组，$s_i^t = (\pi_i^t, \; k_i^t, \; A_i)$。$S^t$ 是所有患者在 period(t) 时的状态向量，$S^t = (s_1^t, \; \cdots, \; s_i^t)$。

患者根据哮喘的自然进展规律进行演化，用一个状态转移概率矩阵来展示这个过程，这是通过实际数据用多状态模型估计出来的。患者可以被分为不同的组，每一组有不同的转移概率。以不同年龄的患者为例，对于任何 $k \in \{1, \cdots, \infty\}$，$P_Y^k$ 是未经干预第 k 次入院的年轻组患者的状态转移概率矩阵。对于任何 $j, \; j' \in \{\text{IN-hospital}, \; \text{OUT-of-hospital}\}$，$k \in \{1, \cdots, \infty\}$，$\left(P_Y^k\right)_{j, j'}$ 是未经干预第 k 次入院年轻组患者从状态 j 到状态 j' 的转移概率。类比 P_Y^k 到老年组，得到老年组 P_O^k 的定义。

类似地，对于任何 $k \in \{1, \cdots, \infty\}$，$Q_Y^k$ 是经过干预第 k 次入院年轻组患者的状态转移概率矩阵。对于任何 $j, \; j' \in \{1, \; 2\}$，$k \in \{1, \cdots, \; \infty\}$，$\left(Q_Y^k\right)_{j, j'}$ 是经过干预后第 k 次进入医院的年轻组患者从状态 j 到状态 j' 的转移概率。类比 Q_Y^k 到老年组，得到老年组 Q_O^k 的定义。如何对患者进行分类将在结果部分讨论。

此外，C 表示哮喘干预机构的干预能力(进行干预的人数)。每个期间开始时，根据给定的策略，从所有哮喘患者中选择 C 名患者进行干预。本书将在结果部分比较用不同策略来选择的效果。在满足限制条件 $\sum_{i=1}^{I} y_i^t \leqslant C$，$y_i^t$ 表示在 period(t) 时患者是否干预，当 $y_i^t = 1$ 时，该患者被干预；否则不干预。其他 $(I-C)$ 名无干预的患者将继续遵循天然疾病进展。因此，患者 I 在 period$(t+1)$ 中的概率分布为

$$\pi_i^{t+1} = \begin{cases} 1, \text{with probability}(P_{A_i}^{\ k_i^t})_{j,2}, \forall j \in \{1,2\}, \text{当} y_i^t = 0. \\ 0, \text{with probability}(P_{A_i}^{\ k_i^t})_{j,1}, \forall j \in \{1,2\}, \text{当} y_i^t = 0. \\ 1, \text{with probability}(Q_{A_i}^{\ k_i^t})_{j,2}, \forall j \in \{1,2\}, \text{当} y_i^t = 1. \\ 0, \text{with probability}(Q_{A_i}^{\ k_i^t})_{j,1}, \forall j \in \{1,2\}, \text{当} y_i^t = 1. \end{cases}$$

病人 I 在 period(t) 结束时的入院次数是

$$k_i^{t+1} = \begin{cases} k_i^t + 1, & \text{当} \pi_i^{t+1} = 1 \text{且} \pi_i^t = 0 \\ k_i^t, & \text{否则} \end{cases}$$

既然考虑建立干预机构能否有效减少住院人数，本书选择一定时期内将总入院人数作为评估指标。为了得到可靠的输出结果，对模拟过程进行 10 次独立的重复测试，每次使用不同的随机种子，并根据上述模拟过程估计 95% 置信区间。

国家级和社区级哮喘控制和干预计划的优先事项之一是评估尚未得到充分评估的预防干预措施的效果。因此，本书用一个收益成本分析来评估使用的哮喘控制和干预方法的效果。然而，目前绝大多数(85%)的医疗保健研究中仿真和建模研究都在北美和欧洲进行，而亚洲仅占 9.1%。更糟的是，对中国慢性病干预模式的研究大多数是定性和战略性研究。相比之下，本书简洁明了地使用仿真来建模医疗保健服务系统，得出定性结果并且提供实际的决策支持。

一些研究通过计算增量成本效益比(ICR)来证明干预是具有收益成本效益的。部门成本效益分析也被用于多项研究。然而，经济性评估方法在许多研究中都有所不同，而且并不总是符合标准方法。也就是说，由于研究方法的异质性很大，几乎不可能比较结果。为了避免增量成本效益比(ICER)可能存在的间隔估计问题，本书进行了净效益分析。在城市 C 2010 年社区卫生服务机构的运营成本中，劳动力成本占 58.80%，材料成本占 12.88%，经营成本占 10.17%，管理成本占 7.88%，低值易耗品成本占 6.38%，固定资产折旧和维修费用占比最低，为 3.77%。根据上述比例，本书可以通过计算劳动力成本来估算总成本。同时根据 2012～2014 年 C 城市医保数据库中哮喘患者的数据，医保报销医保的平均费用为 4035.04 元。

3.研究结果

利用 R 语言的 MSM 模型对该市的医保数据进行分析，通过对患者目前占用病床数、今后可能占用病床数的概率进行分析，探索影响医疗健康资源(病床)的关键因素。利用 MSM 模型对患者进行刻画标签，挑选出应当进行公共卫生政策干预的患者(通过 $Y_i = 0, 1$；1 为应当进行干预)，从而最大限度地降低对医疗健康资源的占用，更充分有效地利用有限的医疗健康资源。

在所有入院记录中，有 15 266 条一次入院记录，2627 条二次入院记录，855 条三次入院记录，380 条四次入院记录。此外，年轻组的平均住院天数为 8.61 天，老年组平均住院天数为 11.26 天。相应地，不同入院次数(1～4 次)的平均住院天数分别为 9.02 天、9.60天、10.19 天和 10.81 天。可以看出，在任何一种情况下，平均住院天数都大于一周并且小于两周，因此如上文所提到的，仿真实验的一个周期被设定为 2 周。

　　为了进一步探索住院天数在性别、年龄以及住院次数的不同，对每一组实验都使用了独立样本曼-惠特尼 U 检验（置信水平为 95%），表 6-20 列出了检验结果。本书发现，在上文提及的三个因素中，年龄和住院次数对住院天数影响显著，性别对住院天数的影响不显著。考虑再次住院的时间间隔，表 6-21 表明，年龄和住院次数对住院天数有显著影响，性别对住院天数影响不显著。

表 6-20　住院天数的曼-惠特尼 U 检验

类别		平均值	标准差	P 值
性别	女	8.97	6.08	0.24
	男	9.33	5.72	
年龄	16~65 岁	8.61	5.22	<0.001
	>65 岁	11.26	7.38	
入院次数	1	9.02	5.73	<0.001
	2	9.6	5.95	
	3	10.19	6.67	
	4	10.81	7.75	

表 6-21　再次住院时间间隔的曼-惠特尼 U 检验

类别		平均值	标准差	P 值
性别	女	8.97	6.08	0.240
	男	9.33	5.72	
年龄	16~65 岁	8.61	5.22	<0.001
	>65 岁	11.26	7.38	
入院次数	1	9.02	5.73	<0.001
	2	9.60	5.95	
	3	10.19	6.67	
	4	10.81	7.75	

　　基于上述分析，可以得出相应的结论：

　　(1)年龄对住院天数以及再次住院的时间间隔都有影响；

　　(2)住院次数只影响住院天数；

　　(3)性别对住院天数和再次住院间隔都没有影响。

　　考虑到年龄和入院时间是影响再入院的两个关键因素，本书提出了两种策略来分配干预服务能力。策略 I 更大程度地考虑住院次数因素，再考虑患者年龄因素。也就是说，在接受干预的情况下，入院率较高的患者更为优越。对于入院次数相同的患者，老年组患者更优越。相反，策略 II 更大程度地考虑年龄因素。为了比较不同策略的仿真输出结果，进行了控制变量的实验。结果如图 6-14 所示。

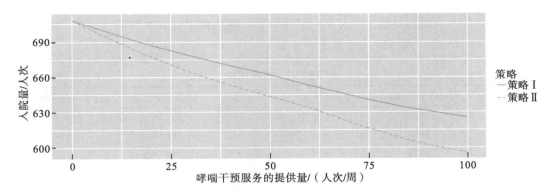

图 6-14　不同病人筛选策略对模拟结果的影响

从图 6-14 中可以看出，策略 I 的曲线超过了策略 II 的。也就是说，对于不同的病人群体，选择有更多入院次数的患者作为优先干预的对象，将更多地减少住院人数。因此，本书使用策略 I 进行下面的分析。

表 6-22 显示了使用策略 I 后的仿真结果。从真实数据中可以获知，2013 年 C 市哮喘患者总数为 708 人。结果显示了在上半年实施不同干预能力(人次)的干预措施后，住院人次和减少的住院人次与实际情况的对比。

以上表格表明，建立干预机构可以有效地减少患有哮喘的住院人次。因此，它可以改善哮喘患者的生活质量。随着干预能力(人次)的增加，每年哮喘患者的入院率从 2013 开始逐渐下降。为了进一步研究随着干预能力(人次)的变化每年哮喘病的住院人次减少的趋势，制成了一张折线图，如图 6-15 所示。

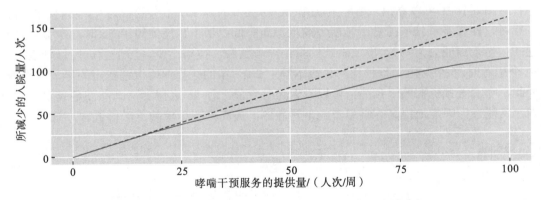

图 6-15　随着干预能力的变化，每年哮喘患者入院量减少

从图 6-15 中可以看出，随着干预能力(人次)的增加，住院人次减少，并且减少量呈现边际递减效应。如果干预能力(人次)以相同的数量连续递增，当其增加到某一确定值时，住院减少量的增量就会减少，也就是说，干预能力(人次)的边际效应将下降。这些结果为下一步的成本效益分析奠定了基础。

根据模拟结果，计算了 2013 年上半年哮喘干预机构随着干预能力(人次)变化的总费用，2013 年的医保报销的年费用节约量，以及医疗费用的净储蓄。为了提高输出结果的置信度，仿真在不同随机数下重复运行了 100 次。这确保了在 95%置信水平下，模拟结果的平均值在估计的 1.0%以内。结果见表 6-22。

表 6-22 模拟结果

产能/人次	入院量/人次	减少量/人次	总成本/元	费用节省/元	净费用节省/元
0	708	0	0	0	0
10	692	16	50 368.5	64 560.64	14 192.14
20	677	31	100 737	125 086.24	24 349.24
30	664	44	151 105.5	177 541.76	26 436.26
40	653	55	201 474	221 927.2	20 453.2
50	644	64	251 842.5	258 242.56	6 400.06
60	634	74	302 211	298 592.96	-3 618.04
70	622	86	352 579.5	347 013.44	-5 566.06
80	611	97	402 948	391 398.88	-11 549.12
90	602	106	453 316.5	427 714.24	-25 602.26
100	596	112	503 685	451 924.48	-51 760.52

从表中可以看出，随着干预能力(人次)的增加，总费用也增加了，但住院人次减少了，从而节省了医保报销的费用。当干预能力在一定范围内时，净成本节约量大于 0。也就是说，当每个时期的干预能力没有超过一定量时，由医保基金资助的哮喘干预机构的建立可以满足成本效益原则。为了找到符合成本-收益原则的最大干预能力(人次)，本书刻画了随着干预能力变化的净成本节省量曲线(图 6-16)。

从图 6-16 中可以看出，当干预能力(人次)为 0 时，净成本节约量为 0；当干预能力大于 0 时，净成本节约率随着干预能力的增加而降低；当干预能力等于 56 时，净节约成本近 0；当干预能力为 57，净成本节约量是一个负数。换句话说，当干预机构每阶段干预 56 个患者时，6 个月内干预机构的总成本等于 2013 年的医疗保险报销费用的年节省成本。因此，哮喘干预机构的干预能力可以设置为每阶段干预 56 名患者，既能满足成本效益原则，又能最大限度地提高哮喘患者的干预服务，提高哮喘患者的生活质量。

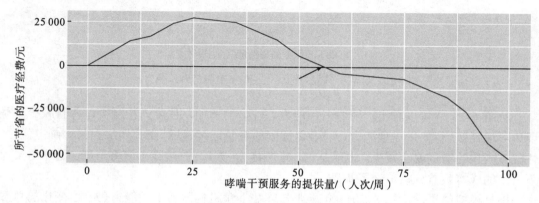

图 6-16 随着干预能力变化的净成本节省量曲线

4.研究价值

(1)为政府出台政策提供依据。这项研究评估了提供高度针对性的哮喘预防服务的成本和收益。这种预防性服务的最佳服务能力可以通过仿真优化来估计,这样可以保证医保不会因为全社会的更多 QALY 而承担额外的负担。仿真输出有助于进行净收益分析,为卫生保健政策制定铺平道路,如在哮喘预防机构建立、哮喘预防服务定价和哮喘预防和控制融资方面。

(2)为慢性病干预服务项目提供参考模型。目前,中国公共卫生服务发展迅速,公共卫生服务发展面临诸多问题,如融资和补偿。同时,在解决这些挑战的过程中,探索由医保资助的新型慢性疾病干预措施起着非常重要的作用。本书提出了一套创新的适合我国国情的针对慢性病的干预模式。在研究中已经证明了使用仿真建模的价值,可以应用于评估复杂疾病的医保计划。还可以在国家或地区层面使用,用以估计干预服务项目的成本和有效性。此外,当采用更能反映慢性疾病干预的数据时,该模型的灵活框架可以让其更为通用。这些数据可能来自包括观察数据库、专家意见和疾病自然情况临床试验。本研究的结果可为慢性疾病干预项目提供参考,提出的模式对于个人和卫生系统两个角度都是有益的。从个人的角度来看,可以帮助患者提高生活质量;从卫生系统的角度来看,为哮喘患者提供干预可能会显著降低治疗哮喘的成本,有助于改善医疗健康资源的配置,从而提高服务质量和患者健康水平。

(3)为慢性病管理机构提供经营基础。随着中国经济的不断发展,市场经济体制的建立和完善以及加入世贸组织带来的全球化竞争,健康服务市场的建立和完善是大势所趋,社会也将对治疗慢性病的效率提出更高的要求。管理者可以借鉴这项研究的思路和方法,根据慢性病控制的特点,采取相应措施节省资源,提高服务效率。例如,采取科学有效的方法筛选重点病人,或科学制订干预服务能力(人次)。

6.5　本　章　小　结

本章分析了国内外全社会医疗健康资源管理的技术环境和政策环境,定义了大数据驱动的全社会医疗健康资源配置优化的内涵,并在此基础上解析了全社会医疗健康资源配置优化的两个重要问题:医疗健康资源的需求预测以及相应的配置优化策略,并对其具体内容进行了相应的研究。其中,医疗健康资源需求预测以门诊和住院资源为主要研究对象,探讨了门诊和住院资源需求的规律以及预测技术方法。配置优化策略研究以大数据驱动的医疗保险参与慢性病管理资源分配为方向,探索了当前深化医改背景下如何提升医疗服务效率、提高社会总福利的问题。本章的研究或许能为医疗健康资源管理者和医疗政策制定者提供新的思考和可行的解决方案。

第 7 章 大数据驱动的智慧医疗健康模式下 全社会资源管理价值创新

前述各章在智慧医疗健康模式背景下,分别从需方、供方、机构方、支付方四个角度,从运营层面研究了以大数据技术为代表的新一代信息技术在各自领域的运用。本章将站在"大卫生、大健康"的角度,从价值层面关注大数据驱动的智慧医疗健康模式下的全社会资源管理价值创新,分为四个部分:首先,在回顾企业价值创新一般理论基础上,分析大数据驱动的智慧医疗健康模式下全社会医疗健康资源管理价值创新内涵与特点。其次,研究全社会医疗健康资源管理价值创新的动力机制和运行机制,探讨医疗健康领域为什么需要价值创新。再次,分别从需方、供方、支付方和机构方四方研究如何利用大数据技术进行价值创新。最后,探讨了如何从四方维度构建指标体系以全面评价全社会医疗健康资源管理价值创新效益增量程度,以检验全社会医疗健康资源管理价值创新成果。

7.1 智慧医疗健康模式下全社会资源管理价值创新概述

智慧医疗健康模式赋予全社会医疗资源管理新的内涵,促进其价值创新。为了更好地理解和把握这一概念的要点,本节从企业价值创新一般理论着手分析智慧医疗健康模式下全社会资源管理价值创新的内涵及特点。

7.1.1 企业价值创新一般理论概述

价值是属于主客体之间深层关系的范畴,所揭示的是主体需要与客体属性之间的一种特定关系,即客观事物与人的需要之间的效用关系[510]。对价值的研究可追溯至 5 世纪,近代对价值的研究更为深入与系统,形成所谓价值理论,代表的理论流派包括早期萨伊的客观效用价值论、边际主义者的主观效用价值论、马克思劳动价值论,以及最近的价值链理论、价值网络理论。

创新理论最早是由著名美籍奥地利经济学家约瑟夫·熊彼特(Joseph Alois Schumpeter)提出。他在其 1912 年出版的《经济发展概论》中提出:创新是指把一种新的生产要素和生产条件的"新结合"引入生产体系。包括五种情况:引进新产品、采用新的生产方式、开辟新市场、获得新的原材料或半成品供应来源以及采取新的组织形式。熊彼特的创新概念包含的范围很广,如涉及技术性变化的创新及非技术性变化的组织创新。到 20 世纪 60 年代,随着新技术革命的迅猛发展,"技术创新"在创新活动的地位日益重要。美国经济学家华尔特·惠特曼罗斯托(Walt Whitman Rostow)提出了"'起飞'六阶段"理论,"创新"的概念发展为"技术创新",把"技术创新"提高到"创新"的主导地位。20 世纪

80 年代后期，人们逐渐认识到了创新的多主体性、动态性、集成性等综合特性，创新的系统范式逐渐形成[511]。进入 21 世纪，信息技术推动下知识社会的形成及其对创新的影响进一步被认识，创新被认为是各创新主体、创新要素交互复杂作用下的一种复杂涌现现象，是创新生态下技术进步与应用创新的创新双螺旋结构共同演进的产物，关注价值实现、关注用户参与的以人为本的创新 2.0 模式也成为新世纪对创新重新认识的探索和实践。价值创新成为学术界研究的热点。

价值创新的概念由 Kim 和 Mauborgne[512]首次提出，他们指出企业价值创新是指企业以满足顾客需求为目的，不断改进其产品或服务，从而使本企业的产品或服务相对于竞争者而言，能给顾客创造更高的效用。他们认为企业的快速发展，不仅受到企业自身规模、技术装备的影响，而且受到企业战略逻辑和创新思维的影响。价值创新根本在于突破传统僵化的战略逻辑和战略思维，以服务客户和服务社会为导向，充分挖掘企业自身潜在资源，并将其最大化利用，实现企业利润增长，使企业得以持续健康发展。关于价值和创新的相互关系，Kim 和 Mauborgne[513]有如下论述，"价值创新既包括价值，又包括创新，两者相辅相成，缺一不可，企业的宗旨是为客户提供价值，一味强调创新，忽略企业为客户创造的价值，创新便失去了方向；而只关注价值，忽略创新，客户便难以获得价值的提升，因此，只有将两者有机结合，企业才能持续发展"。通过研究 25 家先锋企业的价值创新实践，Kumar 等[514]进一步指出由于企业价值创新活动所创造的产品和服务是市场未曾想到的，企业价值创新不应仅仅局限于满足顾客需求，而应通过教育潜在市场的顾客，使他们充分认识企业产品和服务的消费价值。Lichtenthaler[515]认为创新需要成功实施共享价值计划，提出了共享价值创新的新概念，讨论了共享价值创新其产品创新、流程创新、服务创新、商业模式创新、组织创新和管理创新等不同创新类型的构建框架，并提出了数字化转型背景下的共享价值创新实施步骤。

作为现代企业竞争全新理念，企业价值创新理论引入我国后，国内不少学者对其进行了解和研究。王迎军和曲亚民[516]将价值创新总结为：价值创新属于激变型创新，是一个新概念但不是新事物，它只是我们认识事物改变的角度。侯仁勇和胡树华[517]认为，企业价值创新的本质是以客户价值为核心，通过将客户价值、企业价值、社会价值三者的价值实现及其价值提升作为最终目标的一种创新性行为。程立茹[518]通过介绍价值创新和技术创新内涵以及两者的关系，分析从技术创新角度来实现企业的价值创新路径，作者指出企业价值创新的最终目的是满足目标客户的需求，企业通过不断改进改善其产品和服务，最大化提升客户的体验价值和企业自身价值，将企业与客户两者的价值结合在一起，实现双赢。

价值创新理论虽然产生于企业界，但对医疗健康业同样有着较大借鉴作用。Cotton[519]等通过医疗中的应用来说明价值创新，认为价值创新是促进全球外科护理发展的一个重要因素，正是因为部分国家医疗健康资源有限，促使少数国家对外科医疗护理技术进行了创新。同时，Cotton 对创新的根源及其创新成功案例进行了回顾，认为中低收入国家(low and middle income countries，LMICs)的外科创新已经取得了明显成效，而其成本只占高收入国家使用的一小部分，值得广泛地推广应用。Karami 和 Torabi[520]从医院价值创新的角度，认为医院作为富集高知识资本(Intellectual Capitals)的复杂组织，有效整合知识资本不仅可以提高医院的创新价值，也可以提高组织管理者自身能力，将医院转变为灵活型、学习型、创新型和智慧型的组织。Wright 等[521]提出，由于医疗保险、医疗补助和医疗管理机构的削减，医院面临着越来越大的成本压力，在这一严峻形势下，少数医院采取创新性的医疗管理模式来增加额外的非医疗收益。例如，一些医院通过销售零售产品来产生非医疗服务收入，调查结果显示，医院这一服务创新举措有效缓解了日益增长的成本压力。在当前我国医改大环境下，蒋海泥等[522]提出以"价值为导向"的医疗服务创新体系，作者详述了价值导向型医疗的定义及其实施要素，从理论角度阐述了价值创新在医疗管理中的重要性及必要性。

通过上述文献分析，可以看到企业界为了在竞争中立于不败之地，已经摒弃以企业为中心的传统僵化的战略思维，开始以顾客价值为导向，通过涵盖产品创新、流程创新、服务创新、商业模式创新、组织创新和管理创新等多种类型的全方位、系统性的创新实践，最大化地提升客户的体验价值、企业自身价值和社会价值。价值创造由传统的商品主导逻辑下的供方单独创造向以服务为主导逻辑的价值共创发展。当前，我国医疗健康资源管理模式遵循的是供方主导的传统价值链的线性思维和价值活动顺序分离的机械模式，忽视了需方在医疗健康管理的价值创造活动，造成了不同供方、机构方之间隔离和信息交流障碍，阻碍了支付方主动参与医疗健康管理，四方价值活动相互独立，无法形成合力，导致了医疗卫生服务供需矛盾尖锐，优质医疗资源供给严重不足。因此，应借鉴企业价值创新理论和实践，通过四方参与价值共创有效提高全社会医疗资源管理水平，不断提升医疗服务业服务效率，以全方位地满足人民群众日益增长的医疗卫生需求。大数据平台和技术为全社会资源管理价值创新的实现提供了可能和必要的技术保障。基于上述分析，本书接下来对大数据驱动的智慧医疗健康模式下的全社会医疗资源管理价值创新概念进行阐述。

7.1.2 智慧医疗健康模式下全社会资源管理价值创新概念及内涵

当前以物联网、移动互联网、大数据、云计算等新一代信息技术为支撑的智慧医疗方兴未艾。智慧医疗健康模式下全社会医疗健康资源管理实践与创新层出不穷，推动了全社会医疗健康资源管理价值的提升。同一般意义上的价值创新一样，智慧健康医疗模式下全社会医疗健康资源管理价值创新以"价值"和"创新"作为重点，关注医疗服务价值链。由于智慧健康医疗模式下，人们的医疗健康需求从医疗环节朝着上游的预防环节与下游的康复环节不断延展，并形成闭环，因此需要满足的"价值"有两大类：一是针对患者而言，其需求主要是方便快捷地以合理的费用支出得到有效救治和康复的服务；二是针对一般的个体而言，其需求主要是保持健康的身体并且预防疾病的产生，使其保持较好的生活质量。在此情况下，局限于供方(医疗机构)的医疗健康资源管理无法满足所有的需方需求，必须在全社会范围内，管理、调配影响居民健康的所有医疗健康资源，集需方、供方、支付方、机构方四方之力进行价值创新，方能满足需方需求，提升需方满意度。此处的"创新"则体现为智慧医疗健康模式对全社会医疗健康资源管理的深刻变革。这一变革的力度之大，已经创造出新的医疗健康市场模式如互联网医疗、移动医疗和利用可穿戴设备和物联网进行健康管理的新形式。这些新模式、新业务、新形式推动着传统医疗服务市场逐渐驶向蓝海[523]。在这一蓝海领域，价值创新已经不能简单地被认为是产品创新、技术创新、市场创新、资源配置创新或是组织创新中的一种，而是作为一种集成创新，通过战略集成、技术集成、知识集成、资源和能力集成、组织集成的方式为全社会医疗管理各方提供支持，并进一步通过优化医疗服务价值链实现价值的跃升。具体来说其价值创新内涵具有以下特点[524]。

全社会医疗健康资源管理价值创新不只是简单的服务创新。服务创新是指新的设想、新的技术手段转变成新的或者改进的服务方式，而价值创新的服务产品一般情况是原先就有的，只是它原先被更多地关注于某些性能，而忽略了其他的性能，在对服务产品的一些因素进行"增加—减少—剔除—创造"后，挖掘出更多消费者所需要的性能，从而增加消费者满意度。例如，在以往医疗服务提供过程中，医院、医生更多地关注于"病"，而忽略了"人"的因素。在服务过程中加入"人性化"的内涵，保护病人隐私，提高病人就医便利度，在不提高医疗技术的前提下，就能带来病人满意度的提升。

全社会医疗健康资源管理价值创新不只是简单的技术创新。技术创新包括开发新技术或者将已有的技术进行应用创新，但技术因素不是价值创新的必要因素，很多情况下，价值创新所运用的技术都是已存在很长时期的，因为新发现的客户需求而被用于实践。例如，糖尿病视网膜病变(DR)确诊技术存在已久，当病人出现视力下降而就医时这一技术虽能帮助确诊，但无助于扭转病程，但当其运用于以社区为核心的早期筛查时，就能帮助病人实现 DR 早期发现、早期治疗，有效防盲，为病人带来价值。

全社会医疗健康资源管理价值创新不只是简单的市场创新。市场创新是指企业从微观的角度促进市场构成的变动和市场机制的创造以及对新市场的开拓、占领，这里的市场往往被认为是有形的市场；而全社会医疗健康资源管理价值创新所开辟的市场是无形的市场，关键是对于行业中既有规则的重新定义或组合，而与进入市场的先后顺序无关。如包括了以互联网为载体和技术手段的健康教育、医疗信息查询、电子健康档案、疾病风险评估、在线疾病咨询、电子处方、远程会诊及远程治疗和康复等多种形式的健康医疗服务，重新定义了既有的医疗服务市场，带来这一市场的深刻变革。

全社会医疗健康资源管理价值创新不仅仅是资源配置创新。资源配置创新讲求的是对原材料或是中间产品的垄断，从而控制产品价值链的某个点，以达到垄断市场的目的；而全社会医疗健康资源管理价值创新不要求垄断市场，而是挖掘新的消费者需求，一般都是较容易获得的产品，这样也能获得低成本从而实现价值创新。例如农村县、乡、村三级医疗预防保健网，综合实施医疗、预防及保健等各项卫生工作措施，以较低的成本也能带来较大的卫生收益。

全社会医疗健康资源管理价值创新不仅仅是组织创新或制度创新。组织创新一般认为是组织内部结构或管理方式的重新组合，制度创新一般认为是较大范围内某种规则的制定，表现为某种制度或机制的形成，可以看出全社会医疗健康资源管理价值创新都不符合。全社会医疗健康资源管理价值创新的范围介于这两者之间，一方面它超越了医院内部的组织创新，另一方面又没有制度创新那么广泛。

当前，大数据技术日渐成熟，并被广泛应用于多个领域，例如，消费者决策行为偏好分析(京东、苏宁易购和阿里巴巴等网购平台)，金融风险预测(银行、信贷机构)，安防(对视频监控产生的海量数据处理分析)，能源的评估、探测及开发，等等。近年来，大数据技术正逐步渗透医疗相关领域，成为智慧健康医疗模式下全社会医疗健康资源管理价值创新的重要驱动手段。本书将大数据驱动的智慧健康医疗模式下全社会医疗健康资源管理价值创新定义为全社会医疗健康资源管理各方(包括需方、供方、支付方和机构方)在智慧医疗模式下，以满足患者和其他社会个体的医疗服务和健康服务需求为目的，依托大数据平台和技术，通过集服务创新、技术创新、市场创新、资源配置创新、组织和制度创新为一体的全方位创新形式，提供完全新型且优越的需方价值或使其需方价值得到重大飞跃，创造新的医疗健康市场，从而跳出传统的医疗健康模式。

　　当前国内外出现了诸多典型的大数据驱动的智慧医疗健康模式下全社会医疗健康资源管理的实践创新与应用。其中，国内典型代表有每天(上海)健康管理有限公司智慧医疗项目、天津肿瘤生物医疗大数据科研平台项目以及杭州市智慧医疗项目等。每天(上海)健康管理有限公司依据生命关怀健康管理数字信息系统打造了标准化、个性化、系统化的，面向企事业单位的健康管理服务平台。主要从家族遗传、行为方式、饮食习惯、职业环境等角度出发，获取全面健康信息，建立个性化系统健康档案；根据健康状况做出综合分级，形成评估方案，对潜伏的健康问题或危害健康的危险因素进行干预，帮助建立健康的生活方式和避免危险因素侵害；最后利用上海医疗健康资源大数据优化组合，根据需求分析选择适合的医院和专家，提供个性化的体检套餐和便捷的体检渠道，从而更简便更科学的达到健康管理效果。该项目是智慧医疗健康模式下医疗健康服务需求分析及个性化医疗决策的具体体现。天津肿瘤生物医疗大数据科研平台项目，通过对海量肿瘤样本数据分析研究，探索发现与中国人密切相关的肿瘤早期诊断的标志物，为肿瘤早期筛查、诊断和药物研发提供科学依据，为患者提供具有针对性的个性化诊疗服务。这是智慧医疗模式下基于全程疗效的供方个性化诊疗决策的具体实践。此外，杭州市推出的智慧医疗项目使杭州市属医院实现了电子病历系统与杭州市社区卫生信息系统的对接。同时，杭州市属医院之间、市属医院与下城区、余杭区之间的影像数据等实现共享，实施分级诊疗，以此整合了全社会医疗健康资源并实现医疗健康资源的优化配置。

　　而在国外，更是较早开始了大数据驱动的智慧医疗健康模式下全社会医疗健康资源管理的探索与实践。安大略理工大学的卡罗琳·麦格雷戈(Carolyn McGregor)博士团队通过监控心率、呼吸、体温、孕妇产检数据、电子病历等 16 类数据，在明显感染症状出现的 24 小时之前，可监测到早产儿细微的身体变化所发出的感染信号，及早预测早产儿的病情，提高新生儿的出生率。这是智慧医疗健康模式下医疗健康服务需求分析的具体体现。印度 Qure.ai 公司是一家用深度学习来读取医学影像的公司，公司拥有庞大的 CT 扫描数据库和核磁共振成像数据库，并依靠这些数据来训练其算法，进而推荐个性化治疗方案。再如，美国的 Celmatix 是一家个性化医学公司，旨在利用大数据和预测分析，帮助那些有着生育困难的女性做出明智的决定。公司通过大数据和科学技术个性化计算分析每一位用户的生育能力，以及帮助她们决定使用哪一种治疗方案。因此，实践表明，基于大数据驱动的智慧医疗健康模式下全社会医疗健康资源管理正改变着传统医疗健康资源管理方式，有助于提高全社会医疗健康资源的利用水平。

7.1.3　智慧医疗健康模式下全社会资源管理价值创新特点

从上面的分析可以看出全社会医疗健康资源管理价值管理创新具有以下特点。

1.以健康需求为中心

全社会医疗健康资源管理价值管理创新以人为本，以健康为中心，以生命为主线，关注社会全体成员从出生到死亡整个过程的健康需求，旨在调动医疗健康各相关方积极性，有效配置各方资源，以最有效率方式为全人群提供主动的、精准的、个性化的医疗、预防、保健、康复、健康教育服务等，以维持个人健康状态，而不仅仅局限于患者医疗需求的被动满足，不仅仅拘泥于某一方运营效率的个别提升。

目前，以"健康需求"而非"医疗需求"为中心的"智慧医疗"已经渗透普通人群的日常生活中，医疗机构专业化的健康管理服务给需方带来极大价值提升。大连大学附属中山医院的"智慧医疗"健康管理服务平台通过健康管理平台以及四种媒介(网络、平板电脑、手机、可视电话)，完成患者和医生即时互动和对远程医疗的监控管理。在云计算、物流网等技术的支持下，这一平台可以通过客户服务中心对会员实现闭环管理，完成对健康人群的科学指导，对亚健康人群的保健与调治，对疾病人群的治疗，对急危病人的急救，对康复人群以及慢性病人群的术后指导、随诊随访、饮食与用药指导等。以高血压患者为例，当患者在家中用血压计测量血压后，数据通过无线传输即刻自动显示在医院监控系统的屏幕上，同时也记录到患者的健康档案中。如果血压在平稳之后，突然上升，监控中心的医生会立即提醒患者注意情绪起伏并指导配合使用药调节。如果血压峰值太高，医生会及时提醒患者警惕出现脑出血，有效控制病情发作；如做完心脏支架出院的冠心病患者，健康管理中心可通过在患者家中安装的设备，完成对患者血脂、血压、心脏情况的实时监控并定时指导用药。

2.以多学科技术创新为基础

现代通信与信息技术、计算机网络技术、行业技术、智能控制技术的变革及其与生命科学技术、现代科学管理技术等学科相互促进、相互结合所带来的技术创新推动着智慧医疗健康模式的形成，为全社会医疗健康资源管理其他方面的创新实现提供了可能。如 RFID 技术、定位技术、体征感知技术、视频识别技术等智能感知类技术支持从医院和用户家中各系统的传感器中获取智慧医疗相关数据，实现了医疗数据准确采集、检测、识别、控制和定位为基于大数据的健康管理提供了条件，为医疗数据分析挖掘提供了来源；再如信息互通类技术(如上下文感知中间件技术、电磁干扰技术、高能效传输技术等)实现了用户与医疗机构、服务机构之间健康信息网络协作，为分级诊疗提供了物质保障；而"互联网+"的应用则在一定程度上将医生多点执业、电子处方、电子健康档案等逐步落地，实现了医疗健康资源的跨时空调度，深刻影响着医疗行业的内延和外涵。

3.全社会范围内的集成创新

全社会医疗健康资源管理的价值创新不仅仅是指供方(医疗机构)的战略创新和运营

创新，支付方(医保机构)数据驱动的合理起付标准和支付标准的制定、支付方式的创新及支付流程的优化，医疗机构之间的协作方式创新(机构方)，它还包括供方、支付方和机构方的联动机制创新，以及借助可穿戴设备、大数据平台等高新技术实现的包括需方在内的四方协同创新，甚至包括影响人们身体健康的环境以及其他影响因素的管理所带来的价值创新，是一种全社会范围内的集成创新。

全社会医疗健康资源管理系统是一个庞大的系统。系统论鼻祖贝塔朗菲强调，任何系统都是一个有机的整体，它不是各个部分的机械组合或简单相加，系统的整体功能是各要素在孤立状态下所没有的性质。因此，局部最优并不等同于系统最优，系统整体功能还取决于系统要素的组合方式。智慧医疗健康模式为全社会医疗健康资源管理系统实现最优提供了技术手段，通过在全社会范围内重构系统各要素及要素内部各组成部分的相互关系实现价值的提升。以"智慧医疗"浙江模式为例[525]，这一模式利用现代化信息技术打造了一个数字卫生系统，包括居民电子健康档案和电子病历，交互式数据中心，城乡社区与医院双向转诊、远程诊疗、教育和健康咨询，实现了数字化医疗卫生资源共享、数字化医疗服务、数字化城乡社区卫生服务、数字化公共卫生服务和保障，从而有效地提升疾病预防控制和快速公共卫生应急处置能力，提高医疗服务质量，改善服务可及性。项目推广三年来，带来需方价值极大提升，危重病人平均死亡率下降 11.6%。医疗纠纷减少 28.57%。患者在县级医院就可享受省级医院专家的服务，基层危重患者远程会诊后平均住院费用下降 12.5%，还节省了交通、住宿、陪护等费用。

7.2　智慧医疗健康全社会资源管理价值创新机制

全社会医疗健康资源管理价值创新活动是一个有机过程，这个过程的有效运行需要依靠一定的机制来支持和推动，这种机制就是价值创新机制。只有在正确有效的创新机制的支持和推动下，价值创新活动才能真正得以不断循环、持续发展。全社会医疗健康资源管理价值创新机制可分为动力机制和运行机制，此两者的完善是保证管理价值创新顺利进行的关键所在。

7.2.1　动力机制

1.需求拉动

随着人口老龄化加剧，旺盛的医疗需求与优质医疗健康资源相对短缺的矛盾日益凸显，医疗服务系统医患矛盾日益突出，存在着挂号、候诊、收费队伍长，看病时间短的"三长一短"问题，对增加医疗健康资源投入、提高医疗健康资源利用率提出了量的需求。另外，随着科技的发展，人们生活水平提高和健康观念的转变，人们的医疗需求在质上提升，出现了对使用以便捷化、低成本化、移动化为特征的物联网健康终端产品用于健康管理尤其是慢性病管理的新需求。

2.技术推动

"互联网+智慧医疗"凝聚了信息化技术与医药科学的新成果，正在成为创新驱动卫生与健康事业发展的先导力量。依托互联网、云计算、大数据的新型健康服务模式已现端倪，并将为健康事业与健康产业发展插上信息化的"翅膀"。

目前"互联网+智慧医疗"已在五大领域取得积极成效。在公共卫生领域，中国已建成全球最大的传染病疫情和突发公共卫生事件网络直报系统，疫情信息从基层发现到国家疾控中心接报，时间从 5 天缩短为现在的 4 小时。在医疗服务领域，绝大多数三级医院实现了院内电子病历共享，2000 多家医疗机构开展了远程诊疗，区域影像诊断、标本检验、心电诊断、远程病历诊断服务得到广泛应用。在健康管理领域，目前全国所有省份都建立了人口信息健康管理系统，发放了一亿多张居民健康卡，发布了 22 项信息化的行业标准，正在努力实现居民健康信息跨机构、跨区域、跨业务的互联互通。在综合监管领域，国家和省级的药品、招标、采购信息平台已全部联通运行，基本医保全国联网和跨省结算正加快推进。医疗卫生机构和医师、护士注册的电子证照已启动试点，不同程度实现了区域内医疗卫生综合监管信息共享。在健康产业领域，大力推进健康医疗大数据的应用发展。在两省四市(江苏的南京、常州，福建的福州、厦门)启动了健康医疗大数据中心及产业园建设国家试点工程，探索催生更多健康的新业态、新模式。

3.利益驱动

对全社会来说，医疗健康资源管理价值创新可通过价值创造、成本控制带来社会效益的极大提升。以 2015 年世界医疗创新大会公布的重大创新为例，在全社会医疗健康资源管理价值创新模式下，预防公共流行病的新疫苗从实验室到临床试验以前所未有的速度实现；基于基因组学的临床试验，缩短了招收患者的时间，增加了患者受益于临床治疗的机会；通过蛋白质生物标志物分析，增加了癌症筛查的诊断精度；可自由操控的人造肢体为截肢者和瘫痪人的带来福音，为社会带来革命性的改变；穿戴智能装置收集的监测数据实现了无缝远程监控，将直接惠及数百万患者。全社会医疗健康资源管理价值创新也带来了健康费用的极大节约。如麦肯锡研究报告指出，互联网和移动技术的应用每年将为中国节约 1100 亿～6100 亿元健康费用支出。远程监测能显著降低患者前往医院、急诊室看病的频率以及入住疗养院的比例，更多患者在家就能实现监控、诊断、治疗、保健的目的，这是远程医疗节省卫生费用的主要来源。经测算，以糖尿病为例，在美国，每年远程监测可以节约 15%的开支。

对涉足医疗健康资源管理价值创新的参与者来说，医疗健康这一传统行业的变革，蕴含着巨大的商业利益。在线医疗行业迅速壮大。从国家卫健委提供的数据来看，我国医疗大数据应用市场规模从 2014 年的 6.06 亿元、2015 年的 8.44 亿元、2016 年的 13.67 亿元猛增到 2017 年的 41.15 亿元，增长率超过 200%。未来我国健康医疗大数据市场规模依旧保持高速增长，到 2024 年，有望达到 482.8 亿元。

7.2.2　运行机制

需求拉动、技术推动、利益驱动的三驾马车带来了全社会医疗健康资源管理机制创新的强劲动力,然而如何对这股"洪荒之力"进行合理引导,建立长效健康的运行机制,有赖于政府发挥主导作用。这是由智慧医疗模式下医疗行业的公益性和高技术性所决定的。

医疗行业具有公益性。医疗卫生的特殊性所带来的市场失灵,需要政府来矫正失灵的问题。政府主导的体制可以进行资源的规划,将有限的资源投入到公共卫生、预防和基本医疗服务,从制高点上控制医疗服务、药品和医疗器材的价格,克服市场配置资源的缺陷。我国过去的经验以及世界各国发展的趋势证明,由政府主导的机制比由市场主导的机制在效率和公平的选择方面更有效。

由图7-1所示,政府主导的运行机制协调着全社会医疗健康资源管理的各方协同发展,共同投入,确保了价值创造体系的持续稳定运行;而包括了需求拉动、技术推动、利益驱动的动力机制则推动着价值创造体系闭环从一个层次提升到更高的层次。两者交互作用、互为因果、相互统一:没有良好的运行机制,动力机制缺乏基本前提,犹如无源之水、无本之木;没有良好的动力机制,运行机制缺乏持续动力,犹如一潭死水、停滞不前。两者都共同统一于全社会医疗健康资源管理价值创新的系统中,缺一不可。

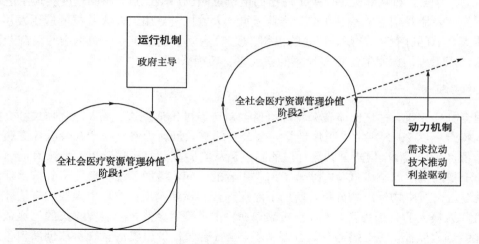

图 7-1   智慧医疗健康模式下全社会医疗健康资源管理价值创新机制模型

7.3   智慧医疗健康全社会资源管理价值创新来源与路径

智慧医疗健康模式下,需方、供方、支付方、机构方均为全社会医疗健康资源管理的创新来源,现在大数据背景下,分别从这四个方面及基于这四方的协同体系角度探讨如何进行价值创新。

7.3.1   基于需方的价值创新来源与路径

美国心脏协会曾有一个生动的比喻:如今的医生都聚集在一条泛滥成灾的河流下游,拿着大量经费研究打捞落水者的先进工具,同时苦练打捞落水者的本领。结果,事与愿违,一大半落水者都死了,被打捞上来的也是奄奄一息。更糟糕的是,落水者与日俱增,越捞越多。医疗消费具有无限趋高性，再多的财富也会被这个"无底洞"吞噬干净。最有效率的满足需方健康需求的方式就是通过预防和保健，保持身心健康，以减少医疗需求。换句话说，将医疗需求转化为健康需求是全社会医疗健康资源管理价值创新的重要来源。

世界卫生组织经研究发现：影响个人健康和寿命的四大因素中，行为与生活方式因素占 60%，环境因素占 17%，生物学因素占 15%，卫生服务因素占 8%[526]。除卫生服务因素涉及供方外，其他三者均为影响需方健康需求的重要因素。因此需方的价值创新来源主要有以下三个方面：一是考虑行为与生活方式因素对健康的影响，注重疾病的预防和健康管理，以减少对医疗服务的需求，从而减少医疗支出，带来价值。ZareMehrjerdi[527]用系统动力学的方法研究体重、饮食习惯、运动、肥胖、药物治疗、健康问题与医疗开支的关系，从系统思维的角度去考虑微观因素对整个社会医疗支出的影响，证实了对个体影响健康因素的行为约束可以大幅度控制医疗健康成本。二是考虑环境因素对健康的影响，通过对环境因素的预测与管控，提高人群健康水平。如 Grossman 在 1972 年就开创了健康生产函数理论[162]。在生命周期中，除年龄外，环境污染是影响健康折旧率的重要因素，环境污染严重地区的居民普遍面临着健康存量加速折旧的冲击。环境的健康效应评估还被许多经济学家用来测算环境价值，为环境健康经济政策制定提供经验依据。如 Ebenstein[528]以中国流域污染与消化道癌症关系为背景，在控制相关变量后发现，水体质量每下降 1%，消化道癌症发生率则提高 9.7%，如果将排污费比率提高一倍，每年将挽救大约 1.7 万个生命，但是需在污水治理上额外增加 5 亿美元花费。这意味着，单纯通过提高环境标准来规避健康风险可能面临着较高的经济成本。北京奥运会前在交通运输以及相关产业开展的环境规制同样在短期产生了较好的环境效益和健康效应，政策实施后，奥运会期间 $PM_{2.5}$ 平均值下降了 32.1 μg/m³，PM_{10} 平均值下降了 46%，与 PM_{10} 相关的死亡数减少了 40 人，至少有570 名儿童因此避免了患哮喘病的风险，健康医疗成本也降低了 38%[529]。利用大数据技术持续整合环境检测和公共卫生数据，集成整合健康相关数据，可以提高疾病预报和预警能力，提高危机探测能力，提高药物临床试验、医疗保险赔付精算的针对性，提高医疗机构的运营、效率、质控、安全、成本等多个指标体系的监管能力等，这些都为多维度多途径的价值创新提供了来源。三是考虑生物学因素对健康的影响，通过基因组、蛋白质组等组学技术和医学前沿技术，对大样本人群与特定疾病类型进行生物标记物的分析与鉴定、验证与应用，从而精确寻找到疾病的原因和治疗的靶点，并对一种疾病不同状态和过程进行精确分类，最终实现对于疾病和特定患者进行个性化精准治疗的目的，从而提高疾病诊治与预防的效益。此外，对于存量健康需求，还可以通过大数据技术识别个体对医疗服务的过度需求，从而对需方就医行为进行有效管理，引导有限的医疗健康资源有效地使用在合理的需求上。

大数据技术为基于需方的价值创新来源提供了实现的路径，具体来说有以下四条。

1. 干预影响健康的行为与生活方式——基于智慧医疗和大数据技术的健康管理

健康管理是 20 世纪 50 年代末最先在美国提出的概念（managed care），是指对个体和群体的健康状态进行全面的调查、分析、评估、检测、预测，并对健康危险因素采取干预措施，以减少或消除危险因素，保证良好的健康状态的过程，其核心内容在于医疗保险机构通过对其客户(包括疾病患者或高危人群)开展系统的健康管理,有效控制疾病的发生或发展,显著降低出险概率和实际医疗支出,从而减少医疗保险赔付损失[530]。随着经济的快速发展,人们的健康保健意识不断提升,有效的预防疾病,使疾病得到及时的诊断治疗,实现病后的康复等一系列的问题越来越受到人们的重视,而所有的这些都离不开健康管理[531]。

大数据技术在健康管理中的应用有以下方面[532]:通过大数据技术搭建健康管理系统,连续观测人的健康状态,获取一致性好、连续性强的健康信息,便于健康分析人员有效分析和监测个人健康状况,以便被监测者在身体处于非健康状态时得到及时的干预,从而实现对个人健康全生命周期的管理,如 Google Health、微软的 Health Vault 等平台。利用可穿戴式设备实现跨地域、大人群身体异常实时发现。通过体征数据(如心率、脉率、呼吸频率、体温、热消耗量、血压、血糖和血氧、激素和 BMI 指数、体脂含量)检测来帮助用户管理重要的生理活动。

2.干预影响健康的环境因素——基于大数据的环境健康预报预警

环境与我们的健康息息相关,有些疾病与环境存在着紧密的关系,诸如慢性呼吸系统疾病与空气环境指标之间就存在着紧密联系。世界卫生组织提出的影响个人健康和寿命的四大因素中,环境因素仅次于行为与生活方式因素,居于第二位。因此通过对环境指标的管控,我们可以降低环境相关疾病的发病率,从而减少医疗需求。例如,我们可将医疗大数据与相应的环境指标结合分析,及时发现潜在患者,对他们进行诊断治疗,实现基于环境的健康预报预警,缓解医疗健康资源紧张状况,使医疗健康资源得到更有效的利用。

目前,国内已经有许多医疗机构、环境卫生部门以及研究学者(如毕晓萍[533],王天宇[534],岑世宏[535]等)进行这方面的研究,通过对环境指标的预报,达到让患者提前预防疾病的目的。为了更好地帮助我国研究者进行研究,我们可以从以下几个方面入手。

(1)建立开展环境与健康相关工作的协调机构和协作机制。目前,我国环保部门侧重于污染物对人体健康影响的暴露评价、风险评估以及污染物治理;而卫生部门侧重于对环境疾病的预防、控制。我们可以将两者结合起来,建立环境与健康协调机构或协作机制,帮助更好地解决出现的问题。

(2)构建国家级公益性环境与健康基础数据库。对环境与健康方面的研究要求研究人员对我国当前环境与健康两方面的资料都有充分的了解。构建国家级、跨部门公益性环境与健康专门基础数据库,能够帮助科研人员更加方便地获得所需的翔实资料,这对提高我国环境与健康的科研水平大有裨益。

(3)加大国家环境与健康科研基金支持力度。环境与健康工作属于公益性的范畴,因此各种基金尤其是国家财政应对此给予重点支持,如设立环境与健康专项资金等。

(4)加强国际合作。环境健康工作涉及区域广、影响范围大,仅靠我们国家是比较困难的。而发达国家在环境与健康领域的科研和管理方面已经进行了长期探索,拥有丰富的经验。因此,为推动环境与健康工作的前进[536],我们必须加强国际合作。

(5)开展环境气象影响评估及环境气象健康风险预警。面向生态城市的建设发展需求,建立环境气象观测、预报预警、影响评估有机衔接的环境气象业务服务体系，提高雾、霾、沙尘天气监测预报预警水平，开展环境气象影响评估及环境气象健康风险预警。这样通过对环境的预测预警，进而达到对患者病情的预报预警，合理配置医疗健康资源，达到全社会医疗健康资源管理价值提升的目的。

3.干预影响健康的生物学因素——基于大数据的个性化医疗

从长远角度看，个性化医疗通过预测潜在疾病的风险，预防特定疾病的发生，通过更精确的诊断，提供更有效、更有针对性的治疗，从而达到降低治疗成本的目的。个性化医疗的实现依赖于基因检测技术、实时监控健康检测技术的发展，更依赖于大数据技术对每个人独特信息(包括临床数据、社会因素数据、环境数据与遗传和分子学研究数据等)的搜集、融合和分析[532]。

4.管理存量医疗需求——基于大数据的过度需求识别与管控

管理需方就医需求的前提是对医疗健康资源过度使用患者、高花费患者进行识别及约束。医疗健康资源是有限的，要实现医疗健康资源的均衡、公平分配，其中重要的一点就是有效预防医疗健康资源的过度使用，要做到这一点，我们可以对医疗社保数据以及患者的住院门诊数据进行数据分析，预测患者的医疗花费进而对其针对性地进行医疗费用控制，这一点在第5章案例分析中有详细的介绍。

7.3.2　基于供方的价值创新来源与路径

作为世界卫生组织提出的影响个人健康和寿命的四大因素之一的卫生服务因素，供方以其专业性成为满足患者医疗需求的主力军，也是狭义医疗健康价值创新的主体。供方价值创新来源于基于蓝海战略理论的战略创新以及基于价值链理论的运营创新，其结果通过供方医疗服务产品价值提升最终实现全社会医疗健康资源价值提升。供方价值创新与供方医疗服务产品价值提升关系，如图7-2所示。

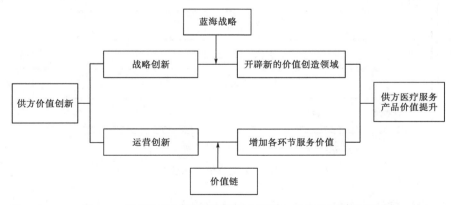

图7-2　供方价值创新与供方医疗服务产品价值提升关系

1.通过战略创新实现价值创新

"十三五"规划以来,医院经历了高速发展阶段,医院数量不断增加,医院之间的竞争加剧,要想使医院避开现有领域的过度竞争,必须要本着不断创新的精神,跳出激烈竞争的红海,实行医院战略创新。通过重新审视医院与需方、支付方、机构方、供应商、其他医疗等外部相关利益方及医务人员、内部管理者等内部利益方的相互关系,构建以医院为中心的多方共赢的和谐关系,实现全社会医疗健康资源价值提升。具体来说,医院战略创新在战术层面有以下表现形式,一是利用信息技术改造医疗服务提供方式。如随着信息技术的发展,出现了互联网医院、移动医院等患者参与新形式。这些形式的医疗服务突破了时空的限制,使优质医疗健康资源以更有效率的方式服务于更多的患者,在扩大医院影响力、辐射力,提升医院核心竞争力的同时,也为患者创造了价值。二是改变人员雇佣方式及配置方式。建立以任务为导向的人员雇佣方式,将医务人员的医疗技能和培训要求与当前需要完成的任务紧密联系在一起,从而降低医务人员劳动力成本,简单地说就是能让护工做的事情,不要让护士来做。实行一体化的医护人员配置方式,让医生和护士形成相对固定的诊疗团队,以医护小组的形式为病人提供治疗、护理、康复一体化的责任制整体医疗护理服务。战略创新的另一个表现形式是医疗服务产品的创新。例如推行日间手术,以更好体现医生技术价值、减轻患者负担、节约医保资金、减少医院耗损、提高医疗效率,以实现多赢。

2.通过运营创新实现价值创新

医院作为服务行业,其服务的目的是治疗疾病、产出健康,其价值主要体现在医学知识的拥有和使用以及社会、病人对医院医疗服务的认可上。医院价值链,即医院运营的各种作业的集合,包括基本作业和辅助作业。根据波特的价值链理论,结合医院服务特点,构建单体医院价值构成图,如图 7-3 所示。

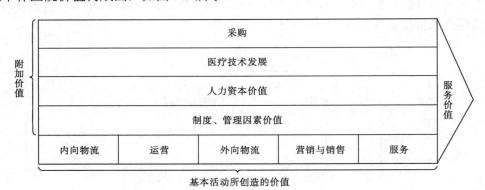

图 7-3　医院价值链构成图

其中,内向物流是指科学地管理药品和器械并将其及时运送至各部门和科室;运营是指利用各种资源为患者提供诊疗救护;外向物流即提供合理的交通、运输方式,便于患者到医院就诊;营销与销售服务主要指延续性服务,如传统的随访工作。

由图 7-3 可见，医疗服务产品所包含的价值可分解为基本价值，包括病人利用外向物流所提供的合理的交通、运输方式，到院后接受医院运营管理所提供的便捷、高效、安全、有效的医疗服务，获取内向物流所提供的及时、有效、安全、经济的药品和医疗器械，并在离院后定期接受随访；附加价值包括医院各种物资采购所创造的价值，医疗技术发展，人力资本价值，医院制度、管理行为产生的价值。基本价值和附加价值构成了医院医疗服务总价值。通过将医疗服务价值进行内部分解，找到医疗服务产品的关键价值点，明确医院服务价值产生路径。在此分析基础上，根据价值链理论，从不同价值生产环节推行不断创新，就能实现医院服务价值创新和提升。可从以下五个方面入手：①合理分配医疗健康资源；②提供医疗服务分级引导；③提高医疗服务质量；④保障医疗服务安全；⑤完成高效管理。在智慧医疗健康模式下，以上五个方面均以管理、医疗数据的大量收集、安全储存、高效处理、合理提取和有效交换为前提。因此应利用计算机网络、数据库、设备互联标注化、信息标注化、数据实时统计分析处理、图像数据处理等多项高新技术手段，建立一个准确、规范、实用、先进、安全可靠、灵活方便的医院信息系统(HIS)，把医院的各种信息流有机地组合成一个高度共享的信息系统网络，使医院众多的部门、科室、各社区医疗点甚至病人可以在各自的权限范围内取得需要的信息，或输入必要的信息，实现信息的实时交流。同时，系统应方便医院采集、检索其他医疗机构的卫生医疗信息，方便加入国家卫生区域性网络建设，充分共享全社会的医疗健康资源。这一系统覆盖经济管理子系统，包括门诊挂号/划价收费、门诊中/西药房管理、病区药房管理、病区护士工作站、住院结算管理模块；药品管理子系统，提供准确库存、药品效期及价格管理；临床诊疗子系统，包括门诊医生工作站、门诊医技管理、急诊留观管理、住院医生工作站、手术麻醉管理、临床检验系统(LIS)、放射科管理系统(RIS)、电子病历系统(EPR)、医学影像存储与传输系统(PACS)模块；综合管理与统计分析子系统，包括人事工资管理、医务管理、科技管理、护理部管理、病案管理、综合统计管理、病人咨询服务、全院综合查询、全院经济核算模块；同时还应留有外接接口方便对外数据的传输和交换，主要包括医疗保险接口、社区卫生服务接口、财务接口、远程医疗接口等。

7.3.3　基于支付方的价值创新来源与路径

基于支付方，通过提升第三方支付机构的管理水平以及相应的医疗保障政策的有效性，尽可能规避由于医、患、保三方的委托代理关系所带来的委托代理人问题，从而有效避免医疗健康资源特别是财力资源的浪费，以实现价值创新。

智慧医疗健康模式下，医保创新路径有三：一是利用大数据技术，在深入挖掘需方医疗需求的基础上，制定科学的起付标准和支付范围，增强被保人的费用意识，对门诊挤住院、小病大养等浪费医疗费用的行为从经济上进行约束，同时通过差别化的起付标准和支付范围，引导病人分级诊疗，以实现医疗健康资源的合理利用；二是医保支付方式创新，如在强大的信息平台的支撑下(这一信息平台从底层就直接支持 HL7、IHE、ICD-9/10 和DRGs 编码规范，实现 HIS、EMR、LIS、PACS/RIS、ERP 等各个信息系统的互联互通和数据共享，以及支持医院从医疗、管理、人力资源到后勤保障的全流程、全环节的成本元素采集），在大数据驱动下，实现按疾病诊断相关分组预定额付费制（DRG-PPS），约束医疗机构诊疗行为，实现有效地控费和降费；三是在信息技术的支持下，通过微信医保结算等方式，实现医保付费流程优化，提高患者就医体验和医保支付效率。

7.3.4　基于机构方的价值创新来源与路径

基于机构方，站在全社会角度，优化整个医疗健康产业价值链（图7-4）。由图7-4可见，就单体医疗机构而言，检查、诊断和治疗环节是价值的主要来源，但这三个环节与上游的健康教育、疾病预防与筛查等公共卫生服务及下游的预后、康复、保障等服务存在关联。因此从全社会的角度来看，要实现医疗健康价值的最大化，不能片面追求个别环节活动的优化，而应该通过对医疗健康产业价值链各个环节的协调和创新，提升整个医疗健康产业价值。换一句话说，全社会医疗健康资源创新应从医院价值链创新升级为医疗产业价值群创新。当前医改实践中，分级诊疗是全社会医疗健康资源创新的重要尝试。

患者/消费者				医院内部			医生				
教育	预防	筛查	体检监控	检查	诊断	治疗	预防	康复	转归	更好	保障
医患 医医 患患 家庭	环境 生态 饮食 运动 心理 免疫	基因 血红蛋白 原位癌	体格 影响 物理 试验 心理 生化	症状 影响 物理 试验 基因	疾病诊断 病因诊断 检查诊断 定位诊断 试验诊断 鉴别诊断	用药 手术 理疗	痊愈 进展 恶化 恶病质 扩散 转移	理疗 随访 运动 预防	疗养 宁养 残疾 死亡	美容 健康 心理 养老	保险 救援

图 7-4　医疗健康产业价值链

分级诊疗，就是按照疾病的轻、重、缓、急及治疗的难易程度进行分级，不同级别的医疗机构承担不同疾病的治疗，各有所长，逐步实现专业化。将大中型医院承担的一般门诊、康复和护理等分流到基层医疗机构，形成"健康进家庭、小病在基层、大病到医院、康复回基层"的新格局。大医院由此可"减负"，没有简单病例的重复，可将主要精力放在疑难危重疾病方面，有利于医学水平的进步。基层医疗机构可获得大量常见病、多发病人，大量的病例也有利于基层医疗机构水平的提高，从而更好地为人们的健康服务，步入良性循环。

在智慧医疗健康模式下，分级诊疗与信息新技术相结合，形成了智慧医疗分级诊疗新模式[537]。这一模式以大数据技术为基础，以全科医生辅助决策系统为支持，结合大数据分析、远程大数据分析、远程医疗和可穿戴设备监测，打通"院前预防""院内临床路径"与"社区康复路径"，从根本上实现了"以患者为中心"的社区、医院间互联互通，形成医患主动参与疾病诊疗与健康管理的全社会医疗健康资源价值新格局。从价值链层面来看，这一模式通过深层次的顾客（需方）参与价值形成及价值链优化与整合实现价值创新，具有以下特点。

一是变革了以往以医院为主体的碎片化、割裂化的医疗健康资源管理方式，提倡以患者、社区为主体，从全社会的视角对健康资源进行管理，将预防、诊治、康复、养老融为一体,通过为公众(而不仅仅是患者)提供连续的、整合的、一致的、高效的医疗健康服务,实现医疗健康资源管理价值的提升。

二是具有分级诊疗和协同诊疗的特性。智慧医疗为分级诊疗提供了充分的技术辅助,而诊疗分级不是基于差异化的服务质量,而是基于互补性的服务功能与范围的定位,其目的是为了协同互动。

由于医疗行业具有高技术性,尤其是智慧医疗属于新兴行业,所涉及技术和研发成本偏高,单个医院或医疗健康企业进行创新风险极高,需要政府在平台建设与制度建设方面给予必要的政策支持,以协调各环节协同发展,共同投入,从而带动整个医疗健康产业链健康运行。

1.平台建设——医疗大数据的发展和规范

首先,按照安全为先、保护隐私的原则,优先整合利用现有资源,建设互联互通的国家、省、市、县四级人口健康信息平台,实现部门、区域、行业间数据开放融合、共建共享。其次,集成医学大数据资源,构建临床决策、疾病诊断、药物研发等支持系统,拓展公共卫生监测评估、传染病疫情预警等应用。重点推进网上预约分诊、检查检验结果共享互认、医保联网异地结算等便民惠民应用,发展远程医疗和智能化健康医疗设备。最后,制定完善法律法规和标准,建立健康档案等基础数据库,规范居民健康信息服务管理,严格健康医疗大数据应用准入,建设实名认证等控制系统,保护个人隐私和信息安全。

2.制度建设——分级诊疗体系的建设

一是以强基层为重点完善分级诊疗服务体系;二是通过建立基层签约服务制度、推进医保支付制度改革、健全医疗服务价格形成机制、建立完善利益分配机制、构建医疗卫生机构分工协作机制等措施建立健全分级诊疗保障机制;三是推进双向转诊规范开展。

综上所述,基于需方、供方、支付方和机构方四方的价值创新来源与路径以及具体实现形式见表 7-1。

表 7-1　智慧医疗健康模式下全社会医疗健康资源管理价值创新来源、路径及具体实现形式

价值创新来源	价值创新路径	具体实现形式
需方	干预影响健康的行为与生活方式因素	基于智慧医疗和大数据技术的健康管理
	干预影响健康的环境因素	基于大数据的环境健康预报预警
	关注影响健康的生物学因素	基于大数据的个性化医疗
	管理存量医疗需求	基于大数据的过度需求识别与管控
供方	战略创新	利用信息技术改造医疗服务提供方式
		改变人员雇佣方式及配置方式
		医疗服务产品的创新
	运营创新	合理分配医疗健康资源
		提供医疗服务分级引导
		提高医疗服务质量
		保障医疗服务安全
		完成高效管理

续表

价值创新来源	价值创新路径	具体实现形式
支付方	提升第三方支付机构的管理水平以及相应的医疗保障政策的有效性	利用大数据技术制定科学的起付标准和支付范围 信息平台支撑的医保支付方式创新 信息技术支持的医保付费流程优化
机构方	分级诊疗	平台建设——医疗大数据的发展和规范 制度建设——分级诊疗体系的建设

7.3.5 基于四方的价值创新体系——智慧医疗健康模式下分级诊疗协同体系

卫计委卫生发展研究中心主办的 2014 年中国健康梦医药创新研讨会上，卫计委专家提出了建立智慧分级诊疗模式的构想，其结构图如图 7-5 所示。诚然，智慧分级诊疗协同体系尚未在我国全面建立，但是这一体系涵盖了智慧医疗健康模式下全社会医疗健康资源创新的需方、供方、支付方、机构方四方价值创新的重要路径，体现了以医疗健康需求为中心的思想，有利于医疗健康系统的有效性和可及性的提高。因此，这一体系可作为医疗体制改革的发展方向及全社会医疗健康资源创新的努力方向。

这一模式将防病治病的前线前移，一方面将需求方健康管理提升到与供给方所提供的医疗服务同等的地位，强调社区医疗、基层医疗，促进预防与治疗趋向融合；另一方面，以人为本、以患者为中心，将信息技术融入预防、治疗、康复、养老的每个细节，实现四方协同互动，从而保证了全社会医疗健康资源利用效率最大化。智慧分级诊疗协同体系运行路径有以下四点（见图 7-5）。

(1)社区健康管理路径。包括日常居家健康管理和社区疾病诊疗。日常居家健康管理以居民健康档案为中心，以家庭医生签约服务为主要方式，以可穿戴设备为基础，智能、实时、动态、全程监测，对异常指标预警，降低突发疾病风险，提供医生咨询、智能用药提醒、个性化资讯推送及病友交互等功能，实现个性化的健康管理服务。当居民自觉健康异常或自动健康预警平台报警时进入社区疾病诊疗路径，居民自行预约就诊，全科医生借力智能评估诊断辅助系统、中心医院专家远程辅助，确定疾病类型（大病、小病）及预诊方案，"小病"回到健康管理路径，而"大病"则进入医院临床管理路径。在社区，还借鉴美国"全面的老年人服务项目"（Program of all-inclusive Care for Elderly，PACE）模式，结合中国国情进行改进，对老年人和慢性病人群提供疾病预防、饮食监测、康复治疗等综合管理。

(2)医院临床管理路径，即前述路径的"大病"患者进入中心医院进行治疗。由于该路径以社区健康管理路径所建立的健康档案、长期的日常健康指标为前提，并在就诊前已经完成了基本检查和病情评估，中心医院可有效地缩小疾病范围，明确检查项目，从而制订更为精准的、个性化的治疗方案。

(3)远程双向协同路径。它以平台协同为核心，链接社区医院与中心医院，通过患者健康档案与医院电子病历互联互通与协同作业，实现分级诊疗的双向协同管理。

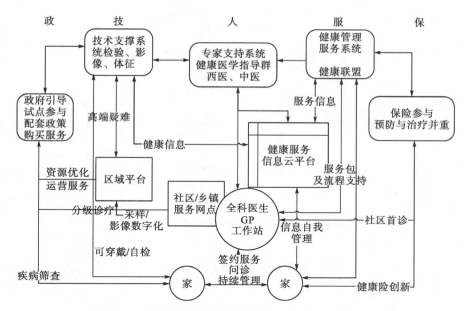

图 7-5　智慧分级诊疗协同体系（GTPSI 模式）结构图

（4）信息技术创新下的双向转诊路径。依托信息新技术建立双向转诊平台，完善基层医疗服务体系，社区医院与大医院各司其职，最大限度利用好有限的医疗健康资源。为实现这一路径有四个要点：①建立和完善网络信息平台，统一规范的电子病历格式，提高社区医生掌握信息技术水平，是确保"双向转诊"医疗服务渠道的关键。②针对常见病种（手术）制定医疗康复双向转诊标准，并以此为基础，构建依托信息新技术的双向转诊规范平台，逐渐将更多的病种纳入双向转诊范围。③利用转诊平台软件提醒与监督功能，畅通病人下转通道——通过信息新技术构建的双向转诊平台，以病人电子病历和病人实时监测结果为基础，当系统检测到病人的转诊指标后，通过软件提示医生与患者，同时监督大医院是否将达标的病人下转，以实现"转诊"联动。④双向互联互通——社区医生通过软件平台将患者病情及时反馈给大医院医生，而大医院医生通过平台把后期治疗的医嘱转发给社区医生，共同完成对患者的完整治疗。而社区医生通过这一过程进行学习，也达到资源整合与共享的目的。

7.4　智慧医疗健康全社会资源管理价值创新评价

7.4.1　总体评价思路

智慧医疗健康模式下，依托供方、需方、支付方和机构方，通过医疗服务、技术、市场、资源配置以及组织五位一体开展集成创新，实现全社会医疗健康资源管理价值创新，提升全社会医疗健康资源管理效益，满足大众医疗服务需求，并降低全社会医疗成本。智慧医疗健康模式下的全社会医疗健康资源管理价值创新评价工作，以管理效率与效益理论、系统动力学理论和价值理论等为基础，遵循以下步骤实施，如图 7-6 所示。

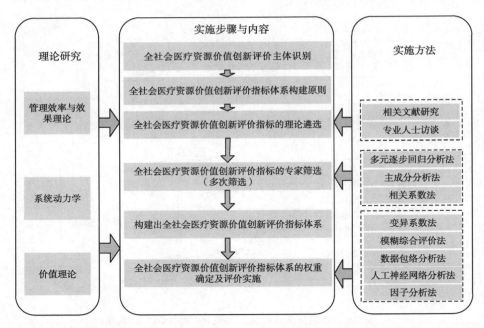

图 7-6 智慧医疗健康模式下的全社会医疗健康资源管理价值创新评价总体思路

首先，识别智慧医疗模式下，依托物联网、移动互联网、大数据、云计算等工具、手段，全社会医疗健康资源管理价值创新具体体现在哪些方面，即根据前述的全社会医疗健康资源管理价值创新的内涵、特点，根据一定的效益增量标准，提出全社会医疗健康资源价值创新的内容。基于此，可以确定出全社会医疗健康资源管理价值创新评价的对象。其次，制定智慧医疗健康模式下全社会医疗健康资源管理价值创新评价应遵循的具体原则，明确评价工作的导向。再次，构建智慧医疗健康模式下全社会医疗健康资源管理价值创新评价的指标体系。通过专家筛选与理论遴选相结合，力求体现科学性、客观性与真实性。最后，确定智慧医疗健康模式下全社会医疗健康资源管理价值创新评价指标的权重并实施评价。

综上所述，智慧医疗健康模式下的全社会医疗健康资源管理价值创新评价总体思路如图 7-6 所示。

7.4.2 评价原则

1.公益性与经济性相结合原则

全社会医疗健康资源管理涉及需方(病人)、供方(医院)、支付方(保险公司)以及机构方(政府组织)，以满足广大群众医疗健康需求为导向，这是价值创造的出发点和落脚点，具有一定的公益性。所以关注全社会医疗健康资源管理价值创新时，应关注价值创新所带来的医疗服务水平的提升、健康教育理念的推广、边远地区就医问题的解决等。同时，市场经济环境下，全社会医疗健康资源管理所带来的医疗成本节约、效率提高、看病贵问题的解决等也是值得关注的。因此，评价智慧医疗健康模式下的全社会医疗健康资源管理价值创新要坚持公益性与经济性相结合的原则。

2.针对性和全面性相结合原则

智慧医疗健康模式下全社会医疗健康资源管理价值创新涉及四方主体,价值创新来源与路径众多,价值创新过程表现形态不一,价值创新结果效用大小不等。因此,进行全社会医疗健康资源价值创新评价时,需要总体上兼顾评价内容的完整性,同时有针对性,突出重点,对一些可推广、可复制、效用明显的管理创新实践进行评价,即坚持针对性与全明性相结合的原则。

3.有效性与可及性相结合原则

医疗健康服务的效率是测量价值创新结果的重要标尺。提高效率是协调不断增长的卫生服务需求与有限的公共筹资之间矛盾的唯一途径[538]。同时,价值创新评价体现可及性原则,反映病人生理、心理指标以及卫生筹资相关指标所实现的容易程度。因此,全社会医疗健康资源价值创新坚持有效性与可及性相结合的原则。

7.4.3　评价方法

如图 7-6 所示,根据智慧医疗健康模式下全社会医疗健康资源管理价值创新评价工作的实施步骤,评价指标的选择可通过理论遴选与专家筛选相结合开展,理论遴选主要可以基于文献阅读和专业人士访谈进行,专家筛选可运用多元逐步回归、主成分分析和相关系数法。多元逐步回归通过逐个引入自变量,保留影响显著的变量,剔除影响不显著的变量,最终使得回归方程拟合度趋于完美,达到因素筛选的作用。袁庆等[539]基于 2002～2005 年间东营市两家医院 268 例糖尿病病人数据,运用多元逐步回归分析方法揭示了糖尿病病人住院费用的可能影响因素。杨红叶等[540]选取住院手术的 93 例乳腺肿瘤病人,运用多元逐步回归分析方法筛选出乳腺肿瘤病人术前焦虑的影响因素。主成分分析法通过降维把多指标转化为少数几个综合指标(即主成分),其中每个主成分都能够反映原始变量的大部分信息,且所含信息互不重复。这种方法在引进多方面变量的同时将复杂因素归结为几个主成分,使问题简单化,同时得到的结果更加科学有效的数据信息。张方等[541]通过主成分分析方法研究了中医药基本医疗保障体系中中医药遴选的影响因素。相关系数法主要指通过计算两两指标的相关系数,形成系数矩阵,并从相关系数矩阵中选出相关系数最大的两个指标进行归并,实现指标的遴选。李倩[542]运用相关系数法,遴选重症监护护士核心能力综合评价指标,编制评价量表。

智慧医疗健康模式下全社会医疗健康资源管理价值创新评价指标权重设定及评价实施可运用变异系数法、模糊综合评价法、数据包络分析法、人工神经网络和因子分析法等。变异系数法(Coefficient of variation method)是直接利用各项指标所包含的信息,通过计算得到指标的权重,是一种客观赋权的方法。赵明等[543]以浙江省 125 家公立医院为样本,运用相关系数法测度公立医院的公益性。模糊综合评价法根据模糊数学的隶属度理论把定性评价转化为定量评价,即用模糊数学对受到多种因素制约的事物或对象做出一个总体的评价,适合各种非确定性问题的解决。马强[544]运用模糊综合评价法提出公立医院绩效考核的理论构架。徐芳[545]运用模糊综合评价法构建医疗保险绩效评估体系。数据包络分析法是一种对相同决策单元进行绩效评价的方法。郭晓日[546]运用 DEA 方法评价我国公立医院的技术效率值和规模效率值,为医院管理者改进医院效率提供决策依据。人工神经网络方法通过对已知样本的学习,获得专家的经验知识及对目标重要性的权重协调能力,设置指标权重[547]。朱攀[548]利用人工神经网络模型对医保定点医疗机构的信用等级进行评价。因子分析法是一种把多个变量化为少数几个综合变量的多变量分析方法,其目的是用有限个不可观测的隐变量来解释原始变量之间的相关关系。李亚运等[549]运用因子分析法对松散模式、集团模式和直管模式下城市医疗协作体系进行评价。万志刚等[550]运用因子分析法对某市 12 个县市区的卫生资源配置及利用情况进行综合评价。

7.4.4　评价指标体系构建

结合智慧医疗健康模式下全社会医疗健康资源管理价值创新的内涵、特点以及基于需方、供方、支付方和机构方四方的价值创新体系,根据全社会医疗健康资源管理价值创新评价原则,对医疗服务、技术、市场、资源配置以及组织集成创新所实现的价值创新结果进行评价。本书从需方、供方、支付方和机构方四方的角度构建价值创新评价指标体系,具体见表 7-2。

表 7-2　智慧医疗健康模式下全社会医疗健康资源管理价值创新评价指标体系

指标维度	一级指标	二级指标
需方价值创新指标	预防保健	按时体检率
		商业健康保险购买率
		家庭医生签约率
		智慧医疗健康的认知率
供方价值创新指标	运营绩效	总资产报酬率
		固定资产增值率
		净资产周转率
		净资产收益率
	医院效益	人均医疗收入
		每床年医疗收入
		药品收入占收入比
		人员经费占支出比
		医疗收支比
	病人费用	出院病人日均次费
		门急诊均次费
		门急诊均次费中药费所占比
		出院病人日均药费所占比

续表

指标维度	一级指标	二级指标
供方价值 创新指标	病员信任度	病员回头率
		病员满意率
	零缺陷管理	医疗赔偿率
		病员投诉率
	服务效率	就医流程评分
		病床使用率
		平均住院天数
	服务质量	甲级病历率
		病员治愈率
		诊断符合率
		基础护理合格率
		医疗质量综合评分
	服务安全	医疗事故发生率
		医疗纠纷发生率
支付方价值 创新指标	目的有效性	医保覆盖面率
		倾向于覆盖低收入者比率
		倾向于健康状况差的群体比率
	经济绩效	倾向于覆盖劳动时间较长的群体率
		减少道德风险
	公众满意度	减少参保人的负担
		自愿续买率
机构方价值 创新指标	平台建设	区域医疗大数据平台建设数量
		三医财政资金综合监管信息平台
	制度建设	分级诊疗比例
		双向转诊的比例
		政策范围内住院费用报销比例
		药械集中采购率

　　智慧医疗健康模式下，全社会医疗健康资源管理价值创新情景不同所产生的需方、供方、支付方和机构方价值大小不同的。因此，以上评价指标是全面、系统一般性评价指标，仅作为评价参考使用。针对不同的医疗健康资源价值创新应针对性选择表中的评价指标，并有可能结合实际突破表中现有的指标体系。同时，考虑价值创新给四方带来的效用大小，设置指标权重，以真实、客观评价价值创新所产生的效益增量。

7.5 本 章 小 结

　　智慧医疗健康模式是推动全社会医疗健康资源管理价值创新的加速器。本章从需方、供方、机构方、支付方四个角度，从价值层面探讨了全社会医疗健康资源价值创新是什么，为什么需要价值创新以及如何实现价值创新等问题。智慧医疗健康模式下的全社会医疗健康资源管理价值创新作为一种集成创新，在大数据技术的驱动下，通过战略集成、技术集成、知识集成、资源和能力集成、组织集成的方式为全社会医疗管理各方提供支持价值来源，并进一步通过优化医疗服务价值链实现价值的跃升。它具有以健康需求为中心、以多学科技术创新为基础和全社会范围内的集成创新的特点，且受到需求、技术和利益的驱动以及政府的引导。智慧医疗健康模式下，需方、供方、支付方、机构方是全社会医疗健康资源管理的创新来源，基于不同主体的价值创新路径和具体表现形式呈现差异性。评价工作是检验全社会医疗健康资源管理价值创新效益增量程度的重要途径。对智慧医疗健康模式下的全社会医疗健康资源管理价值创新进行评价重点需要做好评价主体的识别、评价指标的选择(理论遴选与专家遴选相结合)、评价指标体系的构建以及指标权重的设定等工作。其中评价指标体系构建是关键，从需方、供方、支付方、机构方不同维度构建指标体系有助于反映价值创新给不同主体带来不同效益变化。

参 考 文 献

[1] IBM. 智慧地球赢在中国[EB/OL]. [2008-11-06]. http://www-900.ibm.com.

[2] 李洁. 数字鸿沟背景下中国"智慧医疗"的发展[J]. 2018, 182(2): 89-96.

[3] Papanicolas I, Woskie L R, Jha A K. Health care spending in the United States and other high-income countries[J]. JAMA, 2018, 319(10): 1024-1039.

[4] WHO. The World Health Report 2000-health systems: improving performance[R]. Geneva: World Health Organization, 2000.

[5] 2017年我国卫生和计划生育事业发展统计公报[EB/OL]. [2018-06-12] http://www.nhfpc.gov.cn.

[6] 朱恒鹏. 鼓励医疗服务模式创新引领医疗体制改革[J]. 财经智库, 2016, 1(1): 35-48.

[7] Dorsey E R, Topol E J. State of telehealth[J]. New England Journal of Medicine, 2016, 375(2): 154-161.

[8] 郭巍, 张力康, 钱慧, 等. "九位一体"推动智慧医疗健康发展[J]. 中国发展观察, 2017, 22: 51-54.

[9] 国务院. 关于促进"互联网+医疗健康"发展的意见(国办发[2018]26号). 2018-04-28.

[10] 车峰远, 马颖霞, 李玉英, 等. 基于移动医疗技术的社区老人一体化慢性病管理模式的探索[J]. 中国老年保健医学, 2016, 14(4): 3-6.

[11] 腾讯研究院, 动脉网. 2016中国互联网医院白皮书[EB/OL]. [2016-11-15] http://vcbeat.net/35080.html.

[12] 孟群, 尹新, 梁宸. 中国"互联网+健康医疗"现状与发展综述[J]. 中国卫生信息管理杂志, 2017, 14(2): 110-118.

[13] 蓝瑾. 中国首个B2C远程医疗项目花落南京新百纳塔力[N]. 国际金融报, 2016-04-04(15).

[14] 张向阳, 罗涛. 中国智慧医疗健康发展报告[M]. 北京: 邮电大学出版社, 2016.

[15] Dimitrov D V. Medical internet of things and big data in healthcare[J]. Healthcare Informatics Research, 2016, 22(3): 156-163.

[16] Frankel F, Reid R. Big data: distilling meaning from data[J]. Nature, 2008, 455: 7209-7230.

[17] Science Staff. Challenges and Opportunities. Science, 2011, 331(6018): 692-693.

[18] NIH. About BD2K[EB/OL] [2017-05-04]. http://datascience.nih.gov/bd2k.

[19] 庞兴梅. PhysioNet信息资源解析及利用[J]. 医学信息学杂志, 2010, 31(7): 28-30.

[20] Johnson AEW, Polard T J, Shen L, et al. MIMIC-111. a freely accessible critical care database[J/OL][2017-05-13]https://www.ncbi.nlm.nih.gov/pmc/articles/PMC4878278/.

[21] Herrett E, Gallagher A M, Bhaskaran K, et al. Data resource profile: clinical practice research datalink(CPRD)[J]. International Journal of Epidemiology, 2015, 44(3): 827-836.

[22] Chen Y C, Yeh H Y, Wu J C, et al. Taiwan's national health insurance research database: administrative health care database as study object in bibliometrics[J]. Scientometrics, 2011, 86(2): 365-380.

[23] Xu Y, Li N, Lu M, et al. Comparison of risk adjustment methods in patients with liver disease using electronic medical record data [J]. BMC Gastroenterology, 2017, 17(1): 5.

[24] Xia X, Liu B, Wang J. Application of big data analysis in hospital medical insurance management[J]. China Digital Medicine, 2017(1): 9-11.

[25] Lang T. Advancing global health research through digital technology and sharing data[J]. Science, 2011, 331(6018): 714-717.

[26] Powell V J H, Acharya A. Disease Prevention: Data Integration[J]. Science, 2012, 338: 1285-1286.

[27] 丁凤一, 刘婷, 陈静. 医疗健康大数据研究进展剖析[J]. 信息资源管理学报, 2017, 4: 4-16.

[28] James M, Michael C, Brad B, et al. Big data: The next frontier for innovation, competition, and productivity[J/OL][2017- 05-02]. http://www. Mckinsey. corn/ business-functions/digital-mckinsey/our-insights/big-data-the-next-frontier-for-innovation.

[29] Chen H, Chiang R, Storey V. Business intelligence and analytics: from big data to big impact[J]. Management Information Systems Quarterly, 2012, 36 (4): 1165-1188.

[30] Vicki L Smith-Daniels, S B Schweikhart, Dwight E. Capacity management in health care services: review and future research directions[J]. Decision Sciences, 1988, 19: 889-919.

[31] Jack E P, T L Powers. A review and synthesis of demand management, capacity management and performance in health-care services[J]. International Journal of Management Reviews, 2009, 11 (2): 149-174.

[32] Shi P, Chou M, Dai J, et al. Models and insights for hospital inpatient operations: time-dependent ED boarding time[J]. Management Science, 2015, 62 (1): 1-28.

[33] Simpson L, Owens P L, Zodet M W, et al. Health care for children and youth in the United States: Annual report on patterns of coverage, utilization, quality, and expenditures by income[J]. Ambulatory Pediatrics, 2005, 5 (1): 6-44.

[34] Kauhl B, Schweikart J, Krafft T, et al. Do the risk factors for type 2 diabetes mellitus vary by location? A spatial analysis of health insurance claims in Northeastern Germany using kernel density estimation and geographically weighted regression[J]. International Journal of Heath Geogrophic, 2016, 15 (1): 38-50.

[35] Gotz D, Stavropoulos H, Sun J, et al. ICDA: a platform for intelligent care delivery analytics[J]. AMIA. Annual Symposium proceedings, 2012, 2012 (10): 264-273.

[36] 刘宁, 陈敏, 陈献. 医疗大数据处理模型及相关业务应用研究[J]. 中国数字医学, 2017, 12 (10): 14-17.

[37] 汤炀, 申广浩. 基于大数据的医院财务管理与决策系统的设计与开发[D]. 西安: 第四军医大学, 2013.

[38] 孟群, 毕丹, 张一鸣, 等. 健康医疗大数据的发展现状与应用模式研究[J]. 中国卫生信息管理杂志, 2016, 13 (6): 547-552.

[39] 杰里米·里夫金. 第三次工业革命[M]. 张体伟, 孙豫宁, 译. 北京: 中信出版社, 2012.

[40] Lynch C. Big data: How do your data grow?[J]. Nature, 2008 455 (7209): 28-29.

[41] Gantz J, Reinsel D. 2011 Digital universe study: extracting value from chaos[M]. IDC Go-to-Market Services, 2011.

[42] URL: http://www.Gartner. com/ it-glossary /big-data /.

[43] URL: http://www.Nsf. gov / funding /pgm_summ. jsp? pims_id = 504767.

[44] URL: http://baike. baidu. com/item/健康大数据/19278087.

[45] Yan Y, Qin X, Fan J, et al. A review of big data research in medicine & healthcare[J]. e-Science Technology & Application, 2014.

[46] 许利群. 移动健康和智慧医疗互联网+下的健康医疗产业革命[M]. 北京: 人民邮电出版社, 2016.

[47] 中华人民共和国国务院办公厅. 关于促进和规范健康医疗大数据应用发展的指导意见[R], [2016-6-12]. http://www.gov.cn/zhengce/content. 5085091. htm.

[48] Craven M, Page CD (2015) Big data in healthcare: opportunities and challenges. Big Data 3: 4, 209-210, DOI: 10. 1089/big. 2015. 29001. mcr.

[49] Perez J A, Poon C C Y, Merrifield R D, et al. Big data for health[J]. IEEE Journal of Biomedical & Health Informatics, 2015, 19 (4): 1193-1208.

[50] 俞国培, 包小源, 黄新霆, 等. 医疗健康大数据的种类、性质及有关问题[J]. 医学信息学杂志, 2014, 35 (6): 9-12.

[51] 陈功, 范晓薇, 蒋萌. 数据挖掘与医学数据资源开发利用[J]. 北京生物医学工程, 2010, 29 (3): 323-328.

[52] 于广军, 杨佳泓. 医疗大数据[M]. 上海: 上海科学技术出版社, 2015.

[53] 金兴, 王咏红. 健康医疗健康大数据的应用与发展[J]. 中国卫生信息管理志, 2016, 13(2): 187-190.

[54] Hossain M S, Muhammad G. Healthcare big data voice pathology assessment framework[J]. IEEE Access, 2017, 4(99): 7806-7815.

[55] Viceconti M, Hunter P, Hose R. Big data, big knowledge: big data for personalized healthcare[J]. IEEE J Biomed Health Inform, 2015, 19(4): 1209-1215.

[56] Luo J, Min W, Gopukumar D, et al. Big data application in biomedical research and health care: a literature review[J]. Biomedical Informatics Insights, 2016, 8(8): 1-10.

[57] 江信昱, 王柏弟. 大数据分析的方法及其在情报研究中的适用性初探[J]. 图书与情报, 2014(05): 13-19.

[58] 罗旭, 刘友江. 医疗健康大数据研究现状及其临床应用[J]. 医学信息学杂志, 2015 36(5): 10-14.

[59] Hill B, Proulx J, Zeng-Treitler Q. Exploring the use of large clinical data to inform patients for shared decision making[J]. Studies in Health Technology & Informatics, 2013, 192(1): 851.

[60] Li H, Giger M L, Yuan Y, et al. Evaluation of computer-aided diagnosis on a large clinical full-field digital mammographic dataset [J]. Academic Radiology, 2008, 15(11): 1437-1445.

[61] Li H, Giger M L, Lan L, et al. Computerized analysis of mammographic parenchymal patterns on a large clinical dataset of full-field digital mammograms: robustness study with two high-risk datasets[J]. Journal of digital imaging, 2012, 25(5): 591-598.

[62] Stephen R, Boxwala A, Gertman P. Feasibility of using a large clinical data warehouse to automate the selection of diagnostic cohorts [J]. Amia Annu Symp Proc, 2003, 2003: 1019.

[63] Wang W, Krishnan E. Big data and clinicians: a review on the state of the science[J]. Journal of Medical Internet Research, 2014, 2(1): 1.

[64] Miriovsky B J, Shulman L N, Abernethy A P. Importance of health information technology, electronic health records, and continuously aggregating data to comparative effectiveness research and learning health care[J]. Journal of Clinical Oncology Official Journal of the American Society of Clinical Oncology, 2012, 30(34): 4243-4248.

[65] Wharam J F, Weiner J P. The promise and peril of healthcare forecasting[J]. American Journal of Managed Care, 2012, 18(18): e82-5.

[66] Simpao A F, Ahumada L M, Gálvez J A, et al. A review of analytics and clinical informatics in health care[J]. Journal of Medical Systems, 2014, 38(4): 1-7.

[67] Pantelopoulos A, Bourbakis N G. A survey on wearable sensor-based systems for health monitoring and prognosis[J]. Systems Man & Cybernetics Part C Applications & Reviews IEEE Transactions on, 2010, 40(1): 1-12.

[68] Axisa F, Schmitt P M, Gehin C, et al. Flexible technologies and smart clothing for citizen medicine, home healthcare, and disease prevention[J]. IEEE Transactions on Information Technology in Biomedicine, 2005, 9(3): 325-336.

[69] Zheng Y L, Ding X R, Poon C C, et al. Unobtrusive sensing and wearable devices for health informatics[J]. IEEE Transactions on Biomedical Engineering, 2014, 61(5): 1538-1554.

[70] 冯鑫, 张以善, 李伟, 等. 智慧城市框架下的区域医疗卫生解决方案[J]. 医疗卫生装备, 2013, 34(4): 38-41.

[71] 詹庆. 云计算与智慧医疗系统[J]. 信息系统工程, 2013(12): 145-146.

[72] Lymberis A, Olsson S. Intelligent biomedical clothing for personal health and disease management: state of the art and future vision [J]. Telemed J E Health, 2003, 9(4): 379-386.

[73] Solanas A, Patsakis C, Conti M, et al. Smart health: A context-aware health paradigm within smart cities[J]. IEEE

Communications Magazine, 2014, 52 (8): 74-81.

[74] Hii P C, Chung W Y. A comprehensive ubiquitous healthcare solution on an Android™ mobile device[J]. Sensors, 2011, 11(7): 6799-6815.

[75] Kaewkungwal J, Singhasivanon P, Khamsiriwatchara A, et al. Application of smart phone in "Better Border Healthcare Program": a module for mother and child care[J]. BMC Medical Informatics and Decision Making, 2010, 10 (1): 69.

[76] Custodio V, Herrera F, López G, et al. A review on architectures and communications technologies for wearable health-monitoring systems[J]. Sensors, 2012, 12 (10): 13907.

[77] 陆伟良, 杜昱, 唐国宏, 等. 对我国智慧医疗民生工程发展的探讨[J]. 中国医院建筑与装备, 2014 (2): 50-52.

[78] 郭巍, 王佳, 荆伟龙, 等. 智慧医疗发展应用及其对策[J]. 医学信息学杂志, 2016, 37 (8): 2-8.

[79] 游世梅. 智慧医疗的现状与发展趋势[C]. 中华医学会医学工程学分会第十五次全国学术年会论文汇编. 2015.

[80] 张振, 周毅, 杜守洪, 等. 医疗健康大数据及其面临的机遇与挑战[J]. 医学信息学杂志, 2014, 35 (6): 1-8.

[81] 陈敏, 武琼, 张帧, 等. 智慧医疗卫生服务的挑战与启示[J]. 中华医院管理杂志, 2013, 29 (8): 597-599.

[82] Berndt D J, Fisher J W, Hevner A R, et al. Healthcare data warehousing and quality assurance[J]. Computer, 2002, 34 (12): 56-65.

[83] Rosano G, Pelliccia F, Gaudio C, et al. The challenge of performing effective medical research in the era of healthcare data protection—International Journal of Cardiology[J]. International Journal of Cardiology, 2014, 177 (2): 510-511.

[84] 何延哲, 付嵘. 275 位艾滋病感染者个人信息泄露事件再次警示: 安全是健康医疗大数据的核心基础[J]. 中国经济周刊, 2016 (30): 79-81.

[85] 李静, 顾江. 个体化医疗和大数据时代的机遇和挑战[J]. 医学与哲学, 2014, 35 (1): 5-10.

[86] Esch J. A Survey on Ambient Intelligence in Healthcare[J]. Proceedings of the IEEE, 2013, 101 (12): 2467-2469.

[87] 王淑, 王恒山, 王云光. 面向资源优化配置的区域医疗协同机制及对策研究[J]. 科技进步与对策, 2010, 20: 38-42.

[88] 罗利, 石应康. 医疗服务资源调度优化理论、方法及应用[M]. 北京: 科学出版社, 2014.

[89] OECD Health Statistics 2016[EB/OL]. (2016-06-30) [2016-07-03]. http: //www. oecd. org/els/health-systems/health-data. htm.

[90] 国家卫生和计划生育委员会. 全国医疗卫生服务体系规划纲要 (2015-2020 年)[Z]. 北京: 国家卫生和计划生育委员会, 2015.

[91] 汪红兵, 李彬, 刘东国, 等. 基于京津冀一体化构想下的中医医疗联盟模式探讨[J]. 中国医院管理, 2015, 35 (4): 23-24.

[92] 朱恒鹏. 2015 中国人最关心的十个问题——医生执业能更自由吗[EB/OL]. (2015-01-02) [2016-07-03]. http: //www. infzm. com/content/106836.

[93] 范明宇, 刘丹. 医疗服务体系资源纵向整合现状及建议. 医学与社会. 2015, 28 (1): 15-18.

[94] 刘华. "共同体" 引领医疗卫生服务新模式——北京市西城区医疗卫生服务共同体[J]. 中国数字医学, 2008, 3 (9): 76-77.

[95] 任莘, 许晓光, 刘明浩, 等. 辽宁省医疗健康资源纵向整合模式特征与效果[J]. 中国医院管理, 2012, 32 (2): 1-3.

[96] 朱凡, 高卫益, 马捷, 等. 新医改背景下瑞金-卢湾医疗联合体实践与思考[J]. 中国医院管理. 2013, 33 (5): 10-12.

[97] 方鹏骞, 刘丹. 浙江省县域医院集团主要形式分析[J]. 中华医院管理杂志, 2012, 28 (7): 487-491.

[98] Rosen B, Porath A, Pawlson LG, et al. Adherence to standards of care by health maintenance organizations in Israel and the USA[J]. International Journal for Quality in Health Care, 2011, 23 (1): 15-25.

[99] Kellerman R. The patient centred medical home new model of practice in the USA[J]. Australian Family Physician, 2009, 38 (5): 279-293.

[100] Keren R, Littlejohns P. Cosideration of social values in the establishment of accountable care organizations in the USA[J].

Journal of Health Organ ization and Manag ement, 2012, 26 (3) : 384-389.

[101] Peter Dawson. The British National Health Service[J]. Journal of the American College of Radiology, 2004, 1 (4) 287-292.

[102] Macdonald J, Cumming J, Harris M, et al. Systematic review of system-wide models of comprehensive primary health care. Can berra[R]. Sydney, Australia: Research centre for Primary Health Care and Equity, School of Public Health and Community Medicine UNSW, 2006.

[103] Katz, S J, K Cardiff, M Pascali, et al. Phantoms in the snow: Canadians' use of health-care services in the United States[J]. Health Affairs, 2002, 21 (3) : 19-31.

[104] M K Lim. Transforming Singapore health care: public-private partnership[J]. Annals Academy of Medicine Singapore, 2005, 34 (7) : 461-467.

[105] Oelke N, Cunning L, Andrews K, et al. Organizing care across the continuum: primary care, specialty services, acute and long-term care[J]. Healthcare Quarterly, 2009, 13 (10) : 75-79.

[106] Bailey N T J. A study of queues and appointment systems in hospital out-patient departments, with special reference to waiting-times[J]. Journal of the Royal Statistical Society. Series B (Methodological), 1952: 185-199.

[107] Lindley D V. The theory of queues with a single server[C]//Mathematical Proceedings of the Cambridge Philosophical Society. Cambridge University Press, 1952, 48 (2) : 277-289.

[108] Cayirli T, Veral E. Outpatient scheduling in health care: a review of literature[J]. Production and operations management, 2003, 12 (4) : 519-549.

[109] Gupta D, Denton B. Appointment scheduling in health care: Challenges and opportunities[J]. IIE transactions, 2008, 40 (9) : 800-819.

[110] Kaandorp G C, Koole G. Optimal outpatient appointment scheduling[J]. Health Care Management Science, 2007, 10 (3) : 217-229.

[111] DeLaurentis P C, Kopach R, Rardin R, et al. Open access appointment scheduling-an experience at A community clinic[C]//IIE Annual Conference. Proceedings. Institute of Industrial and Systems Engineers (IISE), 2006: 1-6.

[112] Feldman Z, Mandelbaum A, Massey W A, et al. Staffing of time-varying queues to achieve time-stable performance[J]. Management Science, 2008, 54 (2) : 324-338.

[113] Feitsma W N, Popping R, Jansen D E. No-show at a forensic psychiatric outpatient clinic: risk factors and reasons[J]. International Journal of Offender Therapy & Comparative Criminology, 2012, 56 (1) :96-112.

[114] Saremi A, Jula P, Elmekkawy T, et al. Bi-criteria appointment scheduling of patients with heterogeneous service sequences[J]. Expert Systems with Applications, 2015, 42 (8) :4029-4041.

[115] Kim S, Giachetti R E. A stochastic mathematical appointment overbooking model for healthcare providers to improve profits[J]. IEEE Transactions on Systems, Man, and Cybernetics-Part A: Systems and Humans, 2006, 36 (6) : 1211-1219.

[116] LaGanga L R, Lawrence S R. Clinic overbooking to improve patient access and increase provider productivity[J]. Decision Sciences, 2007, 38 (2) : 251-276.

[117] Zeng B, Turkcan A, Lin J, et al. Clinic scheduling models with overbooking for patients with heterogeneous no-show probabilities[J]. Annals of Operations Research, 2010, 178 (1) : 121-144.

[118] Gorunescu F, McClean S I, Millard P H. A queueing model for bed-occupancy management and planning of hospitals[J]. Journal of the Operational Research Society, 2002, 53 (1) : 19-24.

[119] Thompson S, Nunez M, Garfinkel R, et al. OR practice-efficient short-term allocation and Reallocation of Patients to Floors of a

hospital during demand surges[J]. Operations Research, 2009, 57(2): 261-273.

[120] Ayvaz N, Huh W T. Allocation of hospital capacity to multiple types of patients[J]. Journal of Revenue and Pricing Management, 2010, 9(5): 386-398.

[121] Harper P R, Shahani A K. Modelling for the planning and management of bed capacities in hospitals[J]. Journal of the Operational research Society, 2002, 53(1): 11-18.

[122] Magerlein J M, Martin J B. Surgical demand scheduling: a review[J]. Health services research, 1978, 13(4): 418-433.

[123] Cardoen B, Demeulemeester E, Beliën J. Operating room planning and scheduling: A literature review[J]. European journal of operational research, 2010, 201(3): 921-932.

[124] Vissers J M H, Bertrand J W M, De Vries G. A framework for production control in health care organizations[J]. Production Planning & Control, 2001, 12(6): 591-604.

[125] Beliën J, Demeulemeester E. Building cyclic master surgery schedules with leveled resulting bed occupancy[J]. European Journal of Operational Research, 2007, 176(2): 1185-1204.

[126] Van Oostrum J M, Parlevliet T, Wagelmans A P M, et al. A method for clustering surgical cases to allow master surgical scheduling[J]. INFOR: Information Systems and Operational Research, 2011, 49(4): 254-260.

[127] Vargas L G, May J H, Spangler W, et al. Operating room scheduling and capacity planning[M]//Anesthesia Informatics. Springer, New York, NY, 2008: 361-392.

[128] Roshanaei V, Luong C, Aleman D M, et al. Propagating logic-based Benders' decomposition approaches for distributed operating room scheduling[J]. European Journal of Operational Research, 2017, 257(2):439-455.

[129] Rosenquist C J. Queueing analysis: a useful planning and management technique for radiology[J]. Journal of Medical Systems, 1987, 11(6): 413-419.

[130] Green L V, Savin S, Wang B. Managing patient service in a diagnostic medical facility[J]. Operations Research, 2006, 54(1): 11-25.

[131] Patrick J, Puterman M L, Queyranne M. Dynamic multipriority patient scheduling for a diagnostic resource[J]. Operations research, 2008, 56(6): 1507-1525.

[132] Young D W, Saltman R B. Preventive medicine for hospital costs[J]. Harvard business review, 1983, 61(1): 126-133.

[133] Blake J T, Carter M W. A goal programming approach to strategic resource allocation in acute care hospitals[J]. European Journal of Operational Research, 2002, 140(3): 541-561.

[134] Lapierre S D, Ruiz A B. Scheduling logistic activities to improve hospital supply systems[J]. Computers & Operations Research, 2007, 34(3): 624-641.

[135] Vermeulen I, Bohte S, Somefun K, et al. Multi-agent Pareto appointment exchanging in hospital patient scheduling[J]. Service Oriented Computing and Applications, 2007, 1(3): 185-196.

[136] Ogulata S N, Koyuncu M, Karakas E. Personnel and patient scheduling in the high demanded hospital services: a case study in the physiotherapy service[J]. Journal of medical systems, 2008, 32(3): 221-228.

[137] Vermeulen I B, Bohte S M, Elkhuizen S G, et al. Adaptive resource allocation for efficient patient scheduling[J]. Artificial intelligence in medicine, 2009, 46(1): 67-80.

[138] Spyropoulos C D . AI planning and scheduling in the medical hospital environment[J]. Artificial Intelligence in Medicine, 2000, 20(2):101-111.

[139] Santibáñez P, Begen M, Atkins D. Surgical block scheduling in a system of hospitals: an application to resource and wait list

management in a British Columbia health authority[J]. Health care management science, 2007, 10(3): 269-282.

[140] Paul J A, Hariharan G. Hospital capacity planning for efficient disaster mitigation during a bioterrorist attack[C]//Proceedings of the 39th conference on Winter simulation: 40 years! The best is yet to come. IEEE Press, 2007: 1139-1147.

[141] Valdmanis V, Bernet P, Moises J. Hospital capacity, capability, and emergency preparedness[J]. European Journal of Operational Research, 2010, 207(3): 1628-1634.

[142] Yi P, George S K, Paul J A, et al. Hospital capacity planning for disaster emergency management[J]. Socio-Economic Planning Sciences, 2010, 44(3): 151-160.

[143] Jia H, Ordóñez F, Dessouky M. A modeling framework for facility location of medical services for large-scale emergencies[J]. IIE transactions, 2007, 39(1): 41-55.

[144] Snyder L V. Facility location under uncertainty: a review[J]. IIE transactions, 2006, 38(7): 547-564.

[145] 辛衍涛. 医院应急管理的研究进展[J]. 中国急救复苏与灾害医学杂志, 2008, 3(3): 158-160.

[146] 刘天虎, 许维胜, 吴启迪. 大规模突发事件下医疗健康资源配置建模及算法[J]. 计算机工程与应用, 2010, 46(29): 13-17.

[147] Luo Li, Luo Yong, You Yang, et al. A MIP Model for Rolling Horizon Surgery Scheduling[J]. Journal of Medical Systems, 2016, 40(5): 1-7.

[148] 薛青. 智慧医疗: 物联网在医疗卫生领域的应用[J]. 信息化建设, 2010(5): 56-58.

[149] 吕建军, 彭凯, 张研. 可穿戴技术在健康领域发展的 SWOT 分析[J]. 中国社会医学杂志, 2016, 33(5): 477-479.

[150] 陈斌. 医学检验结果互认的实施现状分析[J]. 医学与社会, 2013, 26(6): 51-53.

[151] National Research Council. Toward precision medicine, building a knowledge network for biomedical research and a new taxonomy of disease [M]. Washington DC: National Academies Press, 2011.

[152] Gottlieb S , 蒋蓉. 21 世纪治愈法案:医药创新的进展与发展路径[J]. 中国食品药品监管, 2018(2): 46-53.

[153] 徐曼, 沈江, 余海燕. 大数据医疗——认知科学时代的医疗智能[M]. 北京: 机械工业出版社, 2017.

[154] Mckinsey Global Institute Analysis. North American Health care provider market size and forecast[R]. ESG Research Report, 2015.

[155] 赵晓宇, 刁天喜, 高云华. 美国精准医学计划解读与思考[J]. 2015. 军事医学, 39(4): 241-244.

[156] Kennedy M J, Phan H, Benavides S, et al. The role of the pediatric pharmacist in personlized medicine and clinical pharmacogenomics for children: pediatric pharmacogenomics working group[J]. Journal of Pediatric & Therapeutics, 2011, 16(2): 118-122.

[157] Ginsburg G S, Willard H F. Genomic and personalized medicine: foundations and applications[J]. Translational Research, 2009, 154(6): 277-287.

[158] Cyganek B, Grana M, Kasprzak A, et al. Selected aspects of electronic health record analysis from the big data perspective[C] IEEE International Conference on Bioinformatics and Biomedicine. IEEE, 2015: 1391-1396.

[159] Dilsizian S E, Siegel E L. Artificial intelligence in medicine and cardiac imaging, harnessing big data and advanced computing to provide personalized medical diagnosis and treatment[J]. Current Cardiology Reports, 2014, 16(1): 1-8.

[160] Feldman K, Davis D, Chawla N V. Scaling and contextualizing personalized healthcare: a case study of disease prediction algorithm integration[J]. Journal of Biomedical Informatics, 2015, 57(C): 377-385.

[161] Mushkin S J. Health as an investment[J]. Journal of Political Economy, 1962, 70(5): 129-157.

[162] Grossman M. On the concept of health capital and the demand for health[J]. Journal of Political Economy, 1972, 80(2): 223-255.

[163] Newhouse P J P. Coinsurance, The Price of time, and the demand for medical services[J]. Review of Economics & Statistics, 1974, 56(3): 334-342.

[164] Heller P S. A model of the demand for medical and health services in peninsular malaysia[J]. Social Science & Medicine, 1982, 16(3): 267-284.

[165] Mocan H N, Tekin E, Zax J S. The Demand for medical care in urban china[J]. World Development, 2004, 32(2): 289-304.

[166] Jochmann M, León-González R. Estimating the demand for health care with panel data: a semiparametric Bayesian approach[J]. Health Economics, 2004, 13(10): 1003-1014.

[167] Karni E. A theory of medical decision making under uncertainty[J]. Journal of Risk & Uncertainty, 2009, 39(1): 1-16.

[168] Seidenberg P D, Hamer D H, Iyer H, et al. Impact of integrated community case management on health-seeking behavior in rural Zambia[J]. American Journal of Tropical Medicine & Hygiene, 2012, 87(5 Suppl): 105-10.

[169] Milewa T, Calnan M, Almond S, et al. Patient education literature and help seeking behaviour: perspectives from an evaluation in the United Kingdom[J]. Social Science & Medicine, 2000, 51(3): 463-475.

[170] Robyn P J, Fink G, Sié A, et al. Health insurance and health-seeking behavior: evidence from a randomized community-based insurance rollout in rural Burkina Faso[J]. Social Science & Medicine, 2012, 75(4): 595-603.

[171] Lam Y, Broaddus E T, Surkan P J. Literacy and healthcare-seeking among women with low educational attainment: analysis of cross-sectional data from the 2011 Nepal demographic and health survey[J]. International Journal for Equity in Health, 12, 1(2013-12-13), 2013, 12(1): 95-95.

[172] 方敏利. 社区居民公共卫生预防保健服务需求及影响因素分析[J]. 心理医生月刊, 2015, 21(4): 15-16.

[173] 陈露, 路云, 曹乾, 等. 我国居民预防保健服务需求及影响因素研究[J]. 中国全科医学, 2015, 18(4): 428-432.

[174] Korownyk C, Mccormack J, Kolber M R, et al. Competing demands and opportunities in primary care[J]. Canadian Family Physician, 2017, 63(9): 664-668.

[175] Cao J S, Li W H, Tan J G, et al. Association of ambient air pollution with hospital outpatient and emergency room visits in Shanghai, China[J]. Science of the Total Environment, 2009, 407(21): 5531-5536.

[176] 杨敏娟, 潘小川. 北京市大气污染与居民心脑血管疾病死亡的时间序列分析[J]. 环境与健康杂志, 2008, 25(4): 294-297.

[177] 翟广宇, 王式功, 董继元, 等. 兰州市上呼吸道疾病与气象条件和空气质量的关联规则分析[J]. 兰州大学学报(自然科学版), 2014(50): 66-70.

[178] Lei C, Omaye S T, Wei Y, et al. A comparison of two statistical models for analyzing the association between PM10 and hospital admissions for chronic obstructive pulmonary disease[J]. Toxicology Methods, 2010, 11(4): 233-246.

[179] Sunyer J, Jarvis D, Gotschi T, et al. Chronic bronchitis and urban air pollution in an international study[J]. Occupational & Environmental Medicine, 2006, 63(12): 836-843.

[180] Alaeddini A, Kai Y, Reddy C, et al. A probabilistic model for predicting the probability of no-show in hospital appointments[J]. Health Care Management Science, 2011, 14(2): 146-157.

[181] Jones S S, Evans R S, Allen T L, et al. A multivariate time series approach to modeling and forecasting demand in the emergency department[J]. Journal of Biomedical Informatics, 2009, 42(1): 123-139.

[182] 曾允萱, 蔡旭娜. 基于时间序列分析法的医院月门诊量预测模型[J]. 中国医院统计, 2009, 16(4): 213-215.

[183] Zolbanin H M, Delen D, Zadeh A H. Predicting overall survivability in comorbidity of cancers: a data mining approach[J]. Decision Support Systems, 2015, 74(C): 150-161.

[184] Arrow K. Uncertainty and the welfare economics of medical care[J]. American Economic Review, 1963, 53(5): 941-973.

[185] Acton J P. non-monetary factors in the demand for medical services: some empirical evidence[J]. Journal of Political Economy, 1975, 83 (3): 595-614.

[186] Christianson J B. Evaluating locations for outpatient medical care facilities[J]. Land Economics, 1976, 52 (3): 299-313.

[187] Gertler P, Locay L, Sanderson W C. Are user fees regressive? The welfare implications of health care financing proposals in Peru[J]. Social Science Electronic Publishing, 1987.

[188] Akin J, Guilkey D, Popkin B, The Demand for child health in the phillipines[J]. Soc SciMed, 1986, 15C: 249-257.

[189] Akin J S, Griffin C C, Guilkey D K, et al. The Demand for primary health care services in the bicol region of the philippines[J]. Economic Development & Cultural Change, 1986, 34 (4): 755-782.

[190] Gertler P, Gaag J V D. The willingness to pay for medical care, evidence from two developing countries[M]. Baltimore, Johns Hospital University Press, 1990.

[191] Mwabu G, Ainsworth M, Nyamete A. Quality of medical care and choice of medical treatment in kenya: an empirical analysis[J]. Journal of Human Resources, 1993, 28 (4): 838-862.

[192] Ching P. User fees, demand for children's health care and access across income groups: the philippine case[J]. Social Science & Medicine, 1995, 41 (1): 37-46.

[193] Gupta S, Verhoeven M, Tiongson E R. The effectiveness of government spending on education and health care in developing and transition economies[J]. European Journal of Political Economy, 2002, 18 (4): 717-737.

[194] 林相森, 艾春荣. 我国居民医疗需求影响因素的实证分析——有序 probit 模型的半参数估计[J]. 统计研究, 2008, 25 (11): 40-45.

[195] 王俊, 昌忠泽, 刘宏. 中国居民卫生医疗需求行为研究[J]. 经济研究, 2008 (7): 105-117.

[196] 杜少甫, 谢金贵, 刘作仪. 医疗运作管理: 新兴研究热点及其进展[J]. 管理科学学报, 2013, 16 (8): 1-18.

[197] 万淑慧, 田富鹏. 上呼吸道感染月发病率的主成分神经网络预测模型[J]. 科技导报, 2010 (3): 87-89.

[198] Puyalnithi T, Vankadara M V. Prediction of transition sequence of diseases' severity levels using clinicaldatasets with data mining approaches[J]. Biomedical Research, 2017; 28 (15): 6900-6906.

[199] Ayer T, Alagoz O, Chhatwal J, et al. Breast cancer risk estimation with artificial neural networks revisited: discrimination and calibration[J]. Cancer, 2010, 116 (14): 3310-3321.

[200] Zhao D, Weng C. Combining PubMed knowledge and EHR data to develop a weighted bayesian network for pancreatic cancer prediction[J]. Journal of Biomedical Informatics, 2011, 44 (5): 859-868.

[201] Kim S Y, Moon S K, Jung D C, et al. Pre-operative prediction of advanced prostatic cancer using clinical decision support systems: accuracy comparison between support vector machine and artificial neural network[J]. Korean Journal of Radiology, 2011, 12 (5): 588-594.

[202] Mohammad G, Hassan A, Kazem M, et al. Comparison of artificial neural network and logistic regression models for prediction of mortality in head trauma based on initial clinical data[J]. BMC Medical Informatics and Decision Making, 2005, 5 (1): 3.

[203] Pandey A. A heart disease prediction model using decision tree[J]. Iup Journal of Computer Sciences, 2013, vii (6): 83-86.

[204] Liu Y M, Chen S L, Yen A M, et al. Individual risk prediction model for incident cardiovascular disease: a Bayesian clinical reasoning approach[J]. International Journal of Cardiology, 2013, 167 (5): 2008-2012.

[205] Vafaie M H, Ataei M, Koofigar H R. Heart diseases prediction based on ECG signals' classification using a genetic-fuzzy system and dynamical model of ECG signals[J]. Biomedical Signal Processing & Control, 2014, 14: 291-296.

[206] Tolakanahalli R, Tewatia D, Tome W. SU-E-J-146: time series prediction of lung cancer patients' breathing pattern based on

nonlinear dynamics[J]. Physica Medica, 2015, 31 (3): 257-265.

[207] Kuriyama K, Tateishi R, Kumatani T, et al. Pleural invasion by peripheral bronchogenic carcinoma: assessment with three-dimensional helical CT[J]. Radiology, 1994, 191 (2): 365-369.

[208] Fathima F N, Raqhunath D, Hegde S K, et al. Predictive accuracy of a cardiovascular disease risk prediction model in rural South India-a community based retrospective cohort study[J]. Indian Journal of Community Health, 2015, 27 (1): 110-116.

[209] Verma L, Srivastava S, Negi P C. A Hybrid data mining model to predict coronary artery disease cases using non-invasive clinical data[J]. Journal of Medical Systems, 2016, 40 (7): 178-185.

[210] Chen H, Zeng D, Wang Y. Penalized nonlinear mixed effects model to identify biomarkers that predict disease progression[J]. Biometrics, 2017, 73 (4): 1343-1354.

[211] 章泽豹, 陈文光, 钟初雷. 医院感染性疾病症状监测体系的建立与应用尝试[J]. 疾病监测. 2008, 23 (2): 67-69.

[212] Relyea S L. An analytics approach to designing clinical trials for cancer[D]. Massachusetts Institute of Technology, 2013.

[213] Chawla N V, Davis D A. Bringing big data to personalized healthcare: a patient-centered framework[J]. Journal of General Internal Medicine, 2013, 28 (3): S660-S665.

[214] Kidd B A, Readhead B P, Eden C, et al. Integrative network modeling approaches to personalized cancer medicine[J]. Personalized Medicine, 2015, 12 (3): 245-257.

[215] 冯嵩, 胡建中. 基于大数据的个性化诊疗系统研究与探索[J]. 中国医学工程, 2017, 25 (9): 38-41.

[216] Delen D, Walker G, Kadam A. Predicting breast cancer survivability: a comparison of three data mining[J]. Artificial Intelligence in Medicine, 2005, 34 (2): 113-127.

[217] Bellazzi R, Zupan B. Predictive data mining in clinical medicine: Current issues and guidelines[J]. International Journal of Medical Informatics, 2008, 77 (2): 81-97.

[218] Celi L A, Galvin S, Davidzon G, et al. A database-driven decision support system: customized mortality prediction[J]. Journal of Personalized Medicine, 2012, 2 (4): 138-148.

[219] Wimmer H, Yoon V Y, Sugumaran V. A multi-agent system to support evidence based medicine and clinical decision making via data sharing and data privacy[J]. Decision Support Systems, 2016, 88: 51-66.

[220] Cheah Y K, Tang C F. Factors Influencing the use of preventive medical care in malaysia: evidence from national health and morbidity survey data[J]. Asian Economic Journal, 2017, 31 (2): 119-137.

[221] Wagholikar K B, Sundararajan V, Deshpande A W. Modeling paradigms for medical diagnostic decision support: a survey and future directions[J]. Journal of Medical Systems, 2012, 36 (5): 3029-3049.

[222] Risko R, Merdan S, Womble P R, et al. Clinical predictors and recommendations for staging computed tomography scan among men with prostate cancer[J]. Urology, 2014, 84 (6): 1329-1334.

[223] Xu Y, Zhu Q, Wang J. Breast cancer diagnosis based on a kernel orthogonal transform[J]. Neural Computing & Applications, 2012, 21 (8): 1865-1870.

[224] Si S, Liu G, Cai Z, et al. Using Bayesian networks to built a diagnosis and prognosis model for breast cancer[C]. Industrial Engineering and Engineering Management (IE&EM), 2011 IEEE 18th International Conference on. IEEE, 2011: 1795-1799.

[225] Lu C, Zhu Z, Gu X. An intelligent system for lung cancer diagnosis using a new genetic algorithm based feature selection method[J]. Journal of Medical Systems, 2014, 38 (9): 1-9.

[226] Avci E. A new expert system for diagnosis of lung cancer: GDA-LS_SVM[J]. Journal of Medical Systems, 2012, 36 (3): 2005-2009.

[227] Feng F, Wu Y, Wu Y, et al. The effect of artificial neural network model combined with six tumor markers in auxiliary diagnosis of lung cancer[J]. Journal of Medical Systems, 2012, 36(5): 2973-2980.

[228] Daliri M R. A hybrid automatic system for the diagnosis of lung cancer based on genetic algorithm and fuzzy extreme learning machines[J]. Journal of Medical Systems, 2012, 36(2): 1001-1005.

[229] Jung H, Chung K Y, Lee Y H. Decision supporting method for chronic disease patients based on mining frequent pattern tree[C]. Kluwer Academic Publishers, 2015, 74(20): 8979-8991.

[230] Lorenz G, Werner L, Susanne P, et al. Diagnostic support for selected neuromuscular diseases using answer-pattern recognition and data mining techniques, a proof of concept multicenter prospective trial[J]. BMC Medical Informatics & Decision Making, 2016, 16(1), 1-9.

[231] Wang L, Cao F, Wang S, et al. Using k-dependence causal forest to mine the most significant dependency relationships among clinical variables for thyroid disease diagnosis[J]. Plos One, 2017, 12(8): e0182070.

[232] Wu D, Cai Y, Cai J, et al. Comparative effectiveness research on patients with acute ischemic stroke using Markov decision processes[J]. BMC Medical Research Methodology, 12, 1(2012-03-09), 2012, 12(1): 23-23.

[233] Zhang J, Denton B T, Balasubramanian H, et al. Optimization of Prostate Biopsy Referral Decisions[J]. Manufacturing & Service Operations Management, 2012, 14(4): 529-547.

[234] Zhang Y, Denton B T, Nielsen M E. Comparison of surveillance strategies for low-risk bladder cancer patients[J]. Medical Decision Making, 2013, 33(2): 198-214.

[235] Tilson V, Tilson D A. Use of a Markov decision process model for treatment selection in an asymptomatic disease with consideration of risk sensitivity[J]. Socio-Economic Planning Sciences, 2013, 47(3): 172-182.

[236] Bennett C C, Hauser K. Artificial intelligence framework for simulating clinical decision-making: a Markov decision process approach[J]. Artificial Intelligence in Medicine, 2013, 57(1): 9-19.

[237] Karmarkar T D, Maurer A, Parks M L, et al. A fresh perspective on a familiar problem: examining disparities in knee osteoarthritis using a markov model[J]. Medical Care, 2017, 55(12): 1993-1000.

[238] Andeweg C S, Groenewoud J, Jan V D W G, et al. A Markov decision model to guide treatment of recurrent colonic diverticulitis[J]. Clinical Gastroenterology & Hepatology, 2016, 14(1): 87-95.

[239] Underwood D J, Zhang J, Denton B T, et al. Note on "simulation optimization of PSA-threshold based prostate cancer screening policies"[J]. Health Care Management Science, 2012, 15(4): 293-309.

[240] Muthuraman T, Sankaran G. A framework for personalized decision support system for the healthcare application[J]. Health Science Journal, 2014, 8(2): 262.

[241] Hussain M, Khan W A, Fatima I, et al. Cloud-based Smart CDSS for chronic diseases[J]. Health & Technology, 2013, 3(2): 153-175.

[242] Denton B, OguzhanAlagoz, AllenHolder, et al. Medical decision making: open research challenges[J]. Iie Transactions on Healthcare Systems Engineering, 2011, 1(3): 161-167.

[243] Mason J E, Denton B T, Shah N D, et al. Optimizing the simultaneous management of blood pressure and cholesterol for type 2 diabetes patients[J]. European Journal of Operational Research, 2014, 233(3): 727-738.

[244] Chui K T, Tsang K F, Wu C K, et al. Cardiovascular diseases identification using electrocardiogram health identifier based on multiple criteria decision making[J]. Expert Systems with Applications, 2015, 42(13): 5684-5695.

[245] Sen A K, Patel S B, Shukla D P. A data mining technique for prediction of coronary heart disease using neuro-fuzzy integrated

approach two level [J]. International Journal of Engineering and Computer Science, 2013, 2(9), 1663-1671.

[246] Thong N T, Son L H. HIFCF: An effective hybrid model between picture fuzzy clustering and intuitionistic fuzzy recommender systems for medical diagnosis[J]. Expert Systems with Applications, 2015, 42(7): 3682-3701.

[247] Onan A. A fuzzy-rough nearest neighbor classifier combined with consistency-based subset evaluation and instance selection for automated diagnosis of breast cancer[J]. Expert Systems with Applications, 2015, 42(20): 6844-6852.

[248] Zarikas V, Papageorgiou E, Regner P. Bayesian network construction using a fuzzy rule based approach for medical decision support[J]. Expert Systems, 2015, 32(3): 344-369.

[249] Mou Q, Xu Z, Liao H. An intuitionistic fuzzy multiplicative best-worst method for multi-criteria group decision making[J]. Information Sciences, 2016, 374: 224-239.

[250] 中国疾病预防控制中心. 中国疾病预防控制工作进展(2015)[R]. 2015.

[251] Wilkinson L. China's asthma problem is bad-and growing worse, The Atlantic[N], 26 June. 2013.

[252] Guarascio A J, Ray S M, Finch C K, et al. The clinical and economic burden of chronic obstructive pulmonary disease in the USA[J]. ClinicoEconomics and outcomes research: CEOR, 2013, 5: 235.

[253] 潘虎. 中国式管理型医疗初探[D]. 北京: 清华大学, 2003.

[254] 林枫. 医疗保险和服务制度的可持续发展[J]. 中国卫生经济, 2004, 23(2): 42-44.

[255] 郑大喜. 医疗保险对医院经营的影响及其应对策略[J]. 中华医院管理杂志, 2004, 20(6): 349-350.

[256] 郑大喜. 医疗保险费用支付方式的比较及其选择[J]. 中国初级卫生保健, 2005, 19(6): 6-9.

[257] 孙卫. 改进医疗费用支付方式, 破解"看病贵"难题[J]. 卫生经济研究, 2006(11): 16-17.

[258] 吴旭东, 刘恩靖, 宫明. 不同医疗保险支付方式的分析比较[J]. 实用医药杂志, 2012, 29(4): 374-375.

[259] 周绿林. 我国医疗保险费用控制研究[D]. 镇江: 江苏大学, 2008.

[260] 吴美蓉. 借鉴国外医保模式, 建立并完善我国医疗保障制度[J]. 生产力研究, 2010, (1): 169-171.

[261] 陈晖, 刘宗龙. 世界各国医疗保险支付方式之比较分析[J]. 天津社会保险, 2012(5): 60-62.

[262] 占明珍. 从境外医疗保险制度看中国医改取向[J]. 河北职业教育, 2007, 3(13): 72.

[263] 刘晓惠. 国外医疗服务支付方式综述[J]. 经济与管理研究, 2006(7): 81-84.

[264] 孙菁, 郭强, 陈进清, 等. 医疗费用支付方式的比较与启示[J]. 解放军医院管理杂志, 2005, 12(5): 471-472.

[265] 徐静, 周亚夫, 葛运运, 等. 国内外全科医生的覆盖范围及待遇和相应支付方式[J]. 中国全科医学, 2013(30): 2787-2789.

[266] 王小丽. 国外医疗保险筹资方式的比较及思考[J]. 中国医院管理, 1999(3): 14-16.

[267] 卢建龙, 祁方家, 应晓华. 社会历史背景视角下的支付方式改革——以德国、英国和台湾地区为例[J]. 中国卫生政策研究, 2013, 6(9): 18-23.

[268] 叶锋, 刘来生, 张鹭鹭. 公立医院补偿机制改革国际比较研究[J]. 中国医院, 2014, 18(4): 15-18.

[269] 宋蕾. 基本医疗保险慢性病管理与支付方式研究[D]. 南京: 东南大学, 2013.

[270] 万彬, 冷明祥, 胡大洋, 等. 我国三种基本医疗保险支付方式的改革与探索[J]. 中国医院管理, 2011, 31(2): 44-47.

[271] 孙梦, 宋国梵, 黄华. 医保总额预付: 3年探索与实践上海跨入深水区[J]. 医院领导决策参考, 2012(10): 35-38.

[272] 龚舒琴. 对镇江市医疗保险医疗费用支付方式效应的回顾性分析[J]. 江苏卫生事业管理, 2004, 15(3): 49-51.

[273] 冯蕾, 张文燕. 总额预付拧紧费用之阀管窥台湾全民健保[J]. 中国医院院长, 2010(5): 46-48.

[274] 黄慧英. 诊断相关分类法在北京地区医院管理中的可行性研究[J]. 中华医院管理杂志, 1994(3): 131-136.

[275] 徐勇勇, 张音, 潘峰, 等. 基于我国病案首页的病例组合方案与病例组合指数[J]. 中华医院管理杂志, 2001, 17(1): 34-36.

[276] 高广颖. 支付方式决定行为方式[J]. 当代医学, 2005(9): 88-89.

[277] 杨蓉. 我国医疗保险费用支付方式的比较与选择[J]. 知识经济, 2014(10): 88-89.

[278] 孟伟, 丛楣华. 我国城镇职工基本医疗保险费用结算管理现状分析与发展对策[J]. 中国初级卫生保健, 2003, 17(2): 2-5.

[279] 张静, 朱琳. 医患关系紧张的原因及对策[J]. 医学与社会, 2017, 30(8): 44-46.

[280] Tartter P I, Beck G, Fuchs K. Determinants of hospital stay after modified radical mastectomy[J]. American Journal of Surgery, 1994, 168(4): 320-324.

[281] Rhodes R S , Sharkey P D , Horn S D . Effect of patient factors on hospital costs for major bowel surgery: implications for managed health care[J]. Surgery, 1995, 117(4):443-450.

[282] Lin T, Chou P, Tsai S T, et al. Predicting factors associated with costs of diabetic patients in Taiwan[J]. Diabetes Research & Clinical Practice, 2004, 63(2): 119-25.

[283] Pirson M, Dramaix M, Leclercq P, et al. Analysis of cost outliers within APR-DRGs in a Belgian general hospital: two complementary approaches[J]. Health Policy, 2006, 76(1): 13-25.

[284] Agnes L F Chan, Thau-Ming Cham, Shun-Jin lin. Direct medical cost in patients with Alzheimer's disease in Taiwan: a population-based study[J]. Current therapeutic research, 2009, 70(1): 10-18.

[285] Poston S, Broder M S, Gibbons M M, et al. Impact of alvimopan(entereg) on hospital costs after bowel resection: results from a large inpatient database[J]. P & T: A Peer-Reviewed Journal for Formulary Management, 2011, 36(4): 209-220.

[286] Wang Q C, Sickler A, Chawla R, et al. Predicting medical reimbursement amount-what factors drive the medical cost trend[J]. Value in Health, 2015, 18(3): A269-A269.

[287] Guo J J, Liu L, Du W, et al. PCV26-Antithrombotic therapy and direct medical costs in patients with acute coronary syndrome in shanghai, china[J]. Value in Health Regional Issues, 2016, 9(7): 93-98.

[288] Limsrivilai J, Stidham R W, Govani S M, et al. Factors that predict high health care utilization and costs for patients with inflammatory bowel diseases[J]. Clinical Gastroenterology & Hepatology, 2016, 15(3): 385-392. e2.

[289] Ahlawat R, Tiwari P, D' Cruz S. Direct cost for treating chronic kidney disease at an outpatient setting of a tertiary hospital: evidence from a cross-sectional study[J]. Value Health Reg Issues, 2017, 12: 36-40.

[290] 陈琳, 刘玉秀, 杨宝林. 593 例医保患者住院费用分析[J]. 解放军医院管理杂志, 2004, 11(2): 189-191.

[291] 闫小萍, 董一颖, 杨宇, 等. 17838 例医保病人住院费用的构成分析[J]. 中国病案, 2011, 12(4): 51-52.

[292] 武雅莉, 吴兵, 李海燕, 等. 医保患者人工关节置换术住院费用及其影响因素分析[J]. 农垦医学, 2015(4): 355-358.

[293] 张治英. 部队甲肝疫苗接种策略的成本效用分析[D]. 西安: 第四军医大学, 2000.

[294] 罗仁夏, 吴彬. 医疗保险住院费用调查及多因素分析[J]. 中国医院统计, 2006, 13(1): 47-49.

[295] 赵忻怡, 张晓, 唐洋, 等. 乳腺癌手术病人住院费用及影响因素分析[J]. 中国卫生经济, 2009, 28(1): 41-43.

[296] 朱瑞凯, 冯向先, 杨辉, 等. 886 例乳腺癌病人住院费用影响因素分析[J]. 中华疾病控制杂志, 2014, 18(3): 247-251.

[297] 严金燕, 黄泽阳, 姜文亭, 等. 单病种住院费用的多影响因素分析与研究[J]. 解放军医院管理杂志, 2006, 13(7): 597-599.

[298] 程秀兰. 某二级甲等综合医院单病种费用分析——以剖官产为例[J]. 卫生软科学, 2012(9): 811-813.

[299] 黄茂娟, 潘敏, 周莲姿, 等. 基于DRGs 的急性化脓性扁桃体炎(非手术)患者住院费用分析[J]. 卫生软科学, 2016, 30(2): 85-88.

[300] 刘忻梅. 基于DRGs 的住院医疗费用分析[D]. 西安: 西安电子科技大学, 2007.

[301] 陈梅, 刘忠, 陈国英, 等. 基于DRGs 的呼吸系统疾病住院费用分析[J]. 中华医院管理杂志, 2013, 29(2): 97-100.

[302] 汪笃礼, 胡益兰, 贺飞明. 永新县城乡居民参保与参合儿童呼吸系统疾病住院医疗费用差异及其影响因素探讨[J]. 基层

医学论坛, 2018 (2) : 242-243.

[303] 程沛然, 廖祖达, 陈澍, 等. 参加城镇职工医疗保险的缺血性脑梗死患者住院费用影响因素研究[J]. 卫生软科学, 2018 (2) : 46-50.

[304] 谢岱仪, 王前, 李超, 等. 甲状腺癌患者住院费用影响因素分析[J]. 中国医疗保险, 2018 (1) : 46-50.

[305] 罗志敏, 柏有为, 黄丽萍, 等. 合肥市某三级甲等医院 COPD 住院患者医疗费用构成及其影响因素分析[J]. 安徽医学, 2018, 39 (2) : 141-145.

[306] 沈培. 基于数据挖掘的甲肝医疗费用影响因素与控制策略研究[D]. 武汉: 华中科技大学, 2012.

[307] 陈亚杰, 曹燕. 我国医疗卫生费用增长的市场推进机制探讨[J]. 医学与社会, 2010, 23 (2) : 21-22.

[308] 翟占林, 吴晓明. 我国医疗体制改革的思考[J]. 中华医药杂志, 2006.

[309] Huber C A, Schneeweiss S, Signorell A, et al. Improved prediction of medical expenditures and health care utilization using an updated chronic disease score and claims data[J]. Journal of Clinical Epidemiology, 2013, 66 (10) : 1118-1127.

[310] Fellingham G W, Kottas A, Hartman B M. Bayesian nonparametric predictive modeling of group health claims[J]. Insurance Mathematics & Economics, 2014, 60: 1-10.

[311] Zhao Y, Ash A S, Ellis R P, et al. Predicting pharmacy costs and other medical costs using diagnoses and drug claims[J]. Medical Care, 2005, 43 (1) : 34-43.

[312] Ash A S, Ellis R P, Pope G C, et al. Using diagnoses to describe populations and predict costs. [J]. Health Care Financing Review, 2000, 21 (3) : 7-28.

[313] Zhao Y, Ellis R P, Ash A S, et al. Measuring population health risks using inpatient diagnoses and outpatient pharmacy data[J]. Health Services Research, 2001, 36 (6 Pt 2) : 180-193.

[314] Farley J F, Harley C R, Devine J W. A comparison of comorbidity measurements to predict healthcare expenditures[J]. American Journal of Managed Care, 2006, 12 (2) : 110-9.

[315] Friedman B, Jiang H J, Elixhauser A, et al. Hospital Inpatient Costs for Adults with Multiple Chronic Conditions[J]. Medical Care Research & Review, 2006, 63 (3) : 327-346.

[316] Wettermark B, Persson M E, Wilking N, et al. Forecasting drug utilization and expenditure in a metropolitan health region[J]. Bmc Health Services Research, 2010, 10 (1) : 1-14.

[317] 施朝健, 张明铭. Logistic 回归模型分析[J]. 计算机辅助工程, 2005, 14 (3) : 74-78.

[318] Richard A Johnson, Dean W. Wichern. 实用多元统计分析[M]. 陆璇, 译. 北京: 清华大学出版社, 2007.

[319] Leininger L J, Saloner B, Wherry L R. Predicting high-cost pediatric patients: derivation and validation of a population-based model[J]. Medical Care, 2015, 53 (8) : 729-35.

[320] Png M E, Yoong J, Chen C, et al. Risk factors and direct medical cost of early versus late unplanned readmissions among diabetes patients at a tertiary hospital in Singapore[J]. Current Medical Research & Opinion, 2018: 1-19.

[321] 华来庆, 张力, 熊林平. Logistic 回归在住院病例医疗费用分析中的应用[J]. 第二军医大学学报, 2005, 26 (10) : 1198-1200.

[322] 王明高, 孟生旺. 医疗费用预测的贝叶斯多项式混合效应模型[J]. 统计研究, 2016, 33 (2) : 75-78.

[323] 马晓敏, 贾卫东, 杨朔, 等. 有限混合模型在肝硬化住院患者医疗费用研究中的应用[J]. 中国卫生统计, 2017, 34 (3) : 412-414.

[324] 韩红丽, 王以新, 张佩雪, 等. 浅谈冠心病患者门诊费用相关因素分析[J]. 继续医学教育, 2018 (2) : 88-91.

[325] 胡青坡, 陆少艳, 顾建红, 等. 上海市某医院医务人员腰背痛影响因素 Logistic 回归分析[J]. 中国预防医学杂志, 2018 (2) : 111-115.

[326] 易榕. 风险调整与预测模型在国际医药管理和改革中的运用[C]. 中国科协年会. 2009.

[327] Chang H Y, Lee W C, Weiner J P. Comparison of alternative risk adjustment measures for predictive modeling: high risk patient case finding using Taiwan's National Health Insurance claims[J]. Bmc Health Services Research, 2010, 10(5): 734-740.

[328] Sales A E, Liu C K, Malkin J, et al. Predicting costs of care using a pharmacy-based measure risk adjustment in a veteran population[J]. Medical Care, 2003, 41(6): 753-760.

[329] 朱晓峰. 面向海量数据的快速挖掘算法研究[D]. 南京: 南京邮电大学, 2012.

[330] 夏骄雄. 数据资源聚类预处理及其应用研究[D]. 上海: 上海大学, 2007.

[331] 田文英. 机器学习与数据挖掘[M]. 北京: 电子工业出版社, 2004.

[332] Pietz K, Byrne M M, Petersen L A. A decision-theoretic approach to identifying future high-cost patients[J]. Medical Care, 2006, 44(9): 842-849.

[333] Phillips-Wren G, Sharkey P, Dy S M. Mining lung cancer patient data to assess healthcare resource utilization[J]. Expert Systems with Applications, 2008, 35(4): 1611-1619.

[334] Shenas S A I, Raahemi B, Tekieh M H, et al. Identifying high-cost patients using data mining techniques and a small set of non-trivial attributes[J]. Computers in Biology & Medicine, 2014, 53: 9-18.

[335] Toscano C M, Sugita T H, Mqm R, et al. Annual direct medical costs of diabetic foot disease in brazil: a cost of illness study[J]. International Journal of Environmental Research and Public Health, 2018, 15(1): 89.

[336] 姚胜男, 杨云雁. 新医改背景下医疗保险费用控制机制研究[D]. 成都: 西南财经大学, 2013.

[337] 商文学, 郝玉梅. 医疗保险费用控制策略研究[J]. 东方企业文化, 2012(6): 162-163.

[338] 毛瑛, 井朋朋, 吴静娴, 等. 我国医疗费用控制策略研究[J]. 中国卫生经济, 2014, 33(9): 31-34.

[339] 王燕华, 许红华, 何海洋. 对医疗保险费用及其控制策略的研究综述[J]. 法制与社会, 2010(36): 82-83.

[340] 黎民, 崔璐. 社会医疗保险中的道德风险与费用控制[J]. 人口与经济, 2007(4): 74-78.

[341] 刘国恩, 唐婷婷, 雷震. 医疗保险个人账户对医疗费用的影响: 基于镇江医疗保险数据的面板分析[J]. 中国卫生经济, 2009, 28(2): 9-12.

[342] 李晓燕. 基于成本降低的医保费用控制策略[J]. 现代医院, 2017, 17(6): 826-828.

[343] 李佳. 医保费用管理及其控制研究[J]. 世界最新医学信息文摘, 2018(30).

[344] Schneeweiss S, Avorn J. A review of uses of health care utilization databases for epidemiologic research on therapeutics[J]. Journal of Clinical Epidemiology, 2005, 58(4): 323-337.

[345] Hoffmann F. Review on use of German health insurance medication claims data for epidemiological research[J]. Pharmacoepidemiology & Drug Safety, 2010, 18(5): 349-356.

[346] 陆春吉, 任慧玲, 李亚子. 大数据环境下医保数据应用探究[J]. 中国数字医学, 2016, 11(8): 16-18.

[347] Weiner J P, Powe N R, Steinwachs D M, et al. Applying insurance claims data to assess quality of care: a compilation of potential indicators[J]. QRB-Quality Review Bulletin, 1990, 16(12): 424-438.

[348] Soumerai S B, Ross-Degnan D, Avorn J, et al. Effects of Medicaid drug-payment limits on admission to hospitals and nursing homes[J]. New England Journal of Medicine, 1991, 325(15): 1072-1077.

[349] Von Korff M, Wagner E H, Saunders K. A chronic disease score from automated pharmacy data[J]. Journal of clinical epidemiology, 1992, 45(2): 197-203.

[350] Graham D J, Campen D, Hui R, et al. Risk of acute myocardial infarction and sudden cardiac death in patients treated with cyclo-oxygenase 2 selective and non-selective non-steroidal anti-inflammatory drugs: nested case-control study[J]. The Lancet,

2005, 365 (9458) : 475-481.

[351] Brown J S, Kulldorff M, Chan K A, et al. Early detection of adverse drug events within population-based health networks: application of sequential testing methods[J]. Pharmacoepidemiology and drug safety, 2007, 16 (12) : 1275-1284.

[352] Bjarnadóttir M V. Data-driven approach to health care: applications using claims data[D]. Massachusetts Institute of Technology, 2008.

[353] Lieu T A, Kulldorff M, Davis R L, et al. Real-time vaccine safety surveillance for the early detection of adverse events[J]. Medical Care, 2007, 45 (10) : S89-S95.

[354] Lawthers A G, McCarthy E P, Davis RB, Peterson LE, Palmer RH, Iezzoni LI. Identifcation of in-hospital complications from claims data: is it valid?[J]. Medical Care, 2000, 38 (8) : 785-795.

[355] Hebert P L, Geiss L S, Tierney E F, et al. Identifying persons with diabetes using Medicare claims data[J]. American Journal of Medical Quality, 1999, 14 (6) : 270-277.

[356] Quam L, Ellis L B M, Venus P, et al. Using claims data for epidemiologic research: the concordance of claims-based criteria with the medical record and patient survey for identifying a hypertensive population[J]. Medical Care, 1993, 31 (6) : 498-507.

[357] Robinson J R, Young T K, Roos L L, et al. Estimating the burden of disease: comparing administrative data and self-reports[J]. Medical Care, 1997, 35 (9) : 932-947.

[358] Klabunde C N, Potosky A L, Legler J M, et al. Development of a comorbidity index using physician claims data[J]. Journal of Clinical Epidemiology, 2000, 53 (12) : 1258-1267.

[359] Klabunde C N, Warren J L, Legler J M. Assessing comorbidity using claims data: An overview[J]. Medical Care, 2002, 40 (8) : IV-26.

[360] Elixhauser A, Steiner C, Harris D R, et al. Comorbidity measures for use with administrative data[J]. Medical Care, 1998, 36 (1) : 8-27.

[361] Cai L, Lubitz J, Flegal K M, et al. The predicted effects of chronic obesity in middle age on medicare costs and mortality[J]. Medical Care, 2010, 48 (6) : 510-517.

[362] 郭莺, 高鑫. 医院如何适应医保支付方式改革[J]. 中国社会保障, 2010 (5) : 82-83.

[363] 官波. 美国医保 DRG 支付方式对我国医保支付方式选择的启示[J]. 卫生软科学, 2004, 18 (6) : 283-286.

[364] 徐长妍, 张美荣, 彭琳. 医疗费用支付方式比较分析[J]. 中国病案, 2008, 9 (12) : 17-18.

[365] 闻烈, 张继东, 闻大翔, 等. 医保费用后付制与医保总量预付制的比较研究[J]. 中国医院, 2010, 14 (11) : 37-38.

[366] 关晓明, 李宝和. 住院病种医疗费用预测控制的研究[J]. 中国医院管理, 1992 (11) : 21-25. ,

[367] 贾红英. 住院费用控制的理论与实证研究[D]. 济南: 山东大学, 2014.

[368] 郑玉新. 暴露评估与暴露组研究——探索环境与健康的重要基础[J]. 中华预防医学杂志, 2013, 47 (2) : 99-100.

[369] 佚名. Chronic obstructive pulmonary disease 慢阻肺[J]. 健康必读, 2016 (1) : 59.

[370] http: //www. thebigdata. cn/YeJieDongTai/13734. html.

[371] Darnell K, Dwivedi A K, Weng Z, et al. Disproportionate utilization of healthcare resources among veterans with COPD: a retrospective analysis of factors associated with COPD healthcare cost[J]. Cost Effectiveness and Resource Allocation, 2013, 11 (1) : 13.

[372] Boscardin C K, Gonzales R, Bradley K L, et al. Predicting cost of care using self-reported health status data[J]. Bmc Health Services Research, 2015, 15 (1) : 1-8.

[373] 郭貔, 王力, 郝元涛. 基于 LASSO 回归模型与百度搜索数据构建的流感疫情预测系统[J]. 中国卫生统计, 2017,

34(2):186-191.

[374] 方匡南, 吴见彬, 朱建平, 等. 随机森林方法研究综述[J]. 统计与信息论坛, 2011, 26(3): 32-38.

[375] Greiner M A, Hammill B G, Fonarow G C, et al. Predicting Costs Among Medicare Beneficiaries with Heart Failure[J]. American Journal of Cardiology, 2012, 109(5): 705-711.

[376] 易延华, 胡桂洁. 应用 R 软件和 Epicalc 程序包进行医学 Logistic 回归分析[J]. 中国病案, 2015, 16(3): 33-37.

[377] 魏登军, 黎夏. 国外分级诊疗体系及其对我国的启示[J]. 中国初级卫生保健, 2016, 30(2):8-10.

[378] 王晓斌. 美国医疗健康大数据建设经验借鉴[EB/OL]. http://www.qianzhan.com/analyst/detail/220/161205-25646ece.html. 2016-12-05.

[379] Townsend P. Inequity and the health service[J]. The Lancet, 1974, 303(7868): 1179-1190.

[380] Smith D B, Kaluzny A D. Inequality in health care programs a note on some structural fact or affecting healthcare behavior[J]. Medical Care, 1974, 12(10): 860-870.

[381] Rosero-Bixby L. Spatial access to health care in Cost a Rica and its equity: a GIS-based study[J]. Social Science Medicine, 2004, 58(7): 1271-1284.

[382] Horev T, Pesis-Katz I, Mukamel D B. Trends in geographic disparities in allocation of healthcare resources in the US[J]. Health Policy, 2004, 68(2): 223-232.

[383] Gesler W M, Sherman J E, Spencer J, et al. Exploring inequalities in healthcare coverage by degree of rurality in western North Carolina[J]. Southeast Geographer, 2006, 46(1): 97-120.

[384] Janković J, Simić S, Marinković J. Inequalities that hurt: demographic, socio-economic and health status inequalities in the utilization of health services in Serbia[J]. European Journal of Public Health, 2009, 20(4): 389-396.

[385] Kreng V B, Yang C T. The equality of resource allocation in healthcare under the National Health Insurance System in Tai wan[J]. Health Policy, 2011, 100(2/3): 203-210.

[386] Yang W, Ji an W, Maitland E, et al. Growing old before growing rich: inequality in health service utili-zation among the mid-aged and elderly in Gansu and Zhejiang Provinces, China[J]. BMC Health Services Research, 2012, 12(1): 1-11.

[387] 韩宗保, 韩建. 优化我国医疗卫生资源配置的财政政策选择[J]. 福建论坛(人文社会科学版), 2011(7): 33-37.

[388] 韩雪梅, 贾登勋. 甘肃省卫生资源配置公平性的实证分析[J]. 兰州大学学报(社会科学版), 2013, 41(6): 90-96.

[389] 何宁, 马蔚姝. 天津市卫生资源配置状况及其公平性的比较分析[J]. 理论与现代化, 2013(6): 100-105.

[390] Mckinnon B, Harper S, Kaufman J S. Do Socioeconomic inequalities in neonatal mortality reflect inequalities in coverage of maternal health services? Evidence from 48 low-and middle-income countries[J]. Maternal and Child Health Journal, 2016, 20(2): 434-446.

[391] Liu X, Gao W, Yan H. Measuring and decomposing the inequality of maternal health services utilization in Western Rural China[J]. BMC Health Services Research, 2014, 14(1): 102.

[392] Li C, Zeng L, Dibley M J, et al. Evaluation of socio-economic inequalities in the use of maternal health services in rural western China[J]. Public Health, 2015, 129(9): 1251-1257.

[393] Chen Y, Yin Z, Xie Q. Suggestions to ameliorate the Inequity In urban/rural allocation of healthcare resources in China[J].International Journal for Equity in Health,2014,13(1):34.

[394] Xie X, W u Q, Hao Y, et al. Identifying determinants of socioeconomic inequality in health service utilization among patients with chronic non-communicable diseases in China [J]. PLoS ONE, 2014, 9(6): e100231.

[395] Ricketts T C, Goldsmith L J, Holmes G M, et al. Designating places and populations as medically underserved: a proposal for a

new approach[J]. Journal of Health Care for the Poor and Underserved, 2007, 18(3):567.

[396] Chao X, Liu L, Zheng S. Resource allocation in multisite service systems with intersite customer flows[J]. Management Science, 2003, 49(12): 1739-1752.

[397] Qiu Y, Song J, Liu Z. A simulation optimisation on the hierarchical health care delivery system patient flow based on multi-fidelity models[J]. International Journal of Production Research, 2016, 54(21): 1-16.

[398] Song J, Wen J. A non-cooperative game with incomplete information to improve patient hospital choice[J]. International Journal of Production Research, 2015, 53(24):7360-7375.

[399] Paltiel O, Ronen I, Polliack A, et al. Two-way referral bias: evidence from a clinical audit of lymphoma in a teaching hospital[J]. Journal of clinical Epidemiology, 1998, 51(2):93-98.

[400] Song J, Qiu Y, Liu Z. Integrating Optimal Simulation Budget Allocation and Genetic Algorithm to find the Approximate Pareto Patient Flow Distribution[J]. IEEE Transactions on Automation Science & Engineering, 2016, 13(1):149-159.

[401] 胡沐. 我国医疗保险费用控制研究——基于预防的视角[D]. 芜湖: 安徽师范大学, 2013.

[402] 刘伟, 陆晓农, 王秀瑛, 等. 医保经费用于慢性病管理的可行性探讨[J]. 中国卫生经济, 2007, 26(02): 33-35.

[403] Chambers J D, Cangelosi M J, Neumann P J. Medicare's use of cost-effectiveness analysis for prevention(but not for treatment) [J]. Health Policy, 2015, 119(2): 156-163.

[404] Jacobsen M M, Walensky R P. Modeling and Cost-Effectiveness in HIV Prevention [J]. Current Hiv, 2016, 13(1): 64-75.

[405] Russell L B. Preventing chronic disease: an important investment, but don't count on cost savings[J]. Health Affairs, 2009, 28(1):42-45.

[406] Dave D, Kaestner R. Health insurance and ex ante moral hazard: evidence from Medicare[J]. International Journal of Health Care finance and Economics, 2009, 9(4):367-390.

[407] Ellis R P, Manning W G. Optimal health insurance for prevention and treatment[J]. Journal of Health Economics, 2007, 26(6):1128.

[408] Wehby G L. Child health insurance and early preventive care in three south American countries[J]. Health Policy & Planning, 2013, 28(3):328.

[409] Aljutaili M, Becker C, Witt S, et al. Should health insurers target prevention of cardiovascular disease? A cost-effectiveness analysis of an INdividualised programme in Germany based on routine data [J]. Bmc Health Services Research, 2014, 14(1):1-10.

[410] He S, Sim M, Zhang M. Data-driven patient scheduling in emergency departments: A hybrid robust-stochastic approach[J]. http://www. optimization-online. org/DB_HTML/2015/11/5213. html, 2015.

[411] Whitt W, Zhang X. A data-driven model of an emergency department[J]. Operations Research for Health Care, 2017, 12: 1-15.

[412] Kim S H, Whitt W, Cha W C. A Data-Driven Model of an Appointment-Generated Arrival Process at an Outpatient Clinic[J]. Informs Journal on Computing, 2018, 30(1): 181-199.

[413] He B, Dexter F, Macario A, et al. The Timing of Staffing Decisions in Hospital Operating Rooms: Incorporating Workload Heterogeneity into the Newsvendor Problem[J]. Manufacturing & Service Operations Management, 2012, 14(1): 99-114.

[414] Burney P, Jarvis D, Perez-Padilla R. The global burden of chronic respiratory disease in adults[J]. The International Journal of Tuberculosis and Lung Disease, 2015, 19(1): 10-20.

[415] Barnes B, Mathee A, Thomas E, et al. Household energy, indoor air pollution and child respiratory health in South Africa[J]. Journal of Energy in Southern Africa, 2009, 20(1): 4-13.

[416] Armah F A, Gyeabour E K. Health Risks to Children and Adults Residing in Riverine Environments where Surficial Sediments Contain Metals Generated by Active Gold Mining in Ghana[J]. Toxicological Research, 2013, 29(1): 69-79.

[417] Foote E M, Gieraltowski L, Ayers T, et al. Impact of Locally-Produced, Ceramic Cookstoves on Respiratory Disease in Children in Rural Western Kenya[J]. American Journal of Tropical Medicine & Hygiene, 2013, 88(1): 132-137.

[418] Rabinovitch N, Strand M, Gelfand E W. Particulate levels are associated with early asthma worsening in children with persistent disease[J]. American Journal of Respiratory & Critical Care Medicine, 2006, 173(10): 1098-1105.

[419] Yang Q, Chen Y, Krewski D, et al. Effect of short-term exposure to low levels of gaseous pollutants on chronic obstructive pulmonary disease hospitalizations[J]. Environmental Research, 2005, 99(1): 99-105.

[420] Xu X, Gao J, Dockery D W, et al. Air pollution and daily mortality in residential areas of Beijing, China[J]. Archives of Environmental Health, 2015, 49(4): 216-222.

[421] Venners S A, Wang B, Xu Z, et al. Particulate matter, sulfur dioxide, and daily mortality in Chongqing, China[J]. Environmental Health Perspectives, 2003, 111(4): 562-567.

[422] Kan H, Chen B. Air pollution and daily mortality in Shanghai: a time-series study [J]. Archives of Environmental Health, 2003, 58(6): 360-367.

[423] Xu Z Y, Yu D G, Jing L B, et al. Air pollution and daily mortality in Shenyang, China[J]. Archives of Environmental Health An International Journal, 2000, 55(2): 115-120.

[424] Wong T W, Lau T S, Yu T S, et al. Air pollution and hospital admissions for respiratory and cardiovascular diseases in Hong Kong [J]. Occupational & Environmental Medicine, 1999, 56(10): 679-683.

[425] Zhu W, Wang J, Zhang W, et al. Short-term effects of air pollution on lower respiratory diseases and forecasting by the group method of data handling[J]. Atmospheric Environment, 2012, 51(51): 29-38.

[426] 马关培, 邹宝兰, 许振成, 等. 广州市某区医院呼吸系统疾病门诊人数与大气污染关系的时间序列研究[J]. 环境与健康杂志, 2012, 29(6): 48-50.

[427] Liang W M, Wei H Y, Kuo H W. Association between daily mortality from respiratory and cardiovascular diseases and air pollution in Taiwan[J]. Environmental Research, 2009, 109(1): 51-58.

[428] Kim D H, Kim Y S, Park J S, et al. The effects of on-site measured ozone concentration on pulmonary function and symptoms of asthmatics[J]. Journal of Korean Medical Science, 2007, 22(1): 30-36.

[429] Akinbami L J, Moorman J E, Liu X. Asthma prevalence, health care use, and mortality: United States, 2005-2009 [J]. National Health Statistics Reports, 2011, 12(32): 1-14.

[430] Zahran H S, Bailey C, Garbe P. Vital Signs: Asthma Prevalence, Disease Characteristics, and Self-Management Education-United States, 2001-2009[J]. Morbidity & Mortality Weekly Report, 2011, 60(17): 547-552.

[431] Chen Z H, Wang P L, Shen H H. Asthma research in China: a five-year review[J]. Respirology, 2013, 18(S3): 10-19.

[432] Li G, Jing H, Xu G, et al. The short term burden of ambient fine particulate matter on chronic obstructive pulmonary disease in Ningbo, China[J]. Environmental Health, 2017, 16(1): 54.

[433] Tsai P F, Lin F M. An application of multi-attribute value theory to patient-bed assignment in hospital admission management: an empirical study[J]. Journal of Healthcare Engineering, 2015, 5(4): 439-456.

[434] Moustris K P, Douros K, Nastos P T, et al. Seven-days-ahead forecasting of childhood asthma admissions using artificial neural networks in Athens, Greece[J]. International Journal of Environmental Health Research, 2012, 22(2): 93-104.

[435] Soyiri I N, Reidpath D D, Sarran C. Forecasting asthma-related hospital admissions in London using negative binomial models

[J]. Chronic Respiratory Disease, 2013, 10 (2) : 85-94.

[436] Soyiri I N, Reidpath D D, Sarran C. Forecasting peak asthma admissions in London: an application of quantile regression models [J]. International Journal of Biometeorology, 2013, 57 (4) : 569-578.

[437] Restrepo C E, Simonoff J S, Thurston G D, et al. Asthma hospital admissions and ambient air pollutant concentrations in New York city[J]. Journal of Environmental Protection, 2012, 17 (6) : 1102.

[438] Zhang Y, Wang S, Liu Y. Application of ARIMA model on predicting monthly hospital admissions and hospitalization expenses for respiratory diseases[J]. Chinese Journal of Health Statistics, 2015, 32 (2) : 197-200.

[439] Hua J, Yin Y, Peng L, et al. Acute effects of black carbon and $PM_{2.5}$ on children asthma admissions: a time-series study in a Chinese city[J]. Science of the Total Environment, 2014, 481 (1) :433-438.

[440] Anderson H R, Butland B K, Van D A, et al. Satellite-based estimates of ambient air pollution and global variations in childhood asthma prevalence[J]. Environmental Health Perspectives, 2012, 120 (9) : 1333-1339.

[441] Gerke A K, Yang M, Tang F, et al. Association of hospitalizations for asthma with seasonal and pandemic influenza[J]. Respirology, 2014, 19 (1) : 116-121.

[442] Mclaren J, Williams I D. The impact of communicating information about air pollution events on public health[J]. Science of the Total Environment, 2015, 538: 478-491.

[443] Makra L, Puskás J, Matyasovszky I, et al. Weather elements, chemical air pollutants and airborne pollen influencing asthma emergency room visits in Szeged, Hungary: performance of two objective weather classifications[J]. International Journal of Biometeorology, 2015, 59 (9) : 1269-1289.

[444] Spickett J T, Brown H L, Rumchev K. Climate change and air quality: the potential impact on health[J]. Asia Pac J Public Health, 2011, 23 (2_suppl) : 37S-45S.

[445] S Sheffield P E, Knowlton K, Carr J L, et al. Modeling of regional climate change effects on ground-level ozone and childhood asthma [J]. American Journal of Preventive Medicine, 2011, 41 (3) : 251-257.

[446] Deschamps K M. Associations between daily asthma hospital admissions and ambient air pollutants in Montreal, 1992 to 1999[D]. Montreal: Concordia University, 2003.

[447] Abe T, Tokuda Y, Ohde S, et al. The relationship of short-term air pollution and weather to ED visits for asthma in Japan [J]. American Journal of Emergency Medicine, 2009, 27 (2) : 153-159.

[448] Cakmak S, Dales R E, Coates F. Does air pollution increase the effect of aeroallergens on hospitalization for asthma?[J]. Journal of Allergy & Clinical Immunology, 2012, 129 (1) : 228-231.

[449] Miller M A, Levsky M E, Enslow W, et al. Randomized evaluation of octreotide vs prochlorperazine for ED treatment of migraine headache[J]. The American Journal of Emergency Medicine, 2009, 27 (2) : 160-164.

[450] Sun H L, Chou M C, Lue K H. The relationship of air pollution to ED visits for asthma differ between children and adults[J]. American Journal of Emergency Medicine, 2006, 24 (6) : 709-713.

[451] Hakantecer L, OmarAlagha, FerhatKaraca, et al. Particulate matter (PM2. 5, PM10-2.5, and PM10) and children's hospital admissions for asthma and respiratory diseases: a bidirectional case-crossover study[J]. Journal of Toxicology & Environmental Health, 2008, 71 (8) : 512-520.

[452] Mar T F, Jansen K, Shepherd K, et al. Exhaled nitric Oxide in children with asthma and short-term PM2.5 exposure in seattle[J]. Environmental Health Perspectives, 2005, 113 (12) : 1791-1794.

[453] Yun R S, Jin S U, Hong L Y, et al. Effects of environmental PM2.5 pollution on the morbidity of asthma and lung cancer[J].

Journal of Labour Medicine, 2002, 23 (4): 367-378.

[454] Weinmayr G, Romeo E, Sario M D, et al. Short-term effects of PM_{10} and NO_2 on respiratory health among children with asthma or asthma-like symptoms: a systematic review and meta-analysis[J]. Environmental Health Perspectives, 2010, 118 (4):449-457.

[455] the 39th China Statistical Report on Internet Development, available: http: //www. cnnic. net. cn/hlwfzyj/hlwxzbg/hlwtjbg/ 201701/P020170123364672657408. pdf.

[456] Artola C, Pinto F, García P D P. Can internet searches forecast tourism inflows?[J]. International Journal of Manpower, 2015, 36 (1):103-116.

[457] D'Amuri F, Marcucci J. ' Google It!' Forecasting the US unemployment rate with a Google job search index[J]. MPRA Paper, 2009.

[458] Jun S P, Park D H, Yeom J. The possibility of using search traffic information to explore consumer product attitudes and forecast consumer preference[J]. Technological Forecasting & Social Change, 2014, 86 (340): 237-253.

[459] Li X, Pan B, Law R, et al. Forecasting tourism demand with composite search index[J]. Tourism Management, 2017, 59: 57-66.

[460] Della Penna N, Huang H. Constructing a consumer confidence index for the US using web search volume[J]. working paper, 2009.

[461] Fatima I, Halder S, Saleem M A, et al. Smart CDSS: integration of Social Media and Interaction Engine (SMIE) in healthcare for chronic disease patients[J]. Multimedia Tools & Applications, 2015, 74 (14): 5109-5129.

[462] Li S, Peng G, Wang J. Search queries based sales forecasting on Taobao[C] Ieee/acis, International Conference on Computer and Information Science. IEEE, 2014: 223-228.

[463] Webb G K. Forecasting U S. home foreclosures with an index of internet keyword searches[J]// value creation in e-business management. Americas Conference on Information Systems, Amcis 2009, Sigebiz Track, San Francisco, Ca, Usa, August 6-9, 2009. Selected Papers. DBLP, 2009: 196-203.

[464] Petroliagis T I, Pinson P. Early warnings of extreme winds using the ECMWF Extreme Forecast Index[J]. Meteorological Applications, 2014, 21 (2): 171-185.

[465] Teodoro M F. Industrial production index forecast: Methods comparison[C]. International Conference of Computational Metho. American Institute of Physics, 2012: 1103-1107.

[466] Xu W, Li Z, Chen Q. Forecasting the Unemployment Rate by Neural Networks Using Search Engine Query Data[C]. Hawaii International Conference on System Sciences. IEEE Computer Society, 2012: 3591-3599.

[467] Xu W. Data mining for unemployment rate prediction using search engine query data[J]. Service Oriented Computing & Applications, 2013, 7 (1): 33-42.

[468] Hassani H, Silva E S. Forecasting energy data with a time lag into the future and Google trends[J]. International Journal of Energy & Statistics, 2017, 4 (4): 1650020.

[469] Askitas N. Predicting Road Conditions with Internet Search[J]. Plos One, 2016, 11 (8): e0162080.

[470] Rivera R. A dynamic linear model to forecast hotel registrations in Puerto Rico using Google Trends data[J]. Tourism Management, 2016, 57: 12-20.

[471] Fantazzini D, Toktamysova Z. Forecasting German car sales using Google data and multivariate models[J]. International Journal of Production Economics, 2015, 170: 97-135.

[472] Smith P. Google's MIDAS Touch: Predicting UK Unemployment with Internet Search Data[J]. Journal of Forecasting, 2016, 35(3): 263-284.

[473] Vicente M R, López-Menéndez A J, Pérez R. Forecasting unemployment with internet search data: does it help to improve predictions when job destruction is skyrocketing?[J]. Technological Forecasting & Social Change, 2015, 92(92): 132-139.

[474] Zou X, Zhu W, Yang L, et al. Google Flu Trends——the initial application of big data in public health[J]. Chinese journal of preventive medicine, 2015, 49(6): 581-584.

[475] Robert M, Alexander Z, Peter D, et al. Forecasting influenza outbreak dynamics in Melbourne from Internet search query surveillance data[J]. Influenza & Other Respiratory Viruses, 2016, 10(4): 314-323.

[476] Araz O M, Dan B, Muelleman R L. Using Google Flu Trends data in forecasting influenza-like-illness related ED visits in Omaha, Nebraska[J]. American Journal of Emergency Medicine, 2014, 32(9): 1016-1023.

[477] Moss R, Zarebski A, Dawson P, et al. Retrospective forecasting of the 2010-2014 Melbourne influenza seasons using multiple surveillance systems[J]. Epidemiology & Infection, 2017, 145(1): 156-169.

[478] Xu Q, Gel Y R, Ramirez Ramirez L L, et al. Forecasting influenza in Hong Kong with Google search queries and statistical model fusion[J]. Plos One, 2017, 12(5): e0176690.

[479] Bardak B, Tan M. Prediction of influenza outbreaks by integrating Wikipedia article access logs and Google flu trend data[C]// IEEE International Conference on Bioinformatics and Bioengineering. IEEE Computer Society, 2015: 1-6.

[480] Nsoesie E, Mararthe M, Brownstein J. Forecasting peaks of seasonal influenza epidemics[J]. Plos Currents, 2013, 5.

[481] Preis T, Moat H S. Adaptive nowcasting of influenza outbreaks using Google searches[J]. Royal Society Open Science, 2014, 1(2): 140095.

[482] Broniatowski D A, Dredze M, Paul M J, et al. Using social media to perform local influenza surveillance in an inner-city hospital: a retrospective observational study[J]. Jmir Public Health & Surveillance, 2015, 1(1): e5.

[483] Ginsberg J, Mohebbi M H, Patel R S, et al. Detecting influenza epidemics using search engine query data[J]. Nature, 2009, 457(7232): 1012.

[484] Li Z, Liu T, Zhu G, et al. Dengue Baidu Search Index data can improve the prediction of local dengue epidemic: A case study in Guangzhou, China[J]. PLOS neglected Tropical Diseases, 2017, 11(3): e0005354.

[485] Wang H W, Chen D R, Yu H W, et al. Forecasting the incidence of dementia and dementia-related outpatient visits with Google trends: evidence from Taiwan[J]. Journal of Medical Internet Research, 2015, 17(11): e264.

[486] Ekström A, Kurland L, Farrokhnia N, et al. Forecasting emergency department visits using internet data[J]. Annals of Emergency Medicine, 2015, 65(4):436-442.

[487] Lazer D, Kennedy R, King G, et al. Big data. The parable of Google Flu: traps in big data analysis[J]. Science, 2014, 343(6176): 1203.

[488] Wilson J C T. Implementation of computer simulation projects in health care[J]. Journal of the Operational Research Society, 1981, 32(9): 825-832.

[489] 中华人民共和国国务院办公厅. 全国医疗卫生服务体系规划纲要(2015—2020 年)[J]. 中国实用乡村医生杂志, 2015, 22(9): 1-11.

[490] 林晓斐. 《中国居民营养与慢性病状况报告(2015 年)》发布[J]. 中医药管理杂志, 2015(13):89-89.

[491] 郭策. 我国慢性非传染性疾病现状与社区卫生服务[J]. 现代预防医学, 2012(3): 607-610.

[492] Marciniuk D, Ferkol T, Nana A, et al. Respiratory diseases in the world Realities of today——opportunities for tomorrow[J]. African Journal of Respiratory Medicine Vol, 2014, 9(1):4-13.

[493] Oliver M F. NORTH KARELIA PROJECT[J]. Lancet, 1987, 2(8557): 517-8.

[494] Farquhar J W, Al E. Community education for cardiovascular health[J]. Lancet, 1977, 1 (8023): 1192-1195.

[495] Luepker R V, Rästam L, Hannan P J, et al. Community education for cardiovascular disease prevention: morbidity and mortality results from the Minnesota Heart Health Program[J]. American journal of epidemiology, 1996, 144(4): 351-362.

[496] Carleton R A, Lasater T M, Asscf A R, et al. The Pawtucket Heart Health Program: community changes IN cardiovascular risk factors and projected disease risk[J]. American Journal of Public Health, 1995, 85 (6): 777-785.

[497] 卫生部慢性非传染性疾病综合防治社区示范点专家指导组. 我国慢性非传染性疾病社区综合防治示范点工作报告（一）——工作思路、工作目标和实施发展[J]. 中国慢性病预防与控制, 2002, 10 (1): 29-31.

[498] 张磊, 史中锋, 迟阿鲁. 居民高血压、糖尿病及知信行社区干预效果评价[J]. 中国公共卫生, 2013, 29 (4): 608-611.

[499] 杨林义, 王大宽, 马杭州, 等. 安钢社区慢性病综合防治五年的经验与效果[J]. 中国慢性病预防与控制, 2003, 11 (2): 75-76.

[500] 王卓, 江国虹, 郑文龙, 等. 天津市某城市社区慢性病综合防治效果评估[J]. 中国健康教育, 2012, 28 (10): 831-834.

[501] Mcphail S M. Multimorbidity in chronic disease: impact on health care resources and costs[J]. Risk Management and Health Policy, 2016, 9 (Issue 1): 143-156.

[502] 母双, 何权瀛, 余兵, 等. 三位一体支气管哮喘教育管理模式对病情控制水平和生命质量的影响[J]. 中华结核和呼吸杂志, 2006, 29 (11): 731-734.

[503] Bousquet J, Khaltaev N, Bousquet J, et al. Global surveillance, prevention and control of chronic respiratory diseases: a comprehensive approach[J]. Journal of Pharmacy Technology Jpt Official Publication of the Association of Pharmacy Technicians, 2007, 24 (2): 122-122.

[504] 中华人民共和国国家卫生和计划生育委员会. 中国疾病预防控制工作进展（2015 年）[J]. 首都公共卫生, 2015, 9 (3):97-101.

[505] 冯晓凯. 我国支气管哮喘患病情况及相关危险因素的流行病学调查[D]. 北京: 北京协和医学院, 2014.

[506] Masoli M, Fabian D, Holt S. The global burden of asthma: executive summary of the GINA Dissemination committee report[J]. Allergy, 2004, 59 (5): 469-478.

[507] Hoskins G, Mccowan C, Neville R G, et al. Risk factors and costs associated with an asthma attack[J]. Thorax, 2000, 55 (1): 19-24.

[508] Saint-Pierre P, Combescure C, Daurès J, et al. The analysis of asthma control under a Markov assumption with use of covariates[J]. Statistics in Medicine, 2003, 22 (24): 3755-3770.

[509] Gregory D, Sameer H, Pinker E J. Reserving capacity for urgent patients in primary care[J]. Production & Operations Management, 2011, 20 (3): 456-473.

[510] 朱志君. 价值与价值评价: 主客体关系的深层思考[J]. 辽宁师范大学学报, 2003 (01): 1-6.

[511] 范小清. 企业价值创新理论研究综述[J]. 金融教育研究, 2006 (2): 41-43.

[512] Kim W C, Mauborgne R. Value innovation: the strategic logic of high growth[J]. IEEE Engineering Management Review, 1998, 26 (2): 8-16.

[513] Kim W C, Mauborgne R. Strategy, value innovation, and the knowledge economy[J]. MIT Sloan Management Review, 1999, 40 (3): 41-42.

[514] Kumar N, Scheer L, Kotler P. From market driven to market driving[J]. European Management Journal, 2000, 18 (2): 129-142.

[515] Lichtenthaler U. Shared value innovation: linking competitiveness and societal goals in the context of digital transformation[J]. International Journal of Innovation & Technology Management, 2017,14 (04): 1750018.

[516] 王迎军, 曲亚民. 价值创新: 利基、途径与风险[J]. 南开管理评论, 2002, 5(1): 4-8.

[517] 侯仁勇, 胡树华. 企业价值创新的风险识别及防范[J]. 科学学与科学技术管理, 2003, 24(4): 49-51.

[518] 程立茹. 实现价值创新的技术创新路径研究[J]. 科技进步与对策, 2007, 24(4): 34-36.

[519] Cotton M, Henry J A, Hasek L. Value innovation: an important aspect of global surgical care[J]. Globalization and Health, 2014, 10(1): 1.

[520] Karami M, Torabi M. Value Innovation in Hospital: Increase Organizational IQ by Managing Intellectual Capitals[J]. Acta Informatica Medica, 2015, 23(1): 57-59.

[521] Wright E W, Marvel J, Wright MK. Innovation in Hospital Revenues: Developing Retail Sales Channels[J]. The health care manager, 2018, 37(1): 47-54.

[522] 蒋海泥, 王留明, 杜杏利, 等. 新形势下我国价值导向型医疗服务体系构建[J]. 中国医院, 2018, 22(4):19-21.

[523] W. 钱·金, 勒妮·莫博涅. 蓝海战略[M]. 吉宓, 译. 北京: 商务印书馆, 2016.

[524] 许婷, 陈礼标, 程书萍. 蓝海战略的价值创新内涵及案例分析[J]. 科学学与科学技术管理, 2007, 28(7): 54-58.

[525] 王蕊. "智慧医疗", 浙江模式推向全国[N]. 钱江晚报, 2012-2-28(B16).

[526] 健康生活方式从我做起. 光明日报[EB/OL]. [2016-09-26]. http://news.ifeng.com/a/20160926/50023236_0.shtml.

[527] ZareMehrjerdi Y. A system dynamics approach to healthcare cost control[J]. Internantional Journal of Industrial Engineering &Production Research, 2012(23): 175-185.

[528] Ebenstein A. The consequences of industrialization: evidence from water pollution and digestive cancers in China[J]. The Reviews of Economics and Statistics, 2012, 9(1): 186-201.

[529] Li Y, Wang W, Kan H, etal. Air quality and outpatient visits for asthma in adults duri ng the 2008 Summer Olympic Games in Beijing[J]. Science of The Total Environment, 2010, 408(5): 1226-1227.

[530] 莫建勋, 王庆林, 向月应, 等. 基于整体医疗理论的健康管理[J]. 解放军医院管理杂志, 2007, 15(4): 276.

[531] 陈吉华, 邓发基. 发展健康教育, 促进健康管理[J]. 中国农村卫生, 2015(19): 19-20.

[532] 海川. 大数据助推个性化医疗[J]. 新经济导刊, 2014, (9): 42-46.

[533] 毕晓萍. $PM_{2.5}$ 对环境与健康的影响探讨[J]. 绿色科技, 2012(5): 205.

[534] 王天宇. $PM_{2.5}$ 对人体健康效应影响的实证研究[D]. 西安: 陕西师范大学, 2014.

[535] 岑世宏. 京津唐城市群大气 PM_{10} 和 $PM_{2.5}$ 理化特征及健康效应研究[D]. 北京: 中国矿业大学(北京), 2011.

[536] 孟伟, 于云江, 郭庶. 国内外环境与健康的管理与研究[J]. 环境与健康杂志, 2007, 24(1): 4-7.

[537] 程龙. 国家智慧分级诊疗体系构建理论与实践[A]. 2015 年 4 月 17 日 2015 中国移动医疗产业论坛, 2015.

[538] Docteur E. Toworrds high-performing health systems: the ECD health project[M]. OECD, 2004.

[539] 袁庆, 袁魁昌, 李清华, 等. 糖尿病病人住院费用的多元逐步回归分析[J]. 中国卫生统计, 2008, 25(4): 360-362.

[540] 杨红叶, 刘玲玲. 乳腺肿瘤病人术前焦虑相关因素的多元逐步回归分析[J]. 护理研究, 2009, 23(16): 1438-1439.

[541] 张方, 傅书勇, 张一叶, 等. 基于主成分分析的中医药基本医疗保障体系中遴选影响因素的调查分析[J]. 中国药房, 2012(32): 2988-2991.

[542] 李倩. 重症监护护士核心能力综合评价量表的编制[D]. 长沙: 中南大学, 2014.

[543] 赵明, 马进. 公立医院公益性测度与影响因素研究[J]. 上海交通大学学报(医学版), 2009, 29(6): 737-740.

[544] 马强. 模糊综合评价法用于公立医院绩效考核的理论架构[J]. 南通大学学报(哲学社会科学版), 2015(3): 145-152.

[545] 徐芳. 医疗保险制度绩效评估的实证研究——基于模糊综合评价的方法[J]. 甘肃行政学院学报, 2013(1): 4-9.

[546] 郭晓日. 我国公立医院效率及其影响因素研究[D]. 济南: 山东大学, 2012.

[547] 孙会君, 王新华. 应用人工神经网络确定评价指标的权重[J]. 山东科技大学学报(自然科学版), 2001, 20(3): 84-86.

[548] 朱攀. 基于人工神经网络的医保定点医疗机构信用等级评价模型[D]. 长沙: 国防科学技术大学, 2010.

[549] 李亚运, 钱东福, 苗豫东. 基于因子分析法的城市医疗体系协作评价研究[J]. 中国全科医学, 2016, 19(19): 2241-2245.

[550] 万志刚, 陈景武. 因子分析法在某市各县市区医疗卫生资源配置及利用情况综合评价中的应用研究[J]. 数理医药学杂志, 2009, 22(4): 389-393.